Flavour:
The Science of Our Most Neglected Sense

風味は不思議

多《た》感覚《かんかく》と
「おいしい」
の科学

Bob Holmes
ボブ・ホルムズ
堤 理華
［訳］

原書房

風味は不思議　多感覚と「おいしい」の科学　◉　目次

［……］は翻訳者による注記である。

わが食卓と人生の伴侶デブ・ムーンへ

序章

　ビールと塩辛いピーナッツはなんでこんなに合うんだろう、と不思議に思ったことはないだろうか？　科学者はその答えを知っている。塩味は苦味を抑制するので、ナッツのしょっぱさがビールの苦さをやわらげ、背後に隠れていた風味を引き出すからだ。いったんわかれば、この原則をさまざまに応用できる。ジントニックのつまみに塩のきいたナッツやプレッツェルを用意する。夕食のブロッコリーの苦味がきつすぎたら、ふだんより少し多めに塩をたす。朝のグレープフルーツに塩少々を振りかける。

　このように、風味の科学は使える知識の宝庫なのだが、持ちあわせている人はほとんどいない。それというのも、日常生活で風味はめったに注目されないからである。わたしたちは「味わい」を深く追求しようとしない。結果として、風味を語る語彙や考えるすべを持てずにいる。その事実をちょっと検証してみよう。自分の大好きな曲をひとつ思い浮かべ、その曲の構成をたどりながら、どこに魅力を感じるのか考えてみてほしい。中間部のメロディーを奏でるサキソフォーンのささやき？　第一バイオリンとチェロが交互に主題を演奏するところ？　あるいは、歌の直前にみなぎる緊張感？　きっと、自分の心を揺さぶる特色をいくつもあげられるに違いない。また、どんな楽器が使われているかも言えるだろうし、メロディーやベースラインや歌も聞き分けられるだろうし、緩急もわかっているだろう。

それでは、自分の好きなリンゴの種類についてくわしく説明してみよう。たとえば、ほかの品種よりも「ふじ」がおいしいと思う理由はなんだろう？　かなりの確率で、歯ごたえとか甘味とか「味のよさ」とか、一般的な特徴をいくつか述べたら、もう言葉が出てこないのではなかろうか。専門知識をそなえたリンゴ鑑定士（実際に存在する）でもないかぎり、それ以上説明できる人はめったにいない。好きな曲に登場する楽器の名前のようには、リンゴの風味を構成する要素はすらすらと口をついて出てこないし、一口ごとに現れては消える風味の内容も表現しきれない。

もちろん、それはリンゴにかぎった話ではない。オヒョウとレッドスナッパー（タイの一種）の風味の違いを述べられるだろうか？　ブリーチーズとチェダーチーズの違いは？　つまり、ほとんどの人にとって、風味とはぼんやりした概念のままなのだ。わたしたちは「今日の夕食はおいしかった」とか「このモモはいいね」と言うが、そうした表層的な反応の下を探ってみようとしない。それは、わたしたちに味の区別がつかないからではない。リンゴの「ふじ」と「スパルタン」、あるいはブリーとチェダーの味の違いがわかるなら――たいていの人はわかる――風味の世界の探究に乗り出すための基本的な知覚力はそなえている。

われわれ一般人が無力な理由は、毎日接している風味について知らないことが多すぎるせいである。朝のコーヒーを飲み、夕食を楽しむ一方で、「風味なるもの」を生みだす味、におい、食感、見た目、あるいは期待感などの複雑な相互作用にはほとんど注意をはらわない。知識がなければ経験していることを表現する手段もないわけだから、とどのつまりは、飲んだり食べたりしているものの不思議に気がつかないままで終わってしまう。それではまるで、風味の世界全体を意識の彼方に追いやっているようなもの――いわば、口の中でBGMを流しているようなものである。

もちろん、それはそれでかまわない。BGMしか聞きたくないとき、つまり、あれこれ考えずにさっさと食事をすませたいときもあるのだから。しかし音楽の場合、わたしたちはたいてい、折に触れて知識を深めていく。意識的に耳を傾け、掘り下げようとしてみる。ならば同じように、食生活の喜びを増すことは可能なはずだ――風味の世界について学び、その地平を広げていきさえすれば。たとえば、わたしたちは風味をどのように理解するのか、風味はなにに由来するのか、生産地やキッチンで風味を最大限に引き出すにはどうすればよいのか、などである。本書がそれを知る一助になればと思う。

風味に注目すると、人生は豊かになるだけでなく、深くなる。というのも、多種多様な風味の認識は、おそらく人間のみに与えられた贈り物だからだ。ヒトの生物学的特徴――社会生活を営み、地球上のあらゆる環境に適合して居住し、それぞれに異なる雑食性の食生活を送る――は、わたしたちの祖先がこうした能力に長けていたことを意味する。彼らは敵と味方を、親戚と隣人を、本物のチーターとその毛皮をかぶった無害な商売人を見分けるために、顔を認識しなければならなかった。その結果、わたしたちはみな――ごくまれに病気のせいで認識できない場合を除いて――わずかな外見上の違いを手がかりに顔の区別をつけられる。遠い昔に学校で一緒だった人や、たまたま昨日のパーティーで知り合ったばかりの人の顔を識別できたり、覚えていたりすることもある。しかも、ちらっと見た瞬間にわかる。なにも鼻、耳、頬骨、眼などの造作を順番に検討していって、総合的に判断をくだすわけではない。この認識能力は顔に特化したものだ。わたしたちには、身体のほかの部分、たとえば手を見た瞬間にその人が誰だかわかるといった能力はそなわっていない。

風味の認識も、ヒトの特殊能力のひとつである。雑食動物として、われらが祖先は食べられるものと食べられないものを選別する必要があり、その判断材料になったのが風味だった。そうした能力は進化の遺産として今に受け継がれている。「あらゆる人間は、顔の専門家であるのと同じく、風味の専門家なのです」と、心理学者で風味の知覚研究の第一人者ポール・ブレスリンは言う。「それはまさしく、生と死の問題です。もし間違ったものを食べたら死んでしまうのだから」。わたしたちは、自分の口に入れたものがイチゴなのかパイナップルなのかサヤマメなのか、瞬時にわかる。たとえその食物の名称をはっきり知らなくても、である。

実際、ヒトという種が現在の姿になるのにも、風味を感じる能力が大きく関与していたと思われる。人類学者のリチャード・ランガムは、料理によって効率よくエネルギーを摂取できなければ、これほど栄養を必要とする巨大な脳を進化させることは不可能だったに違いないと指摘する。[1] とてもじゃないが生の食物だけでは、大きな脳をそなえた現代人の肉体を日々維持するためのカロリーをまかないきれないのだ。わたしたちの近縁種であるチンパンジーは、カロリーを得るために毎日何時間も費やして生の食物を噛んでいる。一方、ヒトはその時間とエネルギーをほかのことに有効活用できる。だからだろう、生の食物を食べるローフード・ダイエットを実践している人々は、ミキサーやジューサーを使って噛む時間を節約しているとはいえ、かなりの痩せ型が多い。つまり料理とは、食材の組織を細かく、より吸収しやすい形状に変え、少ない労力で多くの栄養を食事からとるための工夫なのである。そしてその過程で、食欲をそそるすばらしい風味をたくさん生みだす。

ヒトはまた、風味の強い植物の種子や部位――つまりスパイスやハーブ――を用いてわざわざ食物の味を変える唯一の種である。スパイスに対する感受性もまた、進化の主役だった可能性は高い。注目すべきは、多くのスパイスには抗菌効果があることだ。[2] 事実、ガーリックやタマネギ、オレガノなどの一般的な香辛料で検査してみたところ、細菌のほとんどが増殖しにくくなることがわかった。スパイスを大量に使う文化――たとえばガーリックと黒コショウのタイ、ショウガとコリアンダー［セリ科の一年草でパクチーや香菜ともいう］のインド、トウガラシのメキシコなど――は温暖な気候で発達した。細菌による食物の腐敗が大問題となりうる地域である。反対に、ごく軽くしかスパイスを使わないのは、寒冷地――北欧や北ヨーロッパ――の料理だ。このようにスパイスひとつをとっても、人間と風味の独特の関係は生と死の問題に直結していたことがわかる。

ヒトの一風変わった解剖学的構造も、わたしたちを風味の玄人にする役に立っている。直立姿勢と妙な形の頭部（ほかの哺乳類と比べてみてほしい）のおかげで、ヒトの鼻は外界のにおいよりも、口中の食物が醸しだす風味に強く反応する。そして風味は、ヒトの誇る脳を激しく賦活《ふかつ》する。おいしいチーズやワイン、クッキーを楽しんでいるとき、ほかのいかなる行動も及ばないほど脳は広範囲に活動しているのだ。[3] 風味は、味覚、嗅覚、触覚、聴覚、視覚を刺激する。また、噛んだり飲んだりするのに必要な筋肉を動かすために、運動神経に作用する。無意識の領域にも進入して、食欲、空腹感、満腹感を調節する。そのうえ、高次の思考回路を作動させて、食べているものの識別、評価、記憶、反応にかかわる。ほんの一口食べ物を噛むことから、これほど多くの脳活動が引き起こされるのである。

風味はひそかに、しかし抗いがたい方法で脳に働きかける。においの情報——風味の最重要因子——は脳に入ると、まっすぐに感情や記憶をつかさどる古い領域へ行く。いったんそこに立ち寄ってからしか、意識と論理を統べる大脳皮質と連絡しない。そしてこれこそ、風味がわたしたちに強烈に作用する神経学的原因なのだ。大好物の味わいはどんな歌や写真よりも強く、わたしたちを子供時代に連れ戻す。全七篇にわたるマルセル・プルーストの『失われた時を求めて』がマドレーヌの味からはじまるのは、偶然ではないのである。こうした情動反応は、移民が新しい言語、新しい服装、ときには新しい宗教に順応して長い年月がたったあとでも母国の味を保ち続ける理由でもあるだろう。食物は世代を超え、海や国境を越えて、民族をひとつにする。わたしたちは風味を民族のシンボルと考えることが多い。自分が属する文化の宝と位置づけ、ほかの味を（少なくとも最初は）こきおろしてみたりする。フランス人はねっとりしたチーズを、アメリカ人はピーナッツバターを、オーストラリア人はベジマイト[4]［オーストラリアで生産される塩辛い醗酵食品］を、日本人は納豆というネバネバの醗酵大豆をこよなく愛す。

多くの場合、他国の味の探究は別の文化を知る最善の手がかりとなる。「わたしは世界中に行きました。どの国でも、かならず市場を訪れることにしています」とブレスリンは述べる。「なぜ市場に行くのか、その理由を突き詰めて考えてみたことはありませんが、行かずにすませることなど想像もつきません。市場ではつねにすばらしい体験ができますから」。ほとんどの人が彼の意見に賛成するだろう。いったい誰が、イタリアに旅行してマクドナルドばかり食べたり、中国滞在中の食事をピザですませたりしたいと思う？

　風味のもとをたどっていけば、その人の存在に深くにかかわっているに違いない。それどころか、風味は日常生活を彩ってくれるものでもある。人は誰でも毎日食べなければならない。そしてなにかを選ぶときは、たいていおいしいものを見極めようとする。消費者は一週間の食材を購入する際、健康、価格、環境への影響以上に風味を重視するという。また、人々はおいしい食事の楽しみを、スポーツや趣味、読書、エンターテインメントよりも上位に位置づけている。食事よりも上に来るのは、休暇、セックス、家族と過ごす時間だけだ。[5] そして、おいしい食事がそれほどまでに楽しい理由を問われると、風味のよさを真っ先にあげる人が多い。

　大勢の人々が、日々の料理を創造的で実りのある活動と考えている。本書を手にとった人は、たぶんそうした種類の人々だろう。わたし自身はそうだ。わたしたちは料理書を読み、インターネットでこれと思う新しいレシピを探し、少しずつキッチンのレパートリーを増やしていく。それにもかかわらず、家庭料理の大半はあまり吟味しない味付けに終始してしまう。わたしたちはレシピに書いてあるとおりに、あるいはいつもしているように料理する。ときには直感のおもむくままにバジルをひとつかみ投げ入れたり、ナツメグをさっと振りかけたりして、自己流の味にととのえる。いずれにせよ、レシピの指示や直感、あるいは伝統にしたがっているだけだ。わたしたちには、努力に見合った成果を出すための、風味に対する深い理解がない。独学でギターの弾き方を覚え、聞き慣れた旋律は弾けるが譜面は読めない、和音の組み合わせもわからないのと同じようなものだ。しょっちゅうへまをし、肝心なところでたびたび引っかかる。でも考えてみてほしい。自分のしていることがもっとよくわかったら、もっとすばらしいものを生みだせるのではないだろうか。

風味についてよくわかっていないことを実感するために、目からうろこ（口からうろこ？）の実験をしてみよう。名付けて「ジェリービーンズ・テスト」である。まず、ミックス・フレーバーのジェリービーンズかキャンディをひとつかみ用意する。いちばんいいのは、最近はどこにでも売っているちょっとお洒落な、いろいろな味の混ざったジェリービーンズだが、ライフセーバー社の七色キャンディでも、ジョリーランチャー社のハードキャンディでもかまわない。銘柄は重要ではなく、複数の風味をそろえることがポイントだ。それでは、目を閉じて、鼻をつまみ、友人にキャンディをひとつ渡してもらおう。それを口に入れ——鼻はつまんだまま——風味に注意を集中する。たいして味はしない、だろう？　もちろん砂糖の甘さは感じるし、キャンディによってはほのかな酸味や塩味があるかもしれない。しかし、そのキャンディはいったい「何味」なのだろうか？　よくわからないに違いない。

次に、鼻から手を離して口中にいきなり風味が広がるのを実感してみよう。たんに甘くて少しすっぱいだけだったのが、急にこれは「レモン！」「チェリー！」だとわかる。この変化が起きたのは、嗅覚をゲームに参加させたからである。つまり、ふだんなにげなく味わっているものの正体は、わたしたちが思う以上に複雑なのだ。ジェリービーンズの「味」にしても、味覚は「味」の決め手ではない。わたしたちが実際に体験している風味の大半は、味覚ではなく、嗅覚をとおして得られたものなのである（納得がいかないのであれば、鼻をつまんでリンゴのかけらとタマネギのかけらをなめてみよう。自分が思う以上に違いを述べるのはむずかしい）。

言葉も混同に拍車をかけている。英語には「味（テイスト taste）」と「風味（フレーバー flavor）」の二種類の名詞があるが、その境界はかぎりなく曖昧だ。数十年前に心理学者のポール・ロジンは、英語圏の人々は一般的に、甘い・すっぱい・しょっぱい・苦いといった、舌が感知できる五種類の基本味《きほんあじ》——知名度は落ちるがうまみもふくまれる——について述べるときに「味（テイスト）」という単語を使うことを突き止めた。[6] しかし、わたしたちはもっと大きな概念で——たとえばジェリービーンズの「味」などに関して——ふたつの単語を同義語として使っている。動詞となるともっと極端で、いつでもどこでも、あらゆるものに「味がする／味わう（テイスト）」が適用される。わたしたちが夕食の「味がいい」とほめる場合、たんに塩加減がよくて苦すぎないことを述べているわけではない。ほかにも、風邪を引いているときは「なにも味がしない」と言う——実際は、鼻が詰まっていようと舌の味覚は保たれているのにである。ひとつの単語をふたつの意味で使っているのだから、混同するのは当然だといえる。英語には「味がする（セイバー savor）」という動詞もあるが、さほど使い分けの役には立たない。「savor」は普通、楽しんで食べる、賞味するという意味で使われる。「夕食を賞味したが、好きではなかった」と言う人はいないだろう（ほかの言語も似たようなものである。ロジンが九つの言語で聞き取り調査をおこなったところ、ほとんどがひとつの単語で「厳密な意味」での味覚と風味の両方を表現していた。二か国語のみ――フランス語とハンガリー語――が異なる単語を使用するが、フランス語でさえ定義は明確ではない)。この問題を簡単に解決する方法はない。本書では、できるかぎり「味覚」と「風味」の区別をするように心がけたが、「味」を両方の意味で使うしかない場合もあった。どうか文脈で判断していただければと思う。

実際のところ、風味は味覚や嗅覚にとどまらず、もっと多次元なものである。五感のどれもが――味覚、嗅覚、触覚、聴覚、そして視覚さえも――風味に大きくかかわっている。風味とは食物を口にしたときに感じるものの総体なのだ、と理解することがいちばんだろう。そこから、驚くほどの発見が次々と生まれる。器の大きさ、皿の色彩、ポテトチップスの歯ごたえ、さらには食事時に流す音楽までもが、わたしたちが感じる風味に影響を及ぼしているのである。

わたしたちが作る料理や口にする食べ物は、もちろん日々の喜びを生みだすだけではない。どちらも健康に深く関係している。現在はとくにそうで、かたよった食事内容やカロリーの過剰摂取のために肥満が増え続けており、歴史上初めて、太りすぎによる寿命の短縮が大問題となっている。体重過多のアメリカ人は増える一方だし、ほかの西洋社会もそれに迫る勢いだ。多くの専門家が、甘い炭酸飲料、高脂肪食、高炭水化物、高カロリーのファストフードの摂取しすぎを肥満の原因の第一にあげている。

さて、ここでふたたび風味がクローズアップされてくる。わたしたちが、個人としても社会としても肥満に取り組まなければならないのであれば、なぜ食べるのか、そしてなにを食べるのかについて、きちんと理解する必要がある。風味が食物の選択にどう作用するのか。風味を活用して自分の消費パターンを変えていけるのか。風味が満腹感を知る手がかりになるのか。おいしくてたまらない食事でも風味に着目すれば食べすぎを防げるのかどうか。こうした数々の疑問はじつは複雑な問いであり、科学者にしても完全には答えられない。それでも、判明している答えのいくつかを聞けば、多くの人はあっと驚くことだろう。

最近まで、風味の科学を扱った本はずっと短く、内容もかぎられていた。ところがここ数年のあいだに科学界はすばらしい飛躍を遂げ、食物そのものから認知領域、食行動まで、細部の理解を深めてきた。現在、新発見の相次ぐ、もっとも刺激的な研究分野のひとつが風味の科学だといっても、誇張でもなんでもない。本書のための調査をする過程でわたしが読んだ厖大な文献の大半は、この一、二年のあいだに発表されたものだ。今後の数年間でもっと大きな発見がなされるのは間違いないだろう。うれしいことに、この科学はあらゆる人に門戸を開いている。なぜなら、わたしたちが毎日食べるものや、一杯のワインやビールやコーヒーの喜び、日々頭を悩ます問題――「今日の夕食はなににしよう?」について語っている科学だからだ。

一九九〇年代前半、リンダ・バックとリチャード・アクセルはにおい分子を特定する受容体を突き止め、その業績によって二〇〇四年にノーベル賞を受賞した。ようやく手に入れた受容体を用い、また今世紀初頭に完全解析されたヒトゲノム配列の助けを借りながら、研究者たちは鼻が読み取るにおいの暗号情報――おそらく数百万種類――を先を争って解読しようとしている。そう、食べ物の風味を醸し出すものの正体だ。また、チリペッパーの辛さやミントの冷感を感知する受容体についてもあきらかになりつつある。一世紀のあいだ信じられてきた、舌が感じる五つの基本味ですら、少なくとも一種類、ひょっとしたら数種類は増えることになるかもしれない。

科学によって見えなかった部分に光があたってくるにつれ、人はみな、それぞれの遺伝的素質、育ち方、物心がついて以来の食事経験、文化的背景などにより、その人だけの風味感覚をそなえていることがわかってきた。そして、こうした固有の風味感覚が特定の食べ物に対する強い好き嫌いにかかわっていることも。たとえば、元アメリカ大統領のジョージ・H・W・ブッシュ（父ブッシュ）はブロッコリー嫌いで有名だった（一九九〇年のインタビューで、すでに大統領になっていた彼は「わたしはブロッコリーが嫌いでね」と語っている。[7]「幼い子供の頃、母が食べさせようとしたときから嫌いだったんだ。今はアメリカの大統領になったから、もう二度とブロッコリーは食べないよ！」）。元大統領の遺伝子がどうなのか、検査をしないかぎり確実なことはいえないが、十中八九、彼には特定の苦味受容体に遺伝子変異があって、ブロッコリーなどのアブラナ科の植物をとくに苦く感じるのだと考えられる。このように、どの人の遺伝子も食べ物の好き嫌いにかかわっている――が、遺伝は運命ではない。苦味を強く感じる人すべてが苦味を嫌うわけではないからだ。

個人の感覚から家庭のキッチンにいたるまで、風味はわたしたちが思っている以上に深遠で、複雑な問題である。本書のねらいは、あなた自身が、あなたの風味知覚のガイドになることだ。読み終えたとき、風味とはなにか、どのように知覚するのか、どのように知識を活用すればより豊かな風味の世界を楽しめるのかについて、少しでも理解を深めていただけたなら幸いである。

本書『風味は不思議』は、風味を楽しむ人のために書いた——つまり、ほとんどすべての人が対象である。とはいえ、味わっているものやグラスの中身について造詣の深い専門家になる必要はない。わたしだって専門家ではない。ごく普通に料理が好きなアマチュアにすぎず、平均的な嗅覚しかそなわっていない。そんなわたしでさえ広大な風味の世界に自分の道を見つけられるのだとしたら、あなたにできないはずはない。

第1章　ブロッコリーとトニック――味覚

わたしはジャーナリストであり、かつ古風なしつけをされたカナダ人でもあるので、取材中に人前で舌を出すことはまずない。なんだか失礼にあたるような気がするのだ。しかし今、味覚研究の第一人者リンダ・バートシャックの面前で、わたしは舌をべろんと出している。ありがたいことに彼女はまったく気にしていないようである。

「まあ、あなたの舌って立派」と、彼女は感に堪えたように叫んだ。そしてわたしに身体を寄せ、青い食用色素をしみこませた綿棒で舌の表面に色をつけていった。味蕾を調べるためである（正確には、味蕾は顕微鏡でしか見えないから、味蕾そのものではない。舌の表面にあるキノコ状の隆起は一般に味蕾〈テイスト・バッズ〉と呼ばれるが、科学用語では茸状乳頭《じじょうにゅうとう》〈ファンジフォーム・パピリ〉という。ラテン語で〝キノコ状の隆起〟という意味である）。

わたしは鏡を取り上げ、バートシャックが見ていた自分の舌のようすを眺めた。青い海原にピンクの島々が浮いている。「表面に赤い粒々が見えるでしょう？　それが茸状乳頭よ」とバートシャック。「たくさんあるわ。あら、ずっと奥のほうまであるじゃないの！　スーパーテイスターと言っていいくらいよ」

わたしはスーパーテイスター（超味覚者）――ほかの人よりも味覚にずっと強く反応する人――についてくわしく知るため、ゲーンズビルにあるフロリダ大学のバートシャックの研究室に来ている。一九九一年にＰＲＯＰ（６－ｎ－プロピルチオウラシル）という苦味化合物に対する感受性を調べて、人が三種類に分けられる可能性を指摘したのがバートシャックだった。[1]

ひょっとしたら、高校の生物の授業や、どこかの科学博物館でＰＲＯＰ味覚検査をしたことがある人もいるかもしれない。中等量のＰＲＯＰをしみこませた試験紙を舌の上にのせる、というものだ。一部の人――ノンテイスター（無感覚型）――は肩をすくめるだけで、基本的になんの味も感じない。ほかの人――テイスター（中間型）――は不快な苦味に気づく程度。三番目のグループに属する人は、強烈な苦味を体験する。この三番目、つまりスーパーテイスター（敏感型）の人はすぐにわかる。彼らは顔をしかめたかと思うと、おぞましい味を口からすすぎ落とせるもの――種類は問わない――を求めてどこかへすっ飛んでいく。バートシャックはＰＲＯＰの苦味がどの程度か、よく被験者に〇から一〇〇の尺度で示してもらう。一〇〇は、これまでの人生で体験したもっとも激烈な感覚、たとえば分娩痛などに相当する。その次は骨折とか、太陽を直視してしまったときの衝撃とか。スーパーテイスターはＰＲＯＰの苦味を六〇から八〇のあいだ、骨折と同等の感覚に位置づけることが多い。案の定、わたしも六〇と評価した。不愉快きわまりないが、息も絶え絶えになるほどではない。「これはスーパーテイスターの範囲よ」とバートシャック。「絶叫するところまでは行ってないけれど、普通の人よりは確実に高い。舌が示しているとおりね」

ところが、わたしが自分の味覚の鋭敏さにうぬぼれかけたとたん、スーパーテイスターは退屈な食生活を送る傾向があるとバートシャックが指摘した。スーパーテイスターの大半は風味の強い食物の刺激を避けようとするため、無難な味の決まりきった食事になりがちだという（わたしの知人に、ライ豆とミルクが常食の男がいた。彼がスーパーテイスターだったことに賭けてもいい）。とくに、苦味のある緑色野菜などを食卓にのせないスーパーテイスターは非常に多い。

ここでわたしは混乱してきた。自分にあてはまらないからである。わたしはカラードグリーン［キャベツの一種］や菜の花をはじめ、苦い野菜が大好きだ。ビールもいちばんホップのきいたやつを選ぶ。コーヒーはブラック。ソフトドリンクならトニックウォーター［炭酸水に香草類や柑橘類の果皮のエキス、糖分を加えたもの］がいい——というか、それしか飲まない。一方、ノンテイスターのバートシャックは好き嫌いが激しい。たとえばトニックウォーターなどは論外だという。「初めて飲んだとき、これが飲み物だなんて信じられなかった。青くさい味が耐えられないの。あの苦味は願い下げだわ」

いったいどういうことなのだろう？　それでは、スーパーテイスターの世界に分け入ってみよう。一見単純そうに思えるが、じつはかなり複雑なのである。

まず、基本事項をおさえておこう。ふだん、なんの疑問も持たずにワインやチーズなど複雑な食べ物の「味」について語り合ったりするが、実際のところ、風味の大半は嗅覚で感じとっている。

わたしたちはにおいと味を一緒くたに考えてしまいがちだが、それぞれが果たす役割は異なる。においの受け持ちは「識別」――つまり「これはなにか？」という疑問を一手に引き受けることだ。ローズマリーとオレガノ、ブリーとスティルトン［世界三大ブルーチーズのひとつでイギリス産］、カベルネ・ソーヴィニヨンとピノ・ノワールの違いを教えてくれるのがにおいだ。また、コンロでなにかが焦げていることや、そろそろ飼い犬を洗わないといけないことも教えてくれる。さらに、自分の体臭や、愛する人の身体のにおいも判別できる。

それに対して、味覚は別の疑問、「自分はこれを食べたいか？」に答える。味覚の広大な守備範囲は「いいか悪いか」「可か不可か」「安全か危険か」の判断にかかわるものであり、狩猟採集にいそしんでいた祖先には不可欠な知覚だったに違いない。食料品店のない世界で生きていた狩猟採集民は、毎日全能力を傾け、自分の味覚に頼って判断するしかなかった。味覚に四種類の基本味、「甘味・塩味《えんみ》・酸味・苦味」があることはよく知られている。近年の研究にくわしい人だったら、一九〇八年に日本人研究者池田《いけだ》菊苗《きくなえ》が発見した「うまみ」が五番目の基本味に認定されたことを知っているだろう。日本語の「うまみ」は、英語圏では一般に「食欲をそそる」「ブィヨン様」「肉様」と表現される（のちに述べるが、新たな基本味が加わるかもしれない）。この五味を詳細に見ていくと、わたしたちの祖先にとって重要だったものがあきらかになってくる。

いうまでもなく、甘味は重要なカロリー源である糖分の存在を示す。ポテトや穀物などのデンプン質も噛んでいるうちにほのかな甘さを感じるが、それは唾液中の酵素がデンプンを分解して甘い糖分に変えるからだ。うまみはアミノ酸――筆頭にあげられるのはグルタミン酸だが、ほかの種類も関係している——に由来する。糖と同じく、重要な栄養素のタンパク質を構成する成分である。また、塩味を感じる能力は、祖先がこの貴重で入手しがたかった電解質の有無を判定する役に立っただろう。なにしろ当時は食卓に塩の瓶が常備されているわけではなかったのだから。ゆえに驚くにはあたらないが、わたしたちには生来、それも乳幼児の頃から、甘味、うまみ、塩味に引きつけられる性質がそなわっている。

一方、食べるには危険なものの警報を出すのも味覚の役目だ。毒物の多くは苦味があるので、わたしたちは生まれつき、苦い食物を嫌うようにできている。なにも知らずにトニックウォーターを飲んでしまったときの子供の顔を見てみればいい。さらにいえば、大人にしたところで、口にした果実が苦かったときや、強烈な癖のある北欧の地酒アクアヴィット、イタリアの苦味酒フェルネ・ブランカを初めて飲んだときは同じような顔をする。苦味はわたしたちの毒物回避反応を誘発し、「うえ！」という表情をさせ、口から危険な食物を吐き出す反射の一環として舌が飛び出る。同様に、食物が腐敗していたり未熟だったりすることを示す酸味も、避ける傾向がある。わたしたちは食物に繰り返し接しているうちにさまざまな経験を重ね、本来ならば「却下」に分類される食物——コーヒーやホップのきいたビール、芽キャベツ、すっぱいキャンディなど——の味に慣れていくが、最初の一口から大好きだった人はまずいないだろう。あなたが初めてコーヒーを飲んだときはどうだっただろうか？

もっとかぎられた食生活を送る動物種の場合、判断すべき事項も少なくなるため、味覚も少なくなりやすい。「使わざれば失う」進化の世界では、無用な味覚は消失する傾向が強い。[2] たとえばネコ科は完全な肉食なので、糖分の高い食物を認識する必要はなかっただろう。実際、ネコは甘さに無関心のようだ。それもそのはず、研究者がくわしく調べたところ、ネコ科には甘さを感じるために必要な遺伝子が存在しないことがわかった。カワウソ、アシカやトド、ハイエナなどの肉食動物も甘さを感じる能力はない。いずれの動物の場合も、欠損している遺伝子の種類は異なるため、進化の系統樹において甘味に対する感受性を失った時期は異なると考えられる――つまり、おそらく最初は雑食性だった彼らの祖先は、それぞれ別の時期に完全な肉食に移行したのだ。反対に、竹しか食べないパンダはタンパク質を判定する必要がないため、うまみを感じない。最近、ある研究グループがさらに極端な味覚喪失の例を発見した。吸血コウモリである。[3] 血液のみを食料とする彼らは血液の塩味さえ感知できればよく、甘味、うまみ、苦味を感じない世界で生きている。

さて、ヒトの味覚に関連した話にもどろう。誰でも一度は舌の「味覚地図」なるものを目にしたことがあるはずだ。そう、甘味は舌の先端で、塩味と酸味は側面で、苦味は奥で感じるというやつである。とはいえ、ふだんから読書で知識をアップデートしている人なら、味覚地図はまったくの間違いという説をどこかで読んだことがあるかもしれない。しかし、突きつめてみれば、どちらの主張にも多少の誇張がある。たしかに舌全体で見てみると、さまざまな味覚に対する感受性は、ここは甘味、ここは苦味を少し強く感じるといったふうに、場所によって軽度の違いが認められるのは正しいようだ。しかしその差はとくに問題になるほど大きくはない。塩水に浸した綿棒で舌の先端を触ってみれば、味覚がそれぞれ限定された場所でのみ感じられるものでないことは簡単に確かめられる。舌の先は「甘味の領域」のはずなのに、ほぼ間違いなくしょっぱさを感じるはずだ。だからいちばんいいのは、味覚地図の概念をきれいさっぱり忘れてしまうことである。

食物から得られる無数の芳香に比べると、五種類の基本味は印象がどうも薄い。味覚は絶対的に重要なのか、あるいはトータルな風味にはさほど貢献していないのか？　その疑問に答えを出すために、わたしはフロリダのバートシャックの研究室から、フィラデルフィアのモネル化学感覚センターに向かった。

モネル化学感覚センターは風味の世界のバチカンと考えていいが、華麗な建築物はない。ダウンタウンの西、フィラデルフィア大学敷地内のはずれにある、なんの変哲もない煉瓦造りの建物は、医師や会計士、エンジニアのオフィスであってもおかしくはない雰囲気だ。正面玄関脇のコンクリートの礎石の上に鎮座する、鼻と口をあしらった巨大なモニュメントだけが、この建物が普通とは変わった空間、つまり風味に関する基礎科学において世界屈指の研究者たちが集う場所であることを暗示している。

建物内部の重役用会議室は、こうした権威ある施設ならそうだろうというような雰囲気をそなえている。ぴかぴかに磨きあげられた漆黒の木製テーブル。革張りの大きな椅子。白すぎない壁。ずらりと並んだ額装された記念品。すばらしいが節度を保った芸術作品。いかにもここは、重要なアイデアをめぐって深い議論がおこなわれる場所である。

長年にわたって、そうしたアイデアの多くは、すでにセンター長となって久しいギャリー・ボーシャンが主導してきた（彼は二〇一四年に退任した）。ボーシャンは小柄できびきびとした銀髪の男性で、きちんと刈りこんだヤギ髭をたくわえ、物腰には威厳がにじむ。彼なら、資産家から多額の寄付金を引き出す魔法を簡単にかけられるに違いない。しかし今、彼はテーブルの上座の椅子に深々と座り、天井の一角を思慮深げに見つめている。「ガラガラガラ」と、ボーシャンが静かなのど声を出した。

その合図に応え、「ガラガラガラ」とわたしたち全員がうがいをした。そして思い思いに身体を前に傾けるとプラスチックのコップに中身を吐き出し、顔や唇についた飛沫をふいた。

この奇妙な会合が実現したわけは、わたしが初めてボーシャンと知り合った三か月前の学術会議にさかのぼる。わたしたちは、風味を感じる際に味覚と嗅覚のどちらが重要かについて意見を交わした。専門家の大半は、風味の最大の功労者として嗅覚に軍配を上げる。なぜなら、嗅覚はたんなる甘味、酸味、塩味、苦味、うまみの五種類を凌駕する無数の情報を扱っているからだ。風味の七〇パーセントは嗅覚によるものとする人もいれば、九〇パーセントにおよぶとする人もいる。

しかし、ボーシャンはそうした意見に賛成しなかった。それどころか、わたしの嗅覚優位の指摘に対して真っ向から反論してきた。「たしかに嗅覚は非常に――非常に重要です」とボーシャン。「しかしわたしの考えでは、風味の七〇パーセントは嗅覚によるという主張はまったくばかげています」。嗅覚はあらゆる注意を引きつけてしまうのです、と彼は続けた。その理由は、嗅覚を失ったらどうなるか、誰もが自分で経験して知っているからである。風邪を引いて鼻が詰まると食べ物の味がしなくなることは周知の事実だ（実際には「味がしない」という表現は完璧に間違っている――味わっているのは「味覚そのもの」、つまり食べ物からにおいを除去した、純粋な味覚のみである）。また、ジェリービーンズ・テストはいっそう強い印象を残す。相違がたちどころにわかるからだ。

それに対して、わたしたちの大半は正反対の経験をしたことがない。日常生活の中では、嗅覚だけ残して味覚を失うという場面は存在しない。また、舌を参加させずにおこなうジェリービーンズ・テストもない。医者にしたところで、頭部外傷やウイルス性疾患、あるいはたんなる加齢の結果として生じる嗅覚喪失症を診察することはあっても、味覚喪失症を診る機会はほとんどない。唯一の例外ともいえるのが、頭頸部のがんによって放射線治療を受け、味覚受容体と神経を損傷してしまった患者である。彼らの経験は悲惨の一語に尽きる、とボーシャンは述べた。彼の妻のおじが、そうした不運な患者のひとりだったのだ。嗅覚を失うのは大変なことだが、味覚喪失はもっと、もっとひどい。「味覚を失った人たちは、食べません。彼らは死にいたるまで自分を飢えさせます」とボーシャン。「わたしは、風味の基盤は間違いなく味覚だと考えています」

さらにボーシャンは、逆ジェリービーンズ・テストともいえる検査——実質上は実験——をおこなう方法があると述べた。ある種の薬物を組み合わせて使えば、食事に欠かせない重要な味覚のうちのふたつ、塩味と甘味の知覚をブロックできる。「両方ともなくなったら、夕食はたとえようもなくひどいしろものになるでしょうな」とボーシャン。以前、彼は好奇心から塩味をブロックする薬物をためしたことはあるものの、両方の味覚を一度になくしてみたことはないという。わたしたちは、いつか実行してみる価値のある実験だという点で一致した。

そういうわけで、数か月後、わたしたちはモネル化学感覚センターに集まったのである。ボーシャンと彼の同僚ふたり、そしてわたしは、クロルヘキシジンでうがいをした。クロルヘキシジンは市販の洗口液で、歯肉疾患の治療に使われることが多く、塩味をブロックするという奇妙な副作用がある。四人全員、苦い液体の入った、咳止めシロップ用の小さな容器を四つ前に置き、順番に口の中に投入しては口腔内《こうくう》をゆすぎ、のどの奥まで薬剤を行き渡らせるためにときどきうがいもしながら、三〇秒後に吐き出していった。これが終わるとふたたび咳止めシロップ用の容器が四つ運ばれてきた。中に入っているのは南米原産のギムネマという植物を用いた硫黄くさいお茶で、甘味の知覚をブロックする。

たしかに、せっせとうがいとゆすぎを繰り返したことで、ふたつの味覚は消し去られてしまったらしい。ペプシをすすっても、舌の上でプチプチとはじける感覚——炭酸によって生じる口腔内の触覚——があるだけで、風味は消滅していた。次に、指に塩をつけてなめてみた。なにも感じない。ただ、クロルヘキシジンがきちんと行き渡らないところがあったのだろう、のどの奥のほうでかすかに塩気を感じる部分があった。最後に、わたしたちは「実験ランチ」に取りかかった。研究所前の移動式屋台から買っておいたハンバーガーとフライドポテトを四等分したものである。最重要の味覚を失ったわたしたちは、それなりに食べられるだろうか？　あるいは、ボーシャンの義理のおじのように、皿を遠ざけてしまうだろうか？

いやはや、この状態でハンバーガーを咀嚼するのは、ざらざらした粘土とやわらかいプラスチック片を食べているようなものだった。自家製のパンにうっかり塩を入れ忘れ、味気なくて食べるのに難儀した経験がおありだろうか？　このハンバーガーは、それのさらに上をいく感じ——しかも五種類の基本味のうち、ふたつしかやっつけていないのに、である。ついでに鼻をつまんでにおいも消してみたが、結果はますますひどくなった。とても言葉では表現しきれない。だが、「味覚なし」だけであっても十分すぎるほどひどい――鼻風邪を引いたときに食べたハンバーガーよりも、はるかにまずい。したがって、このハンバーガー実験に関しては、味覚は嗅覚にまさるというボーシャンの説に一票を投じていいように思われた。

ところがフライドポテトのほうは、そこまでまずくなかった。ひとつには、うがいをし残した舌の根元のほうでかすかな塩気を感じたからだが、ポテトを口に入れたとき、それ以上におもしろい発見があった。ひょっとしたらこの感じが、現在多くの研究者たちが基本味に分類してもよいと考えている「脂肪味」なのか？　あるいは、脂肪のなめらかな口あたりが強調されたのか？　また、ケチャップも酸味とうまみを元気よく刺激したが、甘味がないので妙な調味料になってしまっていた。

全体として、ボーシャンは正しいのではないかと思う。もし基本味のどれかひとつをあきらめろと迫られたら、わたしはおそらく嗅覚を犠牲にして、味覚を保つほうを選ぶだろう。基本味のしない食べ物は、たんにまずくてがまんならないだけでなく、食べ物とは似ても似つかぬものに感じられるのだ。どの食事もそうなってしまったら、一日三回の食事は耐えがたい時間になるに違いない。

よし、これで重要な知覚システム――とくに比較的単純な、片手で数えられる基本味の世界――についてはよくわかった、と思われるかもしれない。いや、まだまだ。味覚の仕組みについては、まだ十分にわかっていないのである。基本味の数さえ、科学界では合意にいたっていない。

基礎的なレベルでは、かなりの解明が進んでいる。味覚は、味のあるもの――味物質という――が舌や軟口蓋《なんこうがい》、咽喉頭部《いんこうとうぶ》に存在する味細胞《みさいぼう》の受容体に結合したときに発生する。塩味と酸味――正体はそれぞれナトリウムと酸――は味細胞を直接活性化させるが、その過程の詳細はあきらかになっていない［塩味と酸味はイオンチャネル型受容体で受け取られ、味細胞受容体のチャネル（特定のイオンを一定方向に流すタンパク質構造）を通過することで生じる］。甘味、うまみ、苦味の受容体にもそれぞれの特徴があるので、少しくわしく見ていこう。

ロシアの文豪レフ・トルストイはいみじくも「幸福な家庭はどれも似たり寄ったりだが、不幸な家庭にはいずれも独自の不幸がある」と述べた。味覚もそれに似ている。よい味覚であるうまみと甘味は、同一ファミリー（T1Rファミリー）の受容体で認識される。二種類のタンパク質がペアになってひとつの受容体を構成しており、それが味細胞の細胞膜に織り込まれている（まったく別の受容体分子も甘味とうまみに反応する可能性が指摘されているが、確認はできていない）。うまみにかかわる二種類のタンパク質はT1R1とT1R3、甘味にかかわるのはT1R2とT1R3と名付けられている。アミノ酸のグルタミン酸（うまみ成分）や糖類は、受容体のタンパク質ペアのくぼみにくっつく。古典的な比喩では鍵と鍵穴にたとえられるが、高級カメラを発泡スチロールのケースに収めるようなものだと考えてもいい。ケースが間違っていたらカメラは入らない。正しい組み合わせなら、きちんと収まる。

一方、悪い味覚である苦味を感知するT2Rファミリーには、数多くの受容体が存在する。各受容体メンバー――人間には少なくとも二五種類ある――は、多様な苦味化合物を取り扱う。たとえば、T2R10、T2R14、T2R46は広範囲の苦味化合物と結合するため、科学者のあいだでは「手当たりしだい」と呼ばれる。実際、あなたがこれら三種類のT2Rしか持っていなかったとしても、一〇四種類の苦味検査薬の半分以上を感知できるだろう。[4] その反面、T2R3などの苦味受容体は一種類の化学物質にしか反応しない。また、異なるT2R受容体を活性化させる苦味物質があったり、単一の受容体のみ興奮させる物質があったりする。さらに、苦味受容体は進化の過程で現れたり消えたりしているらしい。ヒトゲノムには、もはや機能していない苦味受容体遺伝子の残骸がそこかしこに散らばっている。ヒトが進化してきた遠い昔、こうした遺物は重要な働きをしていたに違いない。しかし——ネコ科の甘味受容体のように——いつしか存在意義を失ってゆき、現在のわたしたちはそれらの欠落に気づくことはない。

科学者たちにも、苦味レセプターのすべてが同一の信号——つまり「苦い」という事実だけ——を脳に送っているのか、あるいは異なる種類の苦味を味わい分けているのか、わかっていない。むずかしさのひとつは、たとえばホップの強いビールとコーヒーの苦味の違いを比べる場合、ホップ担当のT2R1受容体とカフェイン担当のT2R7受容体の出力の違いのみをわたしたちは比べているわけではないということだ。比較するのは、当然ながらふたつの飲み物の風味全体になる。鼻をつまんでみたとしても——人前でする人はめったにいないが——ふたつの苦味は甘味や酸味などの味覚とは異なる点がある。ふだんの生活では、苦味を比較することもなければ、純粋な苦味を経験することもない。だが研究者は別だ。少なくとも専門家のひとりは、苦味は一種類ではないと確信している。

「あれこれと苦味の研究をして苦味物質を順繰りに味わっていれば、あなたも味の違いがわかるようになりますよ」と、ペンシルベニア州立大学の風味研究者ジョン・ヘイズは言う。彼は苦味の違いが食べ物の好き嫌いにつながると考えている。「わたしはホップのきいたビールが好きです」とヘイズ。「インディア・ペールエール［ホップの風味が強くて苦いエールビール］には目がありません。それなのにグレープフルーツは苦くて食べられないのです。もし苦味が一種類しかないのであれば、インディア・ペールエールを好むように学習していった過程で、その学習効果はおそらくグレープフルーツ果汁にも及んだはずです。しかし苦味の一般化が起こっていないという事実は、わたしには、苦味が一種類なのかどうかという疑問を解決する糸口に思えるのです」。現在ヘイズは、この直感を証明するべく、熱心に研究に取り組んでいる。

うまみにも、知るべきことがたくさんある。科学者がうまみ受容体を発見した以上、うまみは間違いなく五番目の基本味といっていい。それでも多くの人々がなんとなく納得しかねている。これが甘味、塩味、酸味、苦味の話題であれば、その意味するところはたちどころに通じる。しかしうまみについてはどうして説明が必要なことが多いのだろう？　なぜうまみはこれほど曖昧なのか？その理由はふたつある、とモネル化学感覚センターの味覚研究者ポール・ブレスリンは言う。第一に、わたしたちは日常的に、うまみ以外の味覚を純粋に近い形で味わっている。蜂蜜の甘さ、レモン汁のすっぱさ、ラディッキオ［イタリア原産の野菜でチコリの仲間］の苦さ、ひとつまみの塩といったように。「いわば、混じりけなしの状態です」とブレスリン。「しかし自然界には、混じりけなしのグルタミン酸を味わえる食べ物はありません。なめて確かめられるような、純粋なグルタミン酸は存在しないのです。さまざまな成分との組み合わせでしか味わうことができません」

うまみ自体を識別しかねる事情は、第二の理由でいっそう強められる。うまみ受容体は低濃度で極限に達する。だからわたしたちは生理的に、塩の入れすぎでしょっぱすぎるとか、濃く淹れたエスプレッソが苦すぎるとか、そうした形式で「うまみがきつすぎる」と感じることができない。つまり人間の感覚器官の仕組みによって、うまみは曖昧であるように定められているのである。深紅のバラを見れば赤、レモンなら黄色、真夏の森なら緑と即座に理解できても、スキムミルクから青を見分けるのには努力が必要、というのと似たようなものだ。

しかしながら、西洋人のうまみ音痴には文化的要素もある。一般に西洋諸国の人々はうまみを表現するのに苦労するが、アジア諸国の人々はそうではない。「日本の子供たちなら、グルタミン酸ナトリウム（MSG）を口に入れられたら、すぐに『ああ、うまみだ』と答えます。こんなふうにね」と、ブレスリンの同僚のダニエル・リードは、彼女の指をパチンと鳴らした。「アメリカの子供たちが砂糖を口にしたとたん、『甘い』と言うのと同じです」。西洋の食文化にうまみが根付いてくるにつれ――最近はフードライターも「うまみ」という言葉をあたりまえのように使うし、日常会話でも《ウマミバーガー》などのレストランが話題にのぼる――西洋人のうまみ音痴も過去のものになりつつあるのかもしれない。

そうだとしたら、うまみに対する理解の深まりがMSGの評価回復につながるかどうかにも興味がそそられる。MSG、すなわちグルタミン酸ナトリウムの成分は、純粋な塩味であるナトリウムと、純粋なうまみであるグルタミン酸にすぎない。シェフが工夫を凝らしてブイヨンにだしや醤油を加えたり、シチューにキノコを入れたり、肉を熟成させたり、酸酵食材を使ったりする目的は、要するにうまみ、つまりグルタミン酸量を増やすためである――そしてわたしたちは、完成された料理に舌鼓を打つ。ならば、なぜこれほど多くの人が、純粋なグルタミン酸を直接加えるという考え方を毛嫌いするのだろう？　レストランのウインドウや食品のパッケージに「MSG不使用！」の文字が躍っているのは、もはや見慣れた光景だ。しかし、自分の誇りにかけて塩や砂糖、レモン汁を使わずに料理を仕上げるシェフが存在したためしがあるだろうか？

MSGが敵視される理由は、いうまでもなく、MSGを添加した食品を食べると体調が悪くなると信じている人が多いからである。この概念は一般に浸透しているが、そう信じられるようになってからそれほど時間はたっていない。発端は一九六八年、中国系アメリカ人のロバート・ホー・マン・クォック博士が、中華料理店で食事をはじめて数分もしないうちに、「後頭部にしびれを感じ、それがしだいに両腕や背中に広がっていって、全身の倦怠感や動悸までともなった」という自分の体験を一流医学誌に投稿したことだった。[5] 博士はこの「中華料理店症候群」の原因は不明としたものの、MSGの可能性もあると指摘した。

ニュースメディアはすぐにこの話題に飛びつき、[6] やがて同じような症状を訴える人が相次いで出現した。研究者がボランティアを募ってMSGを投与してみたところ、博士と同様の症状のほか、頭痛なども新たにリストに加わった。MSGが身体に悪いという考えは一気に広まった。ただちに社会運動家のラルフ・ネーダーらが、MSGの使用規制を政府に要請する活動を開始した。

しかし当時でさえ、懐疑的な考えは存在した――ほんとうにMSGがこれほど不快な症状を引き起こすのなら、どうして今まで誰も気づかなかったんだ？　実際、食品業界は何十年にもわたってMSGを使用し続けてきた。それも中華料理だけではない。クォック博士の投稿までに、アメリカ国内だけでも毎年約二万六三〇〇トンにのぼるMSGを生産しており[7]、ベビーフードからスープ缶、テレビディナーにいたるまで、ありとあらゆるものに加えられていた。だがひとりとして「テレビディナー症候群」や「スープ缶症候群」を訴えた者はいなかった。

こうしたことから、MSGの研究は一九七〇年代の注目を集めた。しかし科学者たちがこの化合物の影響を深く調べれば調べるほど、中華料理店症候群の存在は疑わしくなった。もっとも決定的な証拠は、MSGに過敏だと訴える人々を対象にした、いくつかの研究から得られた[8]。研究者たちは被験者全員に、カプセルの中身がMSGなのか、たんなる不活性物質の入った偽薬なのかを知らせずに、どちらかひとつを渡して飲んでもらった（カプセルを使用したのは、中身の味の相違を隠すためである）。自己申告どおりのMSG感受性が彼らにあるのなら、MSGを飲んだ被験者には中華料理店症候群が現れ、偽薬の場合には現れないはずである。ところが、偽薬を飲んだ群でも、MSG群と同じく、数々の症状が報告された。これは、彼らの症状が実際になにを食べたかではなく、そうなるに違いないという思いこみから来ている確実な証拠だった。

こうした経緯で症状が出るのは、さほど不思議ではない。ときとして食後にちょっと具合が悪くなることは誰にでもある。少し食べすぎたのかもしれないし、急いでかきこみすぎたのかもしれない。なんらかの理由で緊張していたのかもしれない。とくに、目新しいものを食べたあとは身がまえた気分になりやすいものだ。一九六〇年代であれば、中華料理になじみのうすい人は多かっただろう。不快な経験でいったん疑念が芽ばえると、将来にわたって自動的に負の連鎖が生じる下地がととのってしまう。

　実際、ＭＳＧと中華料理店症候群の関係を最初に示唆した初期実験を研究者たちが再検討してみると、ほとんどがこの「悪い予感」の問題をなおざりにしていた。[9]当時の研究者たちはＭＳＧの味を隠さないまま実験にのぞむのが一般的であり、被験者は自分が口にしたのがＭＳＧなのか偽薬なのか、容易に推測できただろう。一部の研究にいたっては偽薬さえ使用しておらず、ＭＳＧをただ投与して、なんらかの症状が出たかどうかを被験者に尋ねていた――「悪い予感」を的中させるにはもってこいの設定である。

　とはいえ、そうしたなかに、ほんとうにＭＳＧに過敏な人がいるのも間違いないだろう。しかし純粋なＭＳＧが中華料理店症候群の原因だとしたら、ＭＳＧ過敏症を主張する人々は、キノコ類、醬油、パルメザンチーズなど、もともとうまみ成分の豊富な食品を食べたら、やはり気分が悪くなるはずである。もちろん、ＭＳＧを大量に使えばそれなりの問題が発生する。しかし、塩でもレモン汁でもスパイスでも、それは同じことだ。使いすぎは禁物だからといって、シェフが使う調味料のリストからＭＳＧをはずさなければならない理由はない。結局のところ、たいていのキッチンでは純粋な化学調味料を用いて味をととのえている。塩味なら塩化ナトリウム、甘味ならスクロース（ショ糖）、酸味なら酢酸（酢）といったふうに。だからＭＳＧの小瓶を用意しておいて、料理にもうちょっとうまみがほしいなと思ったときに使ってみてはどうだろう？

だが食品業界の味覚研究の点からいえば、うまみは脇役にすぎない。大金を投じられるのは甘味である。甘味はこれまで知られているかぎり、うまみと同じく単一受容体で感知される（ただし後述するようにどうやら別の受容体も関係しているらしい）。この単純性のために、科学者たちは――たいてい大手食品会社と協力して――研究にはげみ、本物の砂糖のようなカロリーのない物質で甘味受容体を刺激する方法を見つけようとしてきた。

市場に出回っている人工甘味料のほとんどは、まったくの偶然から生まれた産物である。もっとも古いものは、一八七八年に思いがけない形で発見された。[10]ボルチモアでコールタールの研究をしていた化学者コンスタンティン・ファールバーグは手を洗うのを忘れたまま夕食をとり、その日のパンが「とてつもなく甘い」のに気づいた。別にどうとも思わなかったが、やがてナプキンも、水の入ったグラスも、はては自分の親指も甘いことを知ると驚愕した。ファールバーグは夢中で研究室にもどり、手当たりしだいのものをなめて確かめてみた。幸運にも、彼はこうして甘い化合物を発見したのだった。サッカリンである。なめたものに致死的な毒物がついていなくて幸いだった。

サイクラミン酸（チクロ）にも似たような物語がある。[11]一九三七年、イリノイ大学の化学者が実験台にタバコを置き、ふたたび取り上げて吸ったところ甘さを感じた。アスパルテームは、一九六五年、抗潰瘍薬の研究をしていた化学者が紙を拾おうとして指をなめたところ、甘味に気づいた。[12]スクラロースは、一九七六年、ロンドンの化学者が、ボスに新しい化合物を「検査してくれ（テスト）」と言われたのを「味をみてくれ（テイスト）」と聞き間違えてしまった[13]――化学者としては致命的なミスといえるが、食品会社にしてみれば、よくぞ間違えてくれました、というところだろう。

人工甘味料がカロリー減につながるのには、ふたつの理由がある。サッカリンやスクラロースなどは体内で代謝されないため、カロリーを産生しない。また、アステルパームなどは普通の砂糖よりも低濃度で甘さを感じるため、多少は消化吸収されるといっても、相対的に摂取カロリーは低くなる。しかし問題もある——一部の人工甘味料は低濃度で甘さを発現するものの、概して極限に達するのも速いのだ。たとえば、コーヒーにどれほどサッカリンを入れようと、けっして一〇・一パーセントの砂糖液より甘くならない。これは清涼飲料水メーカーには困った問題となる。なぜなら、普通のコカコーラの糖度は一〇・四パーセント、ペプシは約一一パーセントだからである。[14]

人工甘味料入り飲料の味がおかしいと感じる人が多い理由は、それだけではない。ほとんどの人工甘味料は甘味受容体だけでなく、なんらかの苦味受容体を刺激し、多くの人が認識できるレベルの苦味を感じさせる。わたしたちは異なるセットの苦味受容体を持っているため、人によって苦味を感じる人工甘味料は異なる。わたしの場合はサッカリンで苦さを感じるから、T2R31受容体の働きがよいと考えられる。一方、低カロリーの天然甘味料ステビア［南米原産のキク科の多年草でショ糖の三〇〇倍の甘味がある］は苦く感じない。

しかし、苦味もまた、人工甘味料の味がかかえる唯一の問題ではない。リンダ・バートシャックはアステルパームやサッカリンの苦味を感じないが、味わえばわかると言う。「サッカリンの甘さはショ糖の甘さとは全然違う」とバートシャック。「うっかりアステルパーム入りの飲み物を飲んだとするでしょう、瞬間的にわかるわ。好きじゃないの。だから、すべての甘味が同一ではないのはたしかだと思う」

その理由のひとつは、どの甘味料もそれぞれ独自のタイミングで甘味受容体を刺激することがあげられる。[15] 本物の砂糖の場合、約四秒で甘さのピークに達し、それから約一〇秒で消えるが、[16] ほとんどの人工甘味料は甘さの感覚がずっと長く続くので、うんざりするような後味を残しやすい。たとえばアステルパームは、二秒遅くピークになり、四秒遅れて消える。[17] しかしバートシャックは、まだ知られていない第二の甘味受容体が存在する可能性があるという。甘味のようにあきらかな——そして大手食品会社には垂涎の的の——知覚で不明な点が残されているとは、にわかには信じがたい。だが、そういうものなのである。

利益の面で人工甘味料が味覚研究の王だとしたら、女王は塩の代用品になるだろう。アメリカ人は平均して一日に約九グラムの塩分を摂取しているが、[18] これは推奨上限値の一日五・八グラムの二倍弱にあたり、おもに加工食品に由来する。[19] 六五〇〇万人のアメリカ人成人が高血圧症にかかっているのは、塩分摂取量の多さが大きな原因のひとつだ。[20] 加工食品会社では、製品の塩分を減らす方法の確立が急務となっている。

問題は、それが簡単にはいかないということだ。よくキッチンに立つ人なら知っているように、塩は料理の塩味《えんみ》をととのえる以上の働きをする。かしこく使えば塩はほかのあらゆる風味を際立たせ、肉をもっと肉らしく、豆をもっと豆らしく、ポテトをもっとポテトらしくしてくれる。その秘密は、ナトリウムイオンがさまざまな風味化合物——大半が味覚ではなく嗅覚にかかわる成分——を食材から引き出し、水溶液中に引き入れ、わたしたちが感知できるようにするからである。塩を加えないと、食べ物は文字どおり風味が失せる。腕のいい料理人がにおいをかいだだけで塩が足りないと指摘したりするのは、そこに理由がある。

食品科学者がこの問題にどう取り組んでいるのかを知るために、わたしはオランダのNIZO食品研究所のピーター・デ・コックを尋ねた。デ・コック――オランダ人科学者の例にもれず、完璧な英語を話す――は陽気な人物で、減塩に並々ならぬ情熱を燃やしているように見受けられた。彼によれば、風味に対する塩の効果や作用をなくさずにナトリウム量を減らす方法は三つあるという。食料品店で「低ナトリウム塩」を買ったことがある人は、すでに第一の方法をご存じだ。これは、ナトリウムの一部か全部を別のしょっぱいイオンに置き換えたものである。できるだけ化学的に類似したものとナトリウムを置き換えれば、代用品としての価値はそれだけ高くなる。実際には選択肢はかなりかぎられていて、ナトリウムの六〇パーセント程度のしょっぱさを有するカリウムが使われる（味の点ではリチウムのほうがすぐれているが、これには強力な精神作用がある――躁鬱病の友人がいたら尋ねてみてほしい）。しかし残念ながら多くの人が――わたしはそのうちのひとりではないけれども――やはりカリウムに苦味を感じるため、低ナトリウム塩の材料としてはナトリウムの一部しか置換できていない［腎疾患ではカリウム摂取が危険な場合がある］。

別のイオンでナトリウムを置き換えたくない人は、第二の方法で塩の風味をより強く感じるようにしてもいい。塩の結晶は細かいほうが溶けやすいため、小さな粒の塩を食品に振りかけると塩味を強く感じる[21]（もちろん反対もまたしかり――昔ながらの大きな塩の粒のついたプレッツェルを食べると、感じた塩味以上のナトリウムをとることになる）。デ・コックの研究チームは、食べたときに食品自体にふくまれる塩分をより多く引き出す方法も探っている。たとえば、ソーセージをもっとジューシーにするというものだ。ジューシーなソーセージを噛むと口腔内に塩分をふくんだ肉汁がたくさんあふれてくるため、塩分を一五パーセント少なくしてもおいしくソーセージが食べられるという。また、コントラスト効果を利用する方法もある。デ・コックらは、パンを作る際に塩分をふくんだ生地とふくまない生地を交互に重ねて焼く方法で特許を取得した。複数の層を同時に噛むとコントラストの効果で塩の層が際立ち、重ね焼きしないパンよりも全体で三割ほど塩気を強く感じる。

風味をそこなわずに減塩する第三の方法は、搦め手から攻めていく。脳をだまして、食べ物を実際以上にしょっぱいと感じさせるのである。本書でもこれから述べるように、脳はにおいと味覚を融合させて、統一した風味として知覚する。デ・コックのチームはこのシステムを利用して、塩分が高いと誰もが知っている食材のにおいを食品に加える実験をおこなっている。たとえば、塩分が多い食材の筆頭にあげられるのはアンチョビだ。わたしたちはアンチョビのほのかなにおいをかぐと、実際に塩味を感じていようといまいと、「あ、塩気があるな」と思うようにできている。しかし、あらゆるものにアンチョビのにおいを加えるわけにはいかない。そこでデ・コックらは、もっと汎用されている塩辛い食材に目をつけた。ベーコンである。研究チームはベーコンから二四種類の芳香成分を分離し、どの芳香成分が塩味の知覚を増強するかを調べた。予想どおり、三種類にその効果があった。デ・コックらは、これら三種類の芳香成分が最初から高い肉を用いることによって、味を保ちながらも塩分が二五パーセント低いソーセージを作ることに成功した。

風味を構成するあらゆる知覚のうち、味覚を感じるのは口腔内に限定される。しかし、ここにも多少の誤解がある。いくつかの味覚受容体の構造が判明したことを受けて調べた結果、現在、全身に味覚受容体が存在することがわかってきた――腸、脳、肺にさえある。どうやら味覚というものは、わたしたちが考えていた以上に大きな働きをしているようだが、詳細はまだあきらかになっていない。

こうした「その他」の味覚受容体の中では、腸にあるものがもっともよく知られている。腸の甘味とうまみ（おそらく、それに加えて脂肪酸）の受容体は、脳に「栄養素が到着したよ」というシグナルを送る。次の食事になにを食べようかと考える際、このシグナルはこれからとるべき風味を決める役に立つ。また、腸には苦味受容体もある。おそらく、毒物に対する防衛反応を賦活するのだろう。苦い薬に対する副作用の一部には、腸の苦味受容体が関係している可能性もある、と指摘する科学者もいる。[22]

呼吸路《こきゅうろ》全体にも苦味受容体が存在する。なぜ呼吸する空気の苦味を知る必要があるのだろう？答えは、細菌がいるからだ。細菌同士が連絡を取りあうために使う化学物質のひとつが、苦味である。副鼻腔《ふくびくう》や気管支内膜の苦味受容体は、その化学物質を感知し、「侵入者を撃退せよ」と免疫系に警報を出す。不思議なことに、これを担当する苦味受容体Ｔ２Ｒ38はＰＲＯＰとフェニルチオカルバミド（ＰＴＣ）を判別する受容体と同じなのだ。実際、ＰＲＯＰ味覚のない人々――Ｔ２Ｒ38受容体が壊れている人々――は鼻炎にかかりやすいことがわかっている。[23] 研究者の中には、わたしたちの祖先が動物だった太古の昔、苦味受容体はもともと免疫防衛システムの一部として進化していったものであり、それが最終的に口腔内の味覚作用に落ち着いたのだという説を唱える人もいる。もしそうなら、わたしたちはコーヒーやビール、ブロッコリーの風味が好きな病気にかかっているのかもしれない。

さてここまで来たら、人間の味覚には大きな欠点があることがわかったと思う。味覚は、甘い炭水化物、しょっぱい塩、タンパク質豊富なうまみが口に入ると、無条件に「よいもの」だと認識する。また、未熟ですっぱい果実や、毒があって苦い植物など、食べるのを避けたい「悪いもの」を判断する。しかし、「よいもの」のうち、まだ述べていない食べ物がもうひとつある。おそらくなによりも貴重なもの――そう、脂肪である。間違いなくわたしたちの味覚システムは、このエネルギー豊富で、(先史時代には)稀少な資源を認識するように進化してきたはずである。そして実際、わたしたちは認識できていると思われる。この数年来、研究者たちは従来の五つの基本味に加えて、第六の味覚の脂肪味の存在を強く示唆する証拠を積み上げてきた。しかしこの話には、あっと驚くおまけがついている。わたしたちは、この味が嫌いなのだ。

脂肪の知識に関しては、インディアナ州パデュー大学の栄養学者リチャード・マッテスの右に出る人はいないだろう。わたしたちを魅了する脂肪――パンにつけるバター、サラダにかけるオリーブ油、イチゴショートケーキのクリーム――は、化学用語では中性脂肪という。中性脂肪は大きな分子で、背骨となる分子(グリセリン)に三つの脂肪酸がくっついている。箱型の小さな凧に長い尾が三本ついているようなものだと考えていい。マッテスによれば、中性脂肪になんらかの味がある証拠はない。だが口に入れたときにそれとわかるのは、触覚でなめらかさを感じとるからである。

対照的に、続々と証拠が――大半がマッテスの研究チームから――出てくるのは、背骨からはずれた脂肪酸には味がする、というものだ。味蕾には脂肪酸を認識する受容体があり、脳の味覚中枢に信号を送っているという。[24]

この味は、五つの基本味とはまったく異なるらしい。それは、脂肪酸の味をつけた催吐剤《さいとざい》をネズミに投与することで簡単に確かめられる。ラットはただちに学習し、具合を悪くする味を避けるようになる。ラム・アンド・コークを飲み過ぎてひどい二日酔いになると、しばらくコカコーラに手を出さなくなるのと同じことだ。しかしラットは脂肪酸は避けても、甘味、酸味、塩味、苦味、うまみは避けない。つまり、彼らが忌避を学習したのは第六の味覚だと考えられる。マッテスらは、ヒトも脂肪味の味を区別できることを数々の研究で確認してきた。[25] 彼は、「脂肪」という言葉は味よりも油性の食感を連想させるため、この味を「オレオガスタス(ラテン語で〝脂肪味〟)」と呼ぶことを提案している。[26]

さて、読者の頭には次のような疑問が浮かんでいることだろう。脂肪酸の味とはいったいどんなものなのか? はっきりいおう。少しもおいしくない。「まずいなんてものじゃありません」とマッテス。だいたいにおいて、フリーの脂肪酸――つまり背骨にくっついていない脂肪酸――は腐敗や酸敗臭の信号を出す。実際、食品加工会社は製品のフリー脂肪酸量を検知レベル以下に抑えるために厖大な時間と予算をつぎ込んでいる。フリー脂肪酸の味を知りたかったら、古くなっていやなにおいを発するフライドポテト用の油を手に入れればいい、とマッテスは言う。そして、鼻をつまんだまま味わってみる。しかし、その味を描写可能だと思ってはいけない。「どのような味ですかと尋ねても、どうも皆さん、悪いところには目をつぶっているような感じでね」とマッテス。「わたしたちには、それを表現する語彙がないのです。たいていの人が苦いとかすっぱいとか言いますが、わたしが思うに、彼らの本音は〝いやな味だ〟ということです」

どうやら、わたしたちは脂肪酸を甘味や塩味、うまみのように積極的に摂取するものではなく、酸味や苦味――食べてはならないものを口にしないための防御の知覚――の同類と感じるらしい。しかし話はそれほど単純ではない、とマッテスは考えている。なんだかんだといっても、不愉快な味がほんのちょっと存在すると、その食べ物全体の風味を引き立てる場合があることをわたしたちは知っている。「多少の苦味のないワインはあまりおいしく感じられないでしょう。苦くないチョコレートもいただけません」。同様に、脂肪酸のかすかな臭みのせいで好ましいと思えるようになるものもある。その代表が、醱酵食品と臭いチーズだ。

脂肪味の証拠が増えるにつれ、専門家のあいだではこれをリストに加えて、基本味の数を五から六にしようという動きが広がっている。また、ほかにも基本味となりそうな味覚があるらしい。ヒトはカルシウム[27]と炭酸ガス[28]に味を感じるという報告がある。ネズミはデンプンの味を感じるようだが、[26]ヒトもそうなのかはわかっていない。一部には、水に対する基本味があると示唆する研究者までいる。さらに、不可思議な「こく味」というものがあって、アジアの研究者の多くが基本味になりうると考えているが、西洋では懐疑的な見方が強い。不思議なことに、こく味自体に味はないが、塩味やうまみのある食品にそれを加えると風味全体を引き立てるらしい。

モネル化学感覚センターの研究室で、わたしはこく味パウダーを振りかけたポップコーンを食べてみた。すごく印象が強いのに、はっきりと定義しにくい——チーズのような、肉のような、いわばドリトス［アメリカのフリトレー社が一九六六年から販売しているトルティーヤチップス］の表面の風味パウダーのような感じとでもいおうか。こく味が味覚になにかの作用をしているのはあきらかだ。でも、しかとは捉えがたいものだ（もし味わってみたければ、朝鮮料理食材店でこく味パウダーを購入できる）。科学者たちはこく味の認識経路を特定できていないが、「カルシウム感知受容体」という文字どおりの受容体が関係しているらしい。[30] 以上見てきたように、この分野では新発見が相次いでいる。学校で習った四つの基本味は単純明快に思えたのに、味覚がこれほど複雑怪奇だと誰が想像しただろう？

事態をもっと複雑にしているのは、基本味が互いに干渉しあうことである。[31] 前にも述べたように、塩味は苦味を抑制する。同様に、甘味と苦味は相互に抑制しあう。その好例がトニックウォーターだ。苦味のためにこの飲み物が実際にどれほど甘いのか気づかない一方、甘味のおかげでほとんどの人が苦味をそれほど気にしていない。もちろん、リンダ・バートシャックのような例外も存在する。

ここで、話はスーパーテイスターにもどる。PROPを認識する能力のほとんどは、ある特定の苦味受容体、T2R38に関係している。[32] この受容体の遺伝子には、一般的にふたつの変異が存在する。ひとつはPROPに強く反応するもので、もうひとつは反応しないもの。遺伝子はペアで作用するため、無反応の遺伝子ペアの人はノンテイスター（無感覚型）、高反応ペアの人はスーパーテイスター（敏感型）、無反応と高反応がそれぞれひとつずつの人はノーマルテイスター（中間型）

と考えられる。このことから、T2R38の遺伝子型によって味をすばやく客観的に感じる能力が決まると考える研究者もいる。

しかし、現実はそれほど単純ではない。T2R38受容体が認識するのは、ある化学物質グループのみ、つまり、分子構造でチオ尿素グループに分類されるものだけである。それらを感知する能力は、甘味や塩味、ほかの種類の苦味――キニーネをふくめて――を感じる能力とは無関係だ。むろん、チリペッパーの焼けつくような感覚はまったく異なる受容体と神経に属するので関係ない。舌の茸状乳頭の数にも影響を及ぼさない。

おそらくT2R38は――少なくとも直接的には――味覚全体の敏感さとは関係ない。T2R38受容体遺伝子が決定するのは、PROPの味を感じる遺伝的な能力があるかどうかだけだ。中間型だとすれば、おそらくその人が認識する苦味の程度は、口腔内のPROP以外の味覚装置がどれくらいの精度で働いていて、脳がどれくらい反応するかにかかってくる。中間型のテイスターと敏感型のスーパーテイスターを分けているのは、じつはT2R38受容体ではなく、PROP以外の味覚装置をコントロールしている遺伝子なのである。そして実際に、ある人がPROPに強く反応する場合、それは残りの味覚装置の感度がかなりよいという指標になっている。PROPを強烈に苦いと評価する人が、それほどではないとする人に比べ、塩をより塩辛く、砂糖をより甘く、チリをより熱く感じる傾向があるのは、おそらくそのような理由があるのだろう。[33] だとすれば、たとえT2R38の遺伝子が壊れていようと、苦味受容体にかかわりのない味覚に対しては、やはり非常に敏感な可能性だってあるはずだ。彼らに必要なのは、それを証明する別の検査法だけである。

茸状乳頭の密度測定も、その方法のひとつといえるだろう。バートシャックがわたしの舌を青く染めたのは、乳頭の分布状況を知るためである。それぞれの乳頭には、味覚受容体を持つ味細胞《みさいぼう》が小さな塊となって存在している。科学的にいえばこの塊が味蕾であり、そこにある味細胞が神経に信号を送り、「ただいまX味担当の受容体がX味と接触しました」と脳に知らせる。茸状乳頭の多い舌のほうがより強い神経信号を送り、結果としてより強く味を感じるという考えは、理にかなっている。事実、ほとんどの研究がこの仮説を支持している。[34] が、困ったことに、乳頭の数と味の知覚には関係が認められなかったという報告もいくつかある。[35]

ではなにが舌の乳頭数を決めているのか？　確実なことはわかっていないが、ガスチンというタンパク質が茸状乳頭の形成促進に関係しているのではないかとの興味深い説がある。[36] ガスチン遺伝子に特定の変異がある人々にはきれいな形の茸状乳頭が多く存在するのに対し、異なる変異を持つ人々には大きくてふぞろいな乳頭が散在しているという。いずれにしても、味覚の全体像に多数の遺伝子が影響しているのは間違いない。そういうものが複雑にからみあって、スーパーテイスターなのか、普通のテイスターなのか、あるいは（相対的に）ノンテイスターなのかが決まるのだろう。しかし現段階では、科学はこの問題に関して、わたしたちの好奇心を満足させるにはいたっていないようだ。

幸運にも、人々の味覚認識の基礎となる遺伝について、一部分とはいえかなりのことが判明している——現在わかっている事実からでも、人それぞれが独自の風味の世界に生きているのはあきらかだ。遺伝的な相違によって、いくつかの（全部ではないにしろ）疑問に対する説明がつけられるだろう。たとえば、なぜジョージ・H・W・ブッシュ元アメリカ大統領はブロッコリーが嫌いだったのか。なぜジントニックを愛する人と厭う人にわかれるのか。なぜコーヒーに砂糖を入れる人がいるのか。知りたいことはたくさんあった――とりわけ、自分の味覚認識の基盤がどうなっているのかに興味があった。そこでわたしは、ふたたびモネル化学感覚センターに向かった。

訪問の大きな目的は、味覚認識の遺伝的相違にかけては世界的権威のダニエル・リード博士に会うことである。数か月前、わたしは遺伝子解析のために自分の唾液を小瓶に入れてリードに渡していた（唾液には十分な細胞がふくまれているので、もはや遺伝学者はDNA検査のために血液サンプルを入手したり、綿棒で頬の粘膜をこすって細胞を採取したりする必要はない）。自分の味覚がほかの人と比べてどう違うのか、ついにあきらかになる時が来た。

リードの味覚検査の方法はかなり地味である。彼女の助手が手渡してくれた箱には、液体の入った小瓶が数本と、液体を吐き出すための大きなプラスチックのコップが鎮座していた。まず小瓶1の液体をふくみ、口中に回してからコップに吐き出し、質問票の「その検体は甘いか・しょっぱいか・すっぱいか・苦いか」「その味の強度はどれくらいか」「その味がどれくらい好きか」などについて回答を記入する。次に小瓶2に移る。ワインのテイスティングに似ていないこともないが、もったいぶる要素はない。それに、もちろんワインではない。

数時間後、わたしが実際に感じた味覚と遺伝子がどの程度マッチしているのかについて、検査結果を手にしたリードとの面談がはじまった。博士は小柄でぽっちゃりとした、縮れ毛の快活な女性で、誰かの遺伝子を解明するのはプレゼントの包みを開くようなもの、と信じている。彼女はこれまで、何千回とはいわないまでも何百回もそうしてきたに違いないが、わくわく感は変わらないようだ。

最初の検査にはちょっとしたトリックがしかけてあった。小瓶1に入っていたのは、古い蒸溜水だったのである。自分がその味の強度を「水のような感じ」のところに印をつけていたのを見て、わたしはほっとした。好みの項では「ごく普通」、味覚の項では「いかなる味もゼロ」だった。少なくとも、わたしは古い蒸溜水にまったく味を感じていなかったことになる。さてこれからが本番、実際の味覚と遺伝子の相関関係である。

まずはT1R3。この遺伝子は甘味とうまみに関係する。リードがわたしのゲノムで調べた変異は、大勢の研究者が甘味に影響すると報告しているものである。[37] こうした遺伝子変異はゲノム内のスペルミスと考えればいい。一文字違うと——たとえば「dog（犬）」と「dig（掘る）」——言葉の意味が変わってしまうように、遺伝子のDNA塩基配列が一文字違うだけで受容体のタンパク質構造が変化する。T1R3変異の場合、ある特定の場所に塩基のT（チミン）を持つ人々は、その場所にC（シトシン）を持つ人々に比べて甘味に対する感受性が低く、より甘味を好むという。「この人たちはあまり甘さを感じないようなんですね。だから高濃度のものを選ぼうとします」とリード。

わたしはTT型——つまり父親と母親からひとつずつTをもらっている——だと判明した。典型的な甘味大好き人間になる型である。どうも納得できない、とわたしはリードに言った。その日の朝、スターバックスでアイスコーヒーを注文したところ、間違って砂糖入りを渡されたのだが、甘くて飲む気にならず、結局ほとんどを捨ててしまった。それに、ディナーのあとにデザートを食べなくてもどうということはない。わたしにとってデザートは重要事項ではないのである。遺伝子型決定の際になんらかのミスが生じたのではないか？

リードはわたしの味覚検査表を見ると、ぱっと笑い出した。「ほら、見てちょうだい！　それほど間違ってはいませんよ」。わたしは一二パーセントの砂糖溶液——気の抜けた炭酸水と同じくらい——を中程度の甘味と評価し、非常に好ましいと答えていた。一方、ＣＣ型のリードにはがまんできないほど甘く感じられる。なるほど、遺伝子と味覚認識、それに実際の食物選択の関係は、単純なものではない。

こうした複雑性は、苦味受容体遺伝子の一部にも認められる。そのひとつが、トニックウォーターの苦味成分キニーネを識別するＴ２Ｒ19受容体である。解析の結果、わたしには低反応性の遺伝子変異があった。たしかに、先ほどの検査でキニーネ溶液を口にふくんだとき、わたしの評価は「やや苦く、さほど強くない」だった。覚えておられるだろうか、わたしが飲むソフトドリンクはトニックウォーターだけだと以前に述べたことを？　解析結果はわたしの好みとぴたりと一致した。しかし、ジントニック好きのリードの場合はあてはまらない。彼女は高反応性の遺伝子変異なのである。「ジントニックはとても苦く感じられるんですけどね」とリード。「それが大好きなんですよ！」

さて、次はこれまでに何度も登場したＴ２Ｒ38、すなわちＰＲＯＰやＰＴＣのほか、ブロッコリーや芽キャベツにふくまれる苦いチオ尿素化合物を識別する苦味受容体である。今回の遺伝子検査は、バートシャック博士との話で判明していたことを裏付けてくれた。自分がこれらの苦味化合物に強く反応する「幸運」な人間のひとり、ということである。わたしはPTC溶液を強烈に苦いと評価していた。

では、なぜリードは強烈に苦いと感じるジントニックが好きなのだろう? そして、なぜわたしは苦いものを遠ざけたりせず、そうした食べ物や飲み物に惹きつけられるのだろう?

「感じた味覚が好みに直結するとはかぎりません」とリード。「いつも言うんですよ、『決めるのは脳よ!』ってね。学習可能なんです! すべてが正しい順序でおさまれば、大好物になるんです」。実際のところ、魅惑的な報酬と組み合わされると、わたしたちはすぐにその風味を――たとえ最初は大嫌いなものでも――学び、喜びを見出す。しゃっきりと目覚めさせてくれる苦いコーヒーは、それだけでありがたいものとなる。苦いビールやジントニックも、いつしか夜を楽しく過ごすための友となってくれることがある。

ニュージャージー州のラトガーズ大学の知覚科学者ベヴァリー・テッパーによれば、味覚認識にはまた別の側面があるという。テッパーは一部の人々を「食の冒険家」と呼ぶ。つまり、スーパーテイスターは二種類に分かれるらしい。[38] 食の冒険家ではない人々は、典型的な、好き嫌いの多いタイプになる。甘すぎるもの、辛すぎるもの、脂っこいもの、香辛料のきつすぎるものを彼らは好まない。「この人たちは自分の好みをわきまえていて、それまでの経験に基づいて食べ物を選びます。食べ物には少々うるさいんですね」とテッパー。たぶん、〝ミスター・ライ豆&ミルク〟はこの範疇に入るのだろう。

対照的に、食の冒険家のスーパーテイスターは、たとえ強烈な味でも新発見を好み、また第一印象が悪かったとしてもふたたび挑戦しようとする。彼らは強い味を避けようとしないので、食べ物の好みはノンテイスターに似てくる。「わたしはスーパーテイスターですが、理論上は好まないはずのものでも、好きな食べ物がたくさんあります。食の冒険家タイプだからでしょう」とテッパー。これでわたしの苦味受容体問題も説明がつく。わたしは非常に風味の強いものを食べるとガツンとくる――しかし、その刺激が好きなのだ。

わたしが調べてもらった遺伝子の数は多くない。味覚認識と遺伝的相違の領域では、氷山の一角にすぎないほどのものだ。人間の味覚の鋭敏さや特定の味の認識にかかわる遺伝子は、おそらく何ダースも――たぶん何百も――あるはずだとリードは考えている。味覚受容体自体の遺伝子に加え、味覚受容体が刺激されたときに細胞がどのように反応するか、信号をどんな速度で脳に伝えるかをはじめ、味覚認識のあらゆる経路で、数多くの遺伝子がかかわっているに違いない。わたしの風味世界は、ほぼ確実に、ほかの誰とも異なっている。同じスープを飲んでも、みんながそれぞれに自分自身の喜びを見出し、それぞれに異なる味を体験する。味覚は、風味の方程式のひとつにすぎないのである。

第2章　ボトルから飲むビール——嗅覚

嗅覚および味覚研究に関するアメリカの主要な学会、化学受容学会は、毎年四月にフロリダ南部で開かれる。開催地はたまたまそこに決まったわけではない——たとえ数時間であれ、科学オタクの研究者たちに太陽と砂浜の世界を楽しんでもらい、凝り固まった脳みそをやわらかくする機会を提供しよう、というのがおもな目的である。このため、学会にはとてもリラックスした非学術的雰囲気が漂い、アロハシャツと短パンを身につけた、日焼けとは無縁のおじさんおばさんたちがバーに集っていたり、プールサイドで日光浴をしたりしている。しかし、フロリダのホテルならごくあたりまえのこうした光景は、サンデッキでの会話がショッピングや子供たちについてではなく、Gタンパク質共役受容体だの、におい認識の精神物理学だの、蚊の嗅力だのといった内容だとわかると、一気にシュールな色合いをおびる。四月の学会期間中、ボニータスプリングスの有名ホテル、ハイアットリージェンシー・ココナットポイントは、平均的なフロリダのリゾート地とは一線を画してしまう。

プールサイドにも行かず、バーで学術的な会話に没頭もしていない学会参加者は、研究内容を大きなポスターで発表する会場にいることが多い。彼らは最新のさまざまな研究成果をじっくり読んだり、業者が販売する新しい機器類を眺めたりしている。わたしが初めてリチャード・ドーティと会ったのは、このポスター会場だった。見るからにくつろいだようすで、カジュアルな緑と黒のラガーシャツを着ていた。ドーティ――灰色がかった髪をすっきりと短くととのえ、明朗で、健康そうな七〇歳の男性――は、嗅覚と味覚に関する第一人者のひとりである。実際、そのものずばりの題名で本を書いており、現在は第三版が出ている『嗅覚と味覚のハンドブック *Handbook of Olfaction and Gustation*』は、この分野の名著とされている。しかしたとえなにも知らなくても、すぐれた科学者たちが絶え間なく彼に話しかけるようすから、その地位をうかがい知ることができるだろう。とはいえ、いま彼がしていることは露店の商人とまったく変わらない。彼が設立した会社は嗅覚を検査する新しい機械を売り出し中であり、通りかかる人々にかたっぱしから声をかけていたのである。むろん、わたしにこんな機会を見逃せるはずがない。

具体的にいうと、その機械は、どれほどにおいに敏感かを示す「嗅覚閾値《いきち》」を測る装置である。嗅覚閾値は、あるにおい物質をかいだとき、その人が感じとれる最低濃度で決定される。閾値が低ければ低いほど鼻がいいということだ。ドーティの助手のひとりが検査法の手順を説明してくれた。まず装置の正面に座り、小さなマスクで鼻を覆う。次に、装置から二回、一定の間隔をおいて順番に空気が出てくる。コンピュータが、二回のうちのどちらにバラの芳香に似たフェニルエチルアルコールがふくまれていたかを尋ねるので、それに答える。そしてコンピュータが終了を告げるまで検査を繰り返す。

そのとき助手が言わなかった——しかしドーティがあとで教えてくれた——のは、この嗅覚検査装置は、送り出す空気にふくまれる芳香濃度を変更できるということだった。どちらの空気に芳香があったかをわたしが正しく答えられなかったら、コンピュータは濃度が低すぎたと判断し、次の回には濃度を高くする。正しく答えたら、わたしの嗅覚閾値以上の濃度だったと判断し、次の濃度を下げる。次から次へと検査を繰り返し、元気のありあまった子供が階段で遊ぶように上がったり下がったりしているうちに、ようやくにおい濃度は正解と不正解の境界に落ち着いた——それがわたしの嗅覚閾値である。

そのとき、ドーティがぶらぶらと近寄ってきて、プリントアウトされた測定値にちらりと目をやった。彼の眉毛が上がった。そして足を止め、プリントアウトをしげしげと見てから、わたしに心配そうな顔を向けた。「あなたには嗅覚障害があるのですか?」

なんてこった。嗅覚機能不全の世界的権威がわたしの検査結果に興味を示すなら、いい話のはずがない。それもわたしに、よりによってこんなときに。嗅覚障害のある男にまともな風味の本が書けるだろうか? ドーティが見せてくれたプリントアウトには、かなり意気消沈させられる知らせが記されていた。彼の装置によれば、バラの芳香はわたしがそれとわかるまで、一〇〇〇以上もジャンプしなければならなかった——平たくいえば、わたしは平均より一〇〇〇倍も閾値が高かった。

ドーティはわたしの顔に浮かんだ苦痛の表情に気がついたに違いない。近くにあった箱から封筒を出して、こう言ったからだ。「じゃあ、この検査もしてみたらどうです?」その封筒には、ドーティが打ち立ててきた数々の金字塔のひとつ、「ペンシルベニア大学嗅覚識別テスト（the University of Pennsylvania Smell Identification Test）」が入っていた。これはＵＰＳＩＴ（アップシット）の略称で世界的に知られているテストで、紙に仕込まれた四〇種類のにおい物質をひっかいて揮発させ、鼻でかぎ、それぞれ四種類の選択肢から答えを選ぶ（「このにおいにもっとも近いのは、a：ガソリン、b：ピザ、c：ピーナツ、d：ライラック、だと思う」）。四つの選択肢を用意したのは、においの名称が出てこない人が多いという問題を解消するためである。だいたいにおいて正解はあきらかなように思われたが、四〇問のうち五問から一〇問ほどはむずかしかった。テストの最中、「これはテレピン油なのか、チェダーチーズなのか？　よくわからないなあ」と、思わずひとりごとを言っている自分がいた。特色のあるにおいにもかかわらず、はっきり特定できない場合もままあった。

数時間後、わたしはふたたび展示場でドーティを見つけ、やり終えたＵＰＳＩＴテストを手渡した。ほっとしたことに、四〇問中三七問が正解だった——五五歳男性の上位二七パーセントの位置に悠々と着けられた。「とてもいいじゃありませんか」とドーティ。「あなたの年齢の四分の三はもっと悪いんですから」。やれやれ！　わたしの鼻は、この本を書く資格をなんとか保証してくれたわけだ。

前回の嗅覚閾値検査の結果が悪かったのは、おそらく会場の雰囲気のせいだろう、とドーティが言った。騒がしい展示場は集中しづらく、ほのかな、かろうじてかぎ分けられるにおい物質の検査に適当な場所とはいえない。しかも、わたしは大急ぎで検査をすませて次の人に順番をゆずろうとしていた。医師のオフィスでは検査はもっとゆっくりおこなわれ、一回ごとのにおいが完全に消えてから次の回に移る。手順のささいな違いが結果に大きく影響してしまう――ほとんどの場合において、嗅覚分野の研究はつねにこの問題に悩まされている。

こうしてわたしは、奇々怪々な嗅覚研究の世界に足を踏み入れた。なにもかもが予想以上にむずかしく、複雑だ。味覚研究が黄金期を迎えている一方、嗅覚の研究者たちは、大部分の領域で、まだ暗黒時代から抜け出せていない。なんらかの未知の分子を調べても、第一線の科学者たちですら、それがにおいなのかどうか見当をつけられるようになったのはごく最近のことで、そのにおいの正体もかろうじて推測できるにすぎない。実際のところ、嗅細胞がにおい分子を認識する仕組みについてさえ科学界は合意にいたっていないのだ。つまり、嗅覚の不思議の核心を理解する道は遠く、けわしい。少なくとも風味の観点からはそういえるだろう。あなたとわたしの感じ方は違うのだろうか？　もしそうなら、わたしたちが風味を理解する際に、その違いはどんな役割を果たしているのだろうか？

嗅覚がこれほど一筋縄でいかない理由は、味覚よりもずっと、ずっと複雑だからである。第1章で述べたように、味覚と嗅覚という風味にかかわるふたつの知覚は、それぞれ異なる目的のために働く。味覚はわたしたちに栄養のある食物の摂取をうながし、毒物から遠ざける――かなり単純な、「イエスかノーか」の判断だ。このため、味覚は風味の方程式の中でも、わかりやすい部分になる。舌が用いる受容体はせいぜい三〇から四〇種類であり、把握する基本味も半ダースほどである。だから、なにを問題にしているのか、また味覚がどのように作用しているのかはかなり理解しやすい。

一方、嗅覚が追求するのは「これはなにか?」という、もっと際限のない疑問なのである。結局のところ、この世の中でにおいを発するものは無数に存在し、鼻はそのすべてに対応しなければならないのだ。

朝のコーヒーの香りを想像してみよう。カップの湯気には数百種類ものにおい分子がふくまれており、吸いこむと同時に鼻の中に入ってくる。鼻腔のてっぺんには、嗅上皮《きゅうじょうひ》という、約二・五センチ四方にも満たない細胞区がある。この区画にある神経細胞——約六〇〇万——は、それぞれの表面に約四百種類のにおい受容体のどれかひとつをそなえている(厳密には、正副の受容体を持つ細胞もいくつかあるが、ここではそういった細かな差異は気にしないことにする)。嗅神経細胞は信号を直接脳に送る。これは際だった特色だ。脳と外界を直接つなげている神経細胞は、身体の中で嗅細胞だけである。

さて、それぞれの受容体はコーヒーにふくまれる特定のにおい分子を認識する。驚いたことに、この認識の仕組みはまだはっきりとわかっていない。大多数の科学者は、第1章で紹介したカメラと発泡スチロールの容器のたとえのように、におい分子と受容体の形状の組み合わせで決まると考えている。それに対して強く異論を唱える少数派は、におい分子にはそれぞれ固有の振動があり、受容体は量子トンネル現象という複雑な過程によってにおいを認識するのだという。[1]「形状派」と「振動派」は現在も活発な議論を繰り広げているが、最近のようすでは、形状派が勝利をおさめそうである。

とはいえ、ざっくりいってしまえば、におい認識の正確な仕組みは大きな問題ではない。重要な点は、ひとつの受容体が多種類のにおい分子を認識し、同時にひとつのにおい分子が多種類の受容体と結合することである。つまり、におい分子は異なる種類の受容体を活性化する――におい分子のひとつひとつが嗅覚キーボードで異なる和音を鳴らす、と言い換えてもいい。[2]コーヒーには一種類ではなく数百種類のにおい分子が存在するため、それぞれが脳で固有の和音を響かせることになる。和音の中には、音が低すぎて風味としては「聞き取れない」ものもあるだろう（科学用語でいえば、含有濃度があなたの検知閾値以下ということである）。しかし、多くの検知閾値以上のにおい物質が受容体を刺激して重要な和音を響かせるから、オーケストラ全体の価値はほとんど変わらない。脳は、そうした雑多な音の中から魔法のようにハーモニーを紡ぎだす。それがあなたの感じるコーヒーの風味である。

嗅覚を理解するのは間違いなくむずかしい。そこには、多様なにおい分子、多様な受容体、多様な「ハーモニー」と、三者三様の複雑さが存在する。それでは、これから三つを順番に見ていこう。まずは、におい分子である。地球上に何種類のにおい分子があるのか、正確なところは誰にもわからない。数十年にわたって、一般的にその答えは「約一万種類」とされてきた。シェフのブログから科学論文、神経科学の教科書にいたるまで、その数字はどこにでも書かれており、におい受容体の発見によりノーベル賞を受賞したリチャード・アクセルとリンダ・バックさえ、彼らの主要論文に引用している。[3]ノーベル賞の栄誉に包まれ、「におい物質は一万種類」という概念は、確実な知識という後光を発するようになった。そしてまた、人間は嗅覚に関しては無能力であるという通念をたしかなものにした。ほかの感覚の場合、人間は約七五〇万種類の色と三四万種類の音を識別できると心理学者は推定している。それに比べると、嗅覚が一万種類というのはいかにもさびしい。

しかしよくよく検討すると、人間がかぎ分けられるにおいが一万種類という確実な科学的根拠など存在しない、まったくのでたらめなのである。[4] この数字は、たんなる勘に基づいた計算の結果にすぎなかった。話は一九二七年の昔にさかのぼる。ふたりの化学者E・C・クロッカーとL・F・ヘンダーソンは、嗅覚も味覚と同じように四つの特質に応じて分けられるのではないかと考えた。味覚ならば、甘味、酸味、塩味、苦味である(当時、うまみの存在は日本人以外にはほとんど知られていなかったから勘定に入れていないのはしかたない)。ふたりは、嗅覚の基本臭を次のように規定した。芳香、酸臭、焦げ臭、動物臭もしくはヤギ臭(最初は「腐敗臭」としたが改めた)。さらに、四つの基本臭は、〇(においなし)から八(強烈)の九段階で評価できるだろうと見積もった。これを前提に計算すると、九の四乗、つまり六五六一種類の異なるにおいをかぎ分けられることになり、彼らは数字を気前よく一万種類に切り上げた。科学の通説も一皮むけばこんなものだ。クロッカーとヘンダーソンが基本臭を五つに――たとえば麝香《じゃこう》臭をふくめたりして――設定し、さらに評価尺度を〇から九の一〇段階に決めていたら、わたしたちは一〇万種類の嗅覚世界について議論していただろう。

嗅覚に関してはこのようにお粗末な状況が続いてきたが、モネル化学感覚センターの嗅覚研究者ジョエル・メインランドは、自分ならもっとうまくやれると考えている。メインランドは引き締まった体格の仕事熱心な青年で、細面の顔にワイヤーフレームの眼鏡をかけ、早口にしゃべる。最初、彼は視覚の研究をしようと思っていたという。しかしすぐに、視覚でキャリアを築くのはむずかしいことに気がついた。「あの分野を見回しても、大きな問題は解決済みだったんですよ」とメインランド。「そこで嗅覚はどうかと調べてみたら、わかっていない問題がまだたくさんある。ぼくの場合、専門を変えるのに迷いはありませんでしたね」。その直感は大当たりだった。現在、メインランドは嗅覚分野で将来を嘱望される若手研究者のひとりとなっている。

最近メインランドが取り組んでいるのは、におい化合物が地球上に何種類あるのか、もっと論理的な方法で推定することだ。彼は次のような順番で仮説を立てた。わたしたちがにおい分子を感じるためには、分子は揮発しなければならない――ひらたくいえば、分子は気体となって空中に拡散しなければならない。一般的に大きな分子はそれができない。事実、におい分子のうち「重たい」原子――つまり、もっとも軽い水素以外の原子――を二二個以上持っているものはほとんどないことがわかっている。そこで、におい分子となりうるのは、重たい原子数が二一個以下で構成されているものだけだとしてみよう。この前提で計算すると、約二・七兆種類が候補にあがる。

しかし、こうした小さな分子すべてがにおいを発するわけではない。沸点が非常に高いため、常温ではけっして空中に浮遊しないものもある。また、油性の性質が強すぎて鼻の湿った粘膜層と混じり合わず、におい受容体を活性化できないものもある。あれこれと試行錯誤したのち、メインランドと同僚たちは、分子の油性と沸点を用いて、におう可能性がある分子を予想する方法を考えだした。

ある朝わたしは、モネル化学感覚センターのメインランドの研究室でにおい分子候補調査のテストに参加した。このテストをする際、真正面から「なにかにおいますか?」と尋ねてはならないそうだ。この質問のパワーは強烈で、参加者は無臭の検体に「におい」を感じたり、部屋に漂っているにおいの痕跡に反応したりしがちになる。そのため、研究者たちは「三点比較法」という方法を用いる。メインランドの助手はわたしを席に着かせると、目隠しをしてから、順番にひとつずつ、鼻先で三つの試験管を動かしていった。するとコンピュータの合成音声が、ABCの検体のうち、どれがにおったかを尋ねた。三つ一組の検査が終わるたび、鼻の疲労を防ぐために三〇秒の「気分転換タイム」がはさまれる。コンピュータが歌の一節を流し、歌手が男か女かを尋ねるのである（メインランドはわざと曖昧な声質を選んでいたので、これはむずかしかった。わたしの世代はタイニー・ティムと若かりし頃のマイケル・ジャクソンはすぐにわかるが、最近の歌のほとんどは区別がつかなかった）。

こうした検査を大勢の人々にしてみた結果、たいていの人は男性歌手の声を聞き分けるのに苦労する、とメインランドは自信を持って言えるようになった。さらに、彼が予想した未知のにおい分子のうち、七二パーセントが合格することがわかった。この結果を全二・七兆種類の候補にあてはめ、さまざまな条件を勘案して計算すると、なんと世界には二七〇億種類の「異なるにおい分子がある」ことになるという。

とはいえ、これは二七〇億種類の「異なるにおいがある」のと同じではない。たとえば味覚ではいくつかの異なる分子がほぼ同じ甘味を有するのがわかっているし、単一の苦味を感じさせる分子も何百種類もあるだろう。それと同様に嗅覚の世界にも「似たようなにおい」がたくさんあるのだとしたら、独特のにおいの数は二七〇億よりもずっと、ずっと少なくなるに違いない。だが、まったく同じにおいがする分子がふたつあるかどうか尋ねたところ、彼はあり得ないと思うと答えた。「ふたつの分子が同一のにおいを有することはない、とつねに教わってきました」とメインランドは述べた。

では、におい方程式の別の面に移って、におい分子を判定する受容体を見てみよう。バックとアクセルは、におい受容体の正体は嗅上皮の神経細胞膜に埋めこまれたタンパク分子であることを示した。遺伝学者たちが初めてヒトゲノム［ゲノムとは、生物が持つ遺伝子と、遺伝子ではない部分をふくめた遺伝情報全体のこと］の全塩基配列を解析したのはバックとアクセルの発見から何年かのちのことだったので、もちろん彼らはにおい受容体遺伝子については知っていた。ところが驚いたことに、ゲノムには数ダースどころか、一〇〇〇近くものにおい受容体遺伝子があったのである！ここでいったん立ち止まって知識を整理してみよう。ヒトゲノムには全部で約二万個の遺伝子がある。そして、これらの遺伝子が出す指令にしたがって、受精卵が機能的なヒトに変わっていく（何百種類もの細胞が整然と構築されて組織に、臓器に、脳になり、全身を作動させるために分子の信号が飛び交う）。そしてその司令部たる遺伝子群の二〇個にひとつが、におい受容体なのである。言うなれば、全世界の知識をおさめた図書館の蔵書目録を作ったところ、二〇冊に一冊が車の修理に関する本だったようなものだ。わたしたちの存在を決定する地図に嗅覚がこれほど大きな割合を占めているとは、いったい誰が想像しただろう？

解析を重ねていくうちに、こうしたにおい受容体遺伝子の半数以上が「偽《ぎ》遺伝子」――ヒトの進化の過程でいつしか機能を失い、壊れた遺伝子の残骸――であることがわかった。ただ、機能しているにおい受容体遺伝子の正確な数は簡単には答えられない。二〇〇一年に公式決定されたヒトゲノムには、約三五〇個のにおい受容体機能遺伝子がある。セレラ社が『サイエンス』誌に発表したゲノムの大部分は、解読競争で国際チーム「ヒトゲノム計画」と覇を競った研究者クレイグ・ベンターのものだった［ヒトゲノムを人類共有財産と位置づけて国際協力下で解読を試みた「ヒトゲノム計画 Human Genome Project（ＨＤＰ）」に対抗し、ベンターは民間会社と協力してセレラ社を立ち上げ、熾烈な競争を繰り広げた。両者とも二〇〇一年に解読結果を論文発表した］。しかし、ヒトゲノム計画の研究者がたとえばあなたのゲノムを調べていたとしたら、公式版三五〇個の機能遺伝子のいくつかは壊れていて、偽遺伝子に分類されたもののいくつかが働いているのを発見したかもしれない。また、一〇〇〇人のヒトゲノムを調べた研究チームは、母集団の少なくとも五パーセントに、機能するにおい受容体遺伝子が四一三個あることを発見した。[5] もっと多くの集団で調べていたら、あといくつか見つけていたのは間違いないだろう。

においの受容体遺伝子の数もさることながら、どの受容体がどのにおい分子を認識するかも大きな問題である。とくに後者のほうがむずかしい。というのも、におい受容体は神経細胞の表面に存在するのが本来の姿なので、研究室の培養皿で育てるのは至難のわざであり、これが実験の壁になっている。結果として、受容体の大部分が――科学者にしてはめずらしく気のきいた比喩で――「みなしご」受容体と呼ばれている。つまり、どんなにおい分子を認識するのか不明、ということである。

幸いにも、分子生物学者たちはにおい受容体を腎細胞の表面に植える方法を考え出し、研究室での培養がぐっと簡単になった。数年前、かなり苦労したものの、メインランドの研究チームは、ヒトのにおい受容体をそれぞれ一種類ずつそなえた腎細胞群を培養することに成功した。要するに、全種類のにおい受容体を個別に培養できたのである。培養細胞を所定の位置につけて、どの受容体がどのにおい物質に反応するか、彼らは次々にためしていった。まもなく大多数を「脱みなしご」にできるだろう。ついに嗅覚の暗号を解く日が近づいたように思われた。

ところが、そうはうまくいかなかった。これまでのところ、メインランドたちがなんとかあたりをつけられたのは約五〇種類のにおい受容体だけである。やってはみたものの、残りの三五〇種類はがんこに孤児のままでいる。「ぼくらの測定法では、約八五パーセントの受容体は作動しないってことです」とメインランド。「多すぎますね」。失敗に終わったものは、たんにメインランドが検査しなかった、まれなにおい物質を判定する受容体という可能性もある――が、検査を重ねるにしたがい、その可能性は薄くなってきた。なんらかの要因を見逃していて、それがみなしご受容体が腎細胞で機能するのを妨げている理由だとも考えられる。

だが、もっと興味深い可能性がある。ひょっとしたら「においを感知しない」におい受容体があるかもしれない、ということだ。一歩下がって全体像を見てみよう。におい受容体が実際にしている仕事は、自分の周囲でなんらかの小分子を認識したら、それを身体に通報することである。そうした分子の一部はにおい物質だが、この種の認識はほかにもさまざまな役割を果たしている。わたしたちの身体は、ホルモンをはじめ、成長や発達段階中に身体をきちんと作り上げるために必要な分子信号を認識しなければならない。また、消化や生殖、免疫防衛反応などの機能のスイッチを正しく入れたり切ったりしなければならない。しかもこれらはほんの一例である。「進化」が製品に対して全責任を負う大工であり、まわりにある素材をあれこれ使ってなんとか完成にこぎ着けている以上、たとえわずかであれ、この長い年月に一度もほかの機能にたずさわったことがないにおい受容体があるとしたら、そのほうが驚きだ。実際、生物学者が調べてみたら身体のいたるところでにおい受容体が見つかった。[6] 精巣、前立腺、乳房、胎盤、筋肉、腎臓、脳、腸などである。鼻に存在する受容体でも、間違いなく一部は別の役割をになったことがあるだろう——もちろん、においだけに特化したものもあるだろうが。

　におい受容体を数えても嗅覚のすべてがわからない理由は、嗅覚は味覚とまったく異なる方法で知覚されるという点にある。知覚科学者は、味覚は分析的な感覚だという——つまり、簡単に分解できるのである。たとえば、酢豚は甘味と酸味。醤油は塩味とうまみ。ケチャップは甘味、酸味、塩味、そしてうまみ。

　嗅覚はそのようには働かない。反対に、合成的な感覚なのだ。脳はにおい成分を集め、ひとつの統合された知覚にする。だから、パーツを個別に確認するのはとてもむずかしい。別の合成的感覚を考えてみるとよくわかるだろう。視覚である。愛する妻を眺めるとき、わたしの脳が実際に検出して処理しているのは直線や曲線や稜線なのに、わたしはそうしたものを認識しているわけではない。わたしに見えるのは妻の顔のみ——わたしの知覚が合成した対象物《オブジェクト》である。同じように、鼻が感じとった個々のにおい分子は脳で混ぜあわされ、それぞれの構成要素とはまったく異なる新しい知覚に生まれ変わる。たとえば、イソ酪酸エチル（フルーティなにおい）、エチルマルトール（キャラメル様）、アリル－α－イオノン（スミレ様）を適切な割合で混ぜあわせると、あなたが感じるにおいはスミレの花床に置かれたキャラメルがけの果物ではなく、パイナップルである。[7] また、ゼラニウム様の1,5－オクタジエン－3－オンとベイクドポテト様のメチオナールを一対一〇〇で混合すると、魚のようなにおいになる[8]――どちらの成分ともまったく無関係なものだ。

　神経科学者はこの種の新しい高次元の知覚を、よく「におい物質（においオブジェクト）」と呼ぶ。実際、こうした知覚は鼻に存在する約四〇〇種類のにおい受容体の一部をいずれも独自のパターンで活性化させている。事実上、においオブジェクトが嗅覚世界の現実を映しているといっていい。視対象《したいしょう》（眺められる対象）としての妻の顔が、構成要素の直線や曲線よりも現実味をおびているのと同じことだ。

　そして基本的には、細かな直線と曲線の集まりである顔を無限に見分けられるのと同じように、四〇〇種類のにおい受容体は、おびただしい数のにおいオブジェクトを作りだすことができる。数年前、ある研究グループが一〇から三〇種類のにおい分子をミックスしたものを被験者にかがせ、かぎ分けられるかどうかを尋ねた。それらの回答に基づいて計算したところ、少なくとも一兆種類ものにおいオブジェクトをかぎ分けられるはずだという結果が得られた[9]――ずっと信じられてきた一万種類の伝説とは大幅に異なる（一方、知覚化学者によれば、眼は数百万種類の色を見分けることができ、耳はおそらく五〇万種類の音高《おんこう》を聞き分けられるという）。しかし、この「一兆種類」は証明できかねる仮説に基づいているため、疑ってかかるべきだとする科学者もいる。[10] いずれにせよ、嗅覚の世界は厖大だという基本的なメッセージは揺らいでいない。

脳がにおいオブジェクトをどのように処理しているかを理解するため、わたしは嗅覚研究の世界的権威のひとり、ゴードン・シェファードを探してみることにした。なにしろ、フロリダの化学受容学会で会った人はほぼ例外なく、「きみはゴードン・シェファードと話すべきだよ」と言うのである。なかには、嗅覚の神経科学の研究における彼の功績は甚大であり、ノーベル賞に値すると述べる人もいた。シェファード教授は風味知覚の生物学に関する名著『美味しさの脳科学――においが味わいを決めている』の著者でもある。[11]

フロリダのリゾート地のテラスにいたシェファードは、赤いウールのセーターを着た、洗練された物腰の白髪の男性で、その日の午後を喜んで嗅覚についてのおしゃべりに費やしてくれた。鼻の四〇〇種類のにおい受容体は、それぞれのシグナルをにおい情報の最初の中継基地である「嗅球《きゅうきゅう》」へ送るが、送り先はそれぞれ異なる（ときには複数箇所になる）。嗅球がどのようなものかというと、各におい受容体に対応してライトをつけるスイッチのならんだ電源板だと思えばよい。どのにおいオブジェクトも、独特のパターンの照明を出現させる――つまり、固有のにおいイメージである。だが、脳がその照明パターンを処理するときは、どんなにおい分子が成立にかかわっているかは知りようがない。脳が見るのは、パターンだけである。

さて、われわれ人間はおしなべて複雑なパターンを明確に述べる能力に欠けている、とシェファードは言う。誰か親しい人の顔、あるいはサイ・トゥオンブリーの抽象画の描写を試みてみればよい――おそらく、みんながビーフステーキトマト［ひとつが五〇〇グラム近くまで大きくなるトマトの品種］やアーティチョークの香りを説明するのに苦労するのと同じくらい、四苦八苦するだろう。

「そういうことなんですよ。高度に複雑なイメージを言葉で表現するのは、ほぼ不可能なのです」
たしかに、においについて――さらには風味について語るとき、ほとんどの人が苦労したことがあるに違いない。非常に創造的かつ刺激的な嗅覚研究者のひとり、イスラエルのワイツマン科学研究所のノーム・ソベルは、においに名前をつけることは人間が一般的に「まったく不得意とする」分野なのだという。あるとき、その事実に疑いのまなざしを向ける親族の女性に「無能力さの程度」を証明するため、ソベルは彼女に目をつぶるように頼んでから冷蔵庫を開けてピーナッツバターの瓶を取りだし、蓋をはずして彼女の鼻先で動かしてみた。[12] 昔からほとんど毎日ピーナッツバターを食べているにもかかわらず、彼女はその慣れ親しんだにおいに名前をつけることができなかった。あなたも自分でこの検査ができる。目を閉じて、自宅でよく使う品のにおいを友人にかがせてもらい、いくつわかるかやってみればよい。おそらく、ソベルをはじめとする研究者たちが得られた結果と同じく、あなたはどのにおいも「よく知っている」ことはわかっても、正解は半分にも満たないだろう（かつてわたしは、その頃愛飲していた朝のコーヒーのにおいを答えられなかったことがある）。ただ、ソベルの同僚のひとりが念を押していたように、あなたであれわたしであれ、色や形の名前がなかなか出てこなかったら、ただちに神経学者のところへ行ってどこが悪いのか診てもらったほうがいい。[13]
わたしたちがにおいの名称をこれほどまでに特定できないもうひとつの理由は、脳はにおい情報――ヒトのもっとも古い感覚に分類される――を処理する際、視覚や聴覚などの新しい感覚に比べ、かなり異なった方法を用いることがあげられる。視覚や聴覚は、まっすぐ中継地点の視床《ししょう》に向かう。

ここは意識の門番の役割をする脳領域だ（わたしたちはここで意識的な注意をはらうようにできている）。まず視床に向かうということは、視覚や聴覚は、発話や言語などを担当する新しい、強力な脳領域にすばやく到達するということでもある。それに対して嗅覚の信号は、まず扁桃体《へんとうたい》や海馬《かいば》など、意識以前の感情や記憶をつかさどる古い領域に向かう。においが激しく記憶を呼びさますのも、ひとつにはここに理由があるのだろう。そして、あちこちに立ち寄ってからしか意識と言語の門をくぐろうとしない。

　しかし、ほかにも理由がある。英語をはじめとする西洋社会の言語の多くは、におい描写に特化した語彙にとぼしいのである。もしにおいを描写できたとしても、「〜のようだ」とわたしたちは言う。ニュージーランド・ソーヴィニヨン・ブランは「青草のような香り」とか、家具の艶出し剤が「レモンのような香り」とか、たとえることに全力を尽くす。ある英語話者のアメリカ人は、シナモンのにおいを説明するときに次のように述べた。「なんと言えばいいかなあ、うん、甘い。こんな味のガムを食べたことがあるよ、ビッグレッド［リグレー社のシナモンガム］とか、そういうやつ。ええーと、言葉が出てこない。くそ、つまり、ビッグレッドみたいなガム、みたいなにおいだ。これでいいかい？　よし。ビッグレッド。ビッグレッド・ガムだよ」[14]。あなたもにおいを描写しようとして同様の苦境におちいったことがあるだろう——わたしにはたしかにある。だが色の場合はこうならない。色には、それに対応した語彙がある。スウェーデンの国旗の色を説明する際、レモンのような色と空のような色とは言わない。青と黄。簡潔に表現できる。

　しかし世界を見渡せば、においでもそれが可能な文化がある。英語圏に比べ、においの認識、特定、会話に関して格段にまさっている例としてジャハイ族をあげてみよう。マレーシア国境近くのタイ南部山岳地帯に住む、小規模な狩猟採集遊牧民の部族である。ジャハイ語にはにおいをあらわす語彙が一ダース以上もあるが、どれも具体的なものとはかかわりがない。彼らの言語は、においを「食用」とか「芳香」などと表現する（わたしのお気に入りは「トラ好み」だ）。ただし、それらの言葉と実際の対象物との関係性は、部外者には理解不能なものもある——たとえば、「食用」にあたる「クヌース」という言葉は、ガソリン、煙、コウモリの糞、ヤスデ、マンゴーの原生林などに適用されるが、わたしにはどれも食べ物とは思えない。「芳香」には、いくつかの花や果物、そのほかの森、ジャコウネコ類などがふくまれる。

　わたしたちにはどれほど不可解でも、ジャハイ族は彼ら独特の語彙を用いて、かなりやすやすとにおいについて考えたり話したりする。研究者たちが一〇人のジャハイ族を対象に標準的な嗅覚識別検査をしたところ、彼らにとっては検査薬の大半がなじみのないにおいだったにもかかわらず、すばやく一貫した回答をする傾向があった。のみならず、まるで色を表現するように楽々とにおいを描写した。それとは対照的に、一〇人のテキサス人は色についてすばやく正確に答えたけれども、においになったとたんに回答はてんでんばらばらになった（あのシナモンの絶望的に稚拙な表現をしたのは、そのテキサス人のひとりである）。

　しかしありがたいことに、語彙というものは少し努力すれば身につけられる。それにわたしたち西洋人にも、特定の分野でにおいを表現する語彙は存在する。そうがっかりすることはない。プロの調香師は香水やフレグランスの嗅覚スペクトルをかぎ分けて、フローラル系（花の香り）のトップノート（第一印象）、ムスク系（麝香）のベースノート（残り香）などと鋭敏に判定する。また、ベテランのワイン愛好家もグラスの中身を同じようにかぎ分けられる。ただし、ワインのエキスパートの鼻が一般人よりすぐれているわけではないことはさまざまな検査によって実証されている。[16]彼らはにおいを識別し、それを言葉にする訓練を積んでいるだけなのだ。どれほど自分はダメだと思っていても、ほぼすべての人はワインの鼻をきたえることができる。「このワインとあのワインは違う」ということがわかりさえすればいい。鑑定のための基本的な道具はすでにそなわっているのだから、あとはちょっと努力してそれを言葉にむすびつければよい。

とはいえ、専門家がどれほど上手にワインのアロマや香水の芳香を分析できたとしても、やはり限界はある。一九八〇年代、オーストラリアの心理学者デヴィッド・レインは、ボランティアを対象にクローブ、スペアミント、オレンジ、アーモンドなどのよく知られたにおいをそれぞれ単独で、また、五種類までの組み合わせでかいでもらい、検体にふくまれるすべてのにおいを答えてもらった。被験者は単独もしくは二種類ミックスのにおいは判別できたが、三種類以上のミックスになると劇的に正解率が下がった。[17]五種類ミックスの要素をすべて答えられた人は、ひとりもいなかった。その後の研究でも、この結果は追認されている[18]――食品用香料を調合する専門家（フレーバリスト）や調香師でさえ、三から四種類を超えるミックスになると正確には特定できなくなるようだ。その理由の少なくともひとつは、鼻や脳でにおいが互いに干渉しあうからだろう。そう考えると、ワインのテイスティングで六から八種類のアロマを特定できたとする報告は、ほんとうかなと思ってしまう。

においの特定に役立つ方法はあるのだろうか？　つまり、なんらかの形式でにおいを分類し、理解しやすくすることはできるのだろうか？　味覚ではできる。甘味、酸味、塩味、苦味、うまみ、そしておそらく、あといくつか。色や音も分類は容易だ。光の波長や音振動数に基づいているのだから。しかしにおいのもととなる分子は数千から数十億種類もあり、いずれも形も違えば、どうやら活性化する受容体セットも異なるらしい。いったいどうすればわかりやすくなるのだろう？

もちろん人々は、分子のことなどなにひとつ知らない昔からその試みを続けてきた。その時代に知られていた動植物を分類体系化したことで「分類学の父」と呼ばれるカール・フォン・リンネ（一七〇七〜七八年）も、においに取り組んだ。リンネはにおいを七種類に分類できると考えた。芳香、スパイシーな香り、麝香、ニンニク臭、ヤギ臭、悪臭、腐臭である。他方、解剖学者にして植物学者のアルブレヒト・フォン・ハラー（一七〇七〜七七年）はかなりシンプルに考え、あらゆるにおいは芳香から悪臭のあいだに位置づけられるとした。[19]また、すでに述べたように、約二〇〇年後のクロッカーとヘンダーソン――におい物質一万種類のふたり組――は、においは芳香、酸臭、焦げ臭、ヤギ臭の四種類だろうと考えた。

においのリストは無数にあるが、そうした分類法の多くは、その文化に属していないと奇妙に思えるようなものだ。ブラジルのスヤ族は、おだやかなにおい、強いにおい、ツンとくるにおいの三種類に分ける。[20]なるほどとは思う――が、成人男性がおだやかなにおいで、女性が強いにおい、老人がツンとくるにおいというのは、ぴんとこない。セネガルのセレル・ンドゥット族の分類は、尿臭、腐敗臭、乳臭もしくは魚臭、酸臭、芳香の五種類である。[21] サル、ネコ、ヨーロッパ人は尿臭に分類される。腐敗臭には、死体（間違いない）、キノコ（よくわかる）、アヒル（これはどうだろう……）がふくまれる。酸臭はトマトや霊的存在（トマトと霊に共通項があることを説明できる人がいたら偉い）。セレル・ンドゥット族自身は五種類のうちでもっとも快い芳香に分類されるが、タマネギもそこに入る。

言葉を用いる分類（かつ、そこに内包される概念）は、つねに文化的な障壁にはばまれる。人は自分にとって重要なもの――そして、ほとんどの場合において、日常的に存在するものに名前をつける。「自分たち」はつねにいいにおいだし、「よそもの」は悪いにおいになる。当然ながら、一度もヤギに接したことがない人はヤギ臭と言われても理解できない。また、あとで述べるが、プロのフレーバリストは、においをフルーティ、フローラル、スパイシーなどと分ける。基本的に、彼らが日々の作業で扱っている材料だ。

こうした文化的な罠におちいらない方法、言語を超越した次元でにおいを分類する方法はあるのだろうか？ ロックフェラー大学のアンドレアス・ケラーは、できると考えている。大きな熊のような体格で、やわらかなドイツ訛りで話すケラーは知覚化学と哲学にまたがった領域で研究しており、いずれの学問分野にも多大な貢献をしている。においの次元を第一原則から検査するために、ケラーは異なるにおい分子の入った試験管を三つ用意し、それを類似性にしたがってグループ分けするよう、被験者に依頼する。全員が同じふたつのにおいをもっとも似ていると判定したら、そのペアは同じ次元、たとえば「フルーティ」に配置される。反対に、ペアの作成がはかばかしくなかったら、三つのにおいは等距離に置かれ、正三角形を形作る。これは二次元構造だ。そして等距離のポイントが四つになったら三次元、と続いていく。この考え方は非常にわかりやすい。ただし、次元の数が増えていくにつれ、数学的にはどんどんむずかしくなっていく。

ケラーが期待しているのは、いずれかの時期に新しい次元を増設する必要がなくなって、におい分子だけ追加していけるようになることだ。問題は、増設終了が数次元程度――それならにおい分子を実用可能なカテゴリーに分類できる――で終わるのか、もっと多くなるのか、という点である。最悪のシナリオは、約四〇〇種類の受容体すべてがそれぞれ別の次元に位置しているというものだ。もしそうなると実質的には基本的な構造は存在しないということになり、においを有意義にグループ分けするのは不可能になってしまう。「二〇から三〇次元くらいで終わればおもしろいんですがね」とケラー。本書を執筆しているあいだもケラーの実験は続いているが、手に負える範囲で次元がおさまる気配はしだいに薄くなっている。

人間がにおいに名前をつけたり分類したりするのが不得意だという事実は、間違いなく、動物に比べればわたしたちの鼻は眼鏡を支える程度の役にしか立っていない、という一般常識につながっている。しかしそれは、自分にきびしすぎる考え方だ。わたしたちの鼻は思っている以上に強力な道具であり――多くの場合、研究室でいちばん高価な機器よりも感度が高い。

その好例を紹介しよう。二〇〇〇年代初頭、カリフォルニア大学バークレー校のキャンパスを歩いていた人なら、大学生――目隠しをして耳栓をつけ、つなぎの作業服を着てごつい手袋をはめた若者――が芝生に四つん這いになり、鼻を地面にくっつけながらそろそろと前に行ったり後ろに戻ったりする姿を見かけたことがあるかもしれない。男子学生社交クラブの入会式中にうっかりへまをやらかして、鼻でピーナッツをころがしながらキャンパスを横断せよ、との罰を受けたのだろうか？それとも社交クラブの上級生の前にひれ伏していたのだろうか？　そうではない。彼はチョコレートを浸した糸のにおいを追跡中で、しかもほぼパーフェクトを達成していたのである。

この一風変わった追跡劇を発案したのは、常識にとらわれないノーム・ソベルだった（当時のソベルはバークレー校の若手教授で、現在はイスラエルのワイツマン科学研究所に勤めている）。ソベルと学生たちはこのチョコレート追跡実験で合計三二名をテストし、そのうちの二一名が鼻以外の感覚をすべて遮断した状態でにおいを追うことができた。[22] さらに、四人のボランティアに再挑戦の機会を与えたところ、全員動きが速くなり、迷う時間も減って、初回よりもよい成績をおさめた。また、今度は逆に鼻にクリップを装着するだけにして同じ実験をしたところ、全員が追跡に失敗した。前回遮断していた感覚では痕跡をたどれないことが証明されたのである。

わたしたちだってそれほど捨てたものじゃない、という証拠はこれだけではない。わたしたちの鼻は、ほかの動物たちとじゅうぶん伍していける。いや、嗅覚で有名な動物にも引けをとらないほどである。スウェーデンのリンショーピン大学の心理学者マティアス・ラスカは、ソベルのチョコレート実験のずっと前から、何十年間も動物の鼻の鋭敏さを調べてきた。この種の調査で最適な方法は、嗅覚閾値、すなわちにおい物質を感知できる最低濃度を測定することだ。そう、ドーティの装置がわたしの鼻で測ったやつである。ただ、サルやゾウに「なにかにおいますか」と尋ねても無理なので、ラスカは次善の策をとる。においとご褒美の食べ物を関連させるのである。ゾウにはおいしいニンジンを、リスザルにはピーナッツを、という具合だ。ラスカは動物にふたつの箱のどちらかを選ばせる。ひとつは無臭でからっぽ、もうひとつは強いにおいがして、おやつが入っている。もし動物がおやつの箱を一貫して選ぶのであれば、においがシグナルになっていると考えられる。そして、濃度を低くしながら検査を繰り返す。動物がどちらの箱を選べばよいか迷うようになったら、におい物質の濃度は嗅覚閾値以下になったとわかる。

長年にわたって、ラスカはこの方法をコウモリからゾウ、何種類かのサルにいたるまで、あらゆる実験動物に適用してきた。あるとき好奇心から、ほかの研究者たちが人間で調べた結果と彼の動物たちの結果を比べてみたところ――動物たちはかならずしも人間より鼻がいいとはいえないことに気がついた。興味をそそられたラスカは、人間以外の動物の嗅覚閾値を報告した論文を可能なかぎり入手し、人間と比較できるものがあるかどうか調べてみた。

すると、最初の比較結果がただの例外でないことがわかったのである。たとえば、人間とラットの両方で調べた四一種類の化学物質のうち、人間の鼻のほうが三一種類で感度が高い。犬と比べても、一五種類のうち五種類で人間のほうがすぐれている。「人間の嗅覚の発達程度は低いとする従来の教科書の見解は、正当とはいえませんね」とラスカ。「わたしたちはそれほど望み薄ではありませんよ」

では、なぜ税関職員は麻薬探知にボストン市民ではなくビーグル犬を使うのか？　なぜわたしたちは、犬がやすやすと人の跡をたどるように公園で飼い犬の跡をたどれないのか？　そうした違いが出てくる理由のひとつは、たぶんわたしたちの一日の大半の時間は視覚や聴覚で注意力が散漫になっているせいだと思われる。「わたしのような嗅覚研究者は別にして、われわれはまわりのにおい刺激にすぐ気がつくわけではありません」とラスカは言う。第一、視界や音よりもにおいに注意を集中するのはかなりむずかしい。人混みから友人の顔を見つけようとするとき、あるいは書棚から特定のタイトルの本を探すとき、わたしたちは視野を空間の一定範囲に固定する。同じように、がやがやしたカクテルパーティーで会話をするときは、相手に顔を向け、その人の口から発せられる音だけをひろおうとする。こうやって狭い範囲に焦点をしぼることで、わたしたちは見たり聞いたりしやすくしているのである。

それとは反対に、ふだんわたしたちはこうした一点集中方式でにおいをかいだりしない。もちろん、においに注意を向けることはある——ワイングラスに鼻をよせて香りを確かめたり、子供のおむつを後ろからクンクンかいだり。しかし日常生活において、これらは例外的な鼻の使われ方なのだ。一日のほとんどの時間、わたしたちの鼻は「特定のなにか」に集中することはない。そのかわり、周囲に漂っているすべてが混ざりあった、不特定多数のにおいをかいでいる。嗅覚とは、中心に焦点をむすんでいない周辺視野と同じようなものといっていい。そして、特定のにおい物質に注意を集中させたとしても——このソースに入っているハーブはなにかな？——標的をとらえる精度があまりあがらないことは、研究結果が示している。[23]

しかし無意識下では、おそらくわたしたちは想像以上に嗅覚を使っている。たとえば、人は誰かと握手したすぐあと、自分の手のにおいをかぐ癖があることをご存じだったろうか？[24] じつはそうなのだ。その傾向はわたしたちみんなにある。あのソベル博士——またもや登場——は、心理学の実験のために呼び集められたと信じてぼんやりと待っている学生たちの姿をこっそりとフィルムにおさめた。教官が入室してきて学生たちと握手をしたりしなかったりしながら自己紹介をすませ、ふたたび部屋を出ていった。数秒以内に、教官と握手した学生はたいがい自分の手を鼻先に寄せてにおいをかいだ——とりわけ、自分と同じ性別の教官と握手した生徒がそうした。「ラットみたいに自分のにおいをかいでいる人はよく見かけますよ」と、ソベルはレポーターに述べた。[25] たしかに、わたしたちは自分でも気がつかないままにある種の情報を入手している（挨拶の場でこれをやったら永遠に自分の印象を悪くしかねないことを肝に銘じておこう）。

視覚情報や音は、継続的に流れこんでくる。一方、においは呼吸と同調して、数秒の「沈黙期」をはさんで感知される。それがどうしたと思うかもしれないが、じつはかなり重要である。継続性は、目に見えるものや音の変化に気づきやすくする反面、いったん途切れると「変化の見落とし」を誘発しやすい。こんな有名な実験がある。[26] 地図を持った俳優が歩行者に声をかけ、道を尋ねた。その人が道順を教えている最中に、ぶしつけにも不注意なふたり組——実際は実験グループの共犯者——が大きなドアを持って、彼らのあいだに割って入っていった。視界がブロックされている隙に、別の俳優が最初の俳優と入れ替わった。ふたり組が去ったあと、歩行者の半数がまったく別の相手だと気づかないままふたたび道順を教えはじめた。彼らは視界が遮断されているあいだに起こった変化を見落としたのである。

「変化の見落とし」が視覚のような最前線の感覚にも作用するなら、嗅覚にもっと大きな影響を及ぼすことはまず間違いない。[27] 一呼吸ごとに大きなドアが割って入ってくるようなものなのだから。

この見落としは、周囲のにおい風景（スメルスケープ）［音風景（サウンドスケープ）と同じく、においがもたらす環境認識や心象風景］の変化を追うことを非常にむずかしくし、人間がにおいを視界や音のように認識できないもうひとつの理由となっている、とソベルは言う。

しかし、人間が犬ほどにおいに関心が持てないのには、もっと単純な理由がある。犬の鼻がにおいのきつい地面に向いているのに対し、わたしたちの鼻は空中に浮いている。ソベルのチョコレート探査人間のように、人はごくまれな状況に置かれないかぎり、わたしたちにも感知できる豊かな痕跡世界とはあっさり切り離されているのである。

わたしたちの鼻は地面のにおいをたどるには不利な場所にあるが、ほかの面では完璧な位置取りをしている。そう、食べ物や飲み物の風味の感得である。事実、われわれ人間は風味世界の巨匠といえるだろう。それを理解するためには、わたしたちが考えている「嗅覚」がじつは二種類の異なる感覚であり、それらが同じ装置をシェアしていることを知らねばならない。複数のタクシードライバーが交代で一台の車に乗っているようなもの、と考えればいい。

これまで検討してきたのは、鼻腔をとおして空気をかぎ、嗅上皮で感じとるにおいだった。この種のにおいは、わたしたちの周囲の世界について教えてくれる。馥郁《ふくいく》たる花、燃えさかるたき火、そばに寄り添う愛する人。専門家はこれを「オルソネイザル嗅覚」と呼ぶが、「クンクンかぎ」だと理解してさしつかえない。

だが、におい分子が嗅上皮にたどり着くルートはもうひとつある。裏口からである。この「レトロネイザル嗅覚」は、食べたり飲んだりしたときにだけ発生する。わたしたちが息を吐くとき、食べ物や飲み物のにおい化合物が呼気と混ざり、のどの奥から立ちのぼって、後方から鼻腔に入る。のどの構造自体、息を吐くと同時に食べ物のにおいを鼻腔に押しやるようになっている。それを実証するため、シェファードの研究グループは、五八歳のボランティア女性の鼻、口腔、のどの構造をコンピュータ断層撮影法（CTスキャン）で厳密に測定し、それから3Dプリンターを用いて原寸大の解剖学的模型を作成した。この模型で空気の流れを測定したところ、鼻からの吸気はのどで「空気のカーテン」を形作り、口腔とのあいだを効果的に遮断していることがわかった[28]。そのおかげで、口に入れた食物の粒子やにおい分子が肺に入らないようになっている（口を閉じてものを噛むのは礼儀だけでなく、実際面でも理にかなう。口を開けていたら空気が流出して、カーテンが壊れてしまうからだ）。また、この空気のカーテンは、鼻のクンクンかぎのにおいが口腔内の食べ物のアロマと混ざりあうのも防ぐ。しかし息を吐くと空気のカーテンは崩れ、口腔内のにおい分子は渦を巻いて鼻腔内に入り、嗅上皮に達する。平たくいえば、レトロネイザル嗅覚はすべて風味に関するものだ。

シェファードによれば、人間のレトロネイザル嗅覚は格段にすぐれているという[29]。まず、犬と自分の頭の形を思い浮かべてみよう。犬の鼻面《はなづら》は長いうえ、頭部は首から前に突き出ている。そのため鼻腔は、口の奥よりもずっと前方に位置する。結果として、嗅上皮に達するまでのレトロネイザル経路は長く、しかも細い管を通っていかねばならず、その旅を完遂できるにおい分子は相対的に少なくなる。言い換えれば、犬の鼻はオルソネイザル、すなわちクンクンかぎに最適な構造なのだ。反対に、人間の鼻は相当短い。もっと重要なのは、わたしたちは直立姿勢なので、頭は前方に突き出るのではなく、首の真上にまっすぐ乗っている。したがってレトロネイザル経路に向かうにおい分子は、口の奥から嗅上皮まで短い距離をふわふわと漂っていくだけでいい。犬に比べればかなり短く、ずっと簡単な道中である。わたしたちのレトロネイザル嗅覚——風味に対する強い認識——がそれ相応によくなるのは、もっともといえよう（また、わたしたちには味わった風味について考える大きな脳があり、それが風味の認識をさらに鋭敏にしてくれる。これについては別の章で述べる）。くつろぎながらスープやワインの複雑な風味を楽しんでいるとき、人はほかの動物にはほとんどできない——たぶんできる動物はいない——ことをやっているのである。わたしたちは胸を張っていいのだ！

嗅覚に二種類の経路があるという事実は、風味について「あれ？」と思う疑問の答えになるかもしれない。たいていの場合、食べ物のにおいをかげばどんな風味のものを食べることになるかの予想がつく。が、いつもではない。わたしたちはみな、目の前の食べ物——臭いチーズの筆頭にあげられるリンブルガーとか、アジア産の悪名高い果物ドリアンとか——に疑いのまなざしを向け、食べる勇気をしぼりだそうとしながらも胆汁がこみ上げてくるのを押し殺したりするが、いざ口に入れてしまえば「味」は絶品だったりする。同じように、淹れたてのコーヒーのにおいはほぼ万人を魅了するが、風味は誰にでも好まれるわけではない。こうした相違は——あるプロのフレーバリストがモネル化学感覚センターのメインランドに語ったところによれば、においの約一五パーセントで起こりうるという——わたしたちがオルソネイザルとレトロネイザルのにおいに異なる反応をするためだとしたら、納得がいく。

これを科学的に証明しよう――と言葉にするのは簡単だが、レトロネイザル嗅覚の研究は一筋縄ではいかない。コーヒーを口に入れればすむ話ではないからだ。なぜなら、鼻先でコーヒーのにおいをかぐときには存在しない、味覚と触覚のシグナルが発生してしまうからである。だから科学者はテクノロジーを駆使し、極細のプラスチック製チューブ二本を鼻に入れ、一本は鼻孔で、もう一本はのどの先端で開くようにする。そしてコンピュータを用い、正確な量のにおい物質をどちらかのチューブに送る。そのときになんらかの触覚刺激が生じて知覚に影響を及ぼした場合にそなえて、条件を同じにするためにもう一方のチューブに同量の無臭の空気を送る。

こうした研究から、レトロネイザルとオルソネイザルの嗅覚は、受け止め方が異なることがわかってきた。たとえば、嗅覚閾値。これはオルソネイザルから届くにおいのほうが低い傾向がある。[30] さもありなん。オルソネイザルは外界の変化をいち早くとらえる必要があるため、閾値が低くないと――つまり感度が鋭くないと役に立たない。他方、レトロネイザルの役目は、すでに口の中に入っている食べ物の風味を感知することだ。そこにはさまざまな刺激が混在しているので、自分が食べているものを特定できるような、際立った要素だけをひろえればよい。そしてその仕事に専念しているうちに、レトロネイザル嗅覚は風味を処理する脳領域を確実に刺激するようになる。

同じ食べ物なのにオルソネイザルとレトロネイザルで感じ方が異なったりするのには、物理的な理由、つまり空気が流れる方向が関係している可能性もある。詳細はまだわかっていないが、約四〇〇種類のにおい受容体は嗅上皮にランダムに散らばっているのではないこと、つまり嗅上皮はいくつかのゾーンに分かれていて、それぞれに異なる種類の受容体がならんでいることがあきらかになってきた。とくに、もっとも古い受容体群——まだ魚時代の祖先から受け継いだもので、水溶性のにおい物質に反応する（魚類はこれしか認識できない）——は、嗅上皮の最前列にかたまっている。つまり、オルソネイザル経路では、においは最初にここにぶつかり、レトロネイザル経路では、順番は最後になる。レトロネイザルの空気の流れが魚タイプの受容体に到達する頃には、水溶性のにおい物質の多くはもっと後ろの湿った鼻腔で捕捉され、脱落してしまっているだろう。あのソベル博士は、鼻が実際に前から後ろにかけて、においをかぎ分けている証拠を見つけた。ソベルは、わたしたちが感じとっているにおいは左右の鼻孔で異なることを示した。[31] 空気の流れが速いほうの鼻孔は、非水溶性のにおいにより強く反応する。オルソネイザル気流が後方まで届き、非水溶性のにおい受容体を刺激するからである。ということは、吸気（オルソネイザル）と呼気（レトロネイザル）にふくまれるにおい物質も、それぞれ異なる部位で感知されると考えるべきではあるまいか。もし誰かが、淹れたてのコーヒーの芳香とか、熟成チーズやドリアンの悪臭には水溶性のにおい成分が多く、そのためにレトロネイザルよりもオルソネイザルでかいだときのほうが強烈に感じられると示してくれたら決定的な証拠になるのだが。しかし残念ながら、わたしの知るかぎりそれを調べた科学者はまだいない。

フロリダでシェファード教授とレトロネイザル嗅覚について話し合った日、わたしは思いがけなく、習いたての新知識を実感することになった。その夜は、安いが居心地のいい宿の近くで、やはり安いがおいしいメキシコ料理を食べた。お気に入りのメキシコビール、ネグラモデロを注文し、グラスをくれ、と頼みかけたとき——わたしには少々気取ったところがあって、「より風味を味わうために」グラスでビールを飲むことにしていた——その日の午後にシェファードが言った一節を思いだした。わたしたちは食べる段になると、レトロネイザル嗅覚の知識を忘れてしまうんですよ、とシェファードは言っていた。「考えてもごらんなさい。風味の大半は息を吐いたときに来るんです」。なるほど、とわたしは思った。グラスで飲んでもビールの味はよくならないわけだ——オルソネイザル嗅覚を刺激するだけだから、関係ないんだ。そこで、ボトルから直接ビールを飲んでみた——案の定、これほどの風味を感じたことはなかった。

しかし、それはどんな風味だったのか？　わたしの場合——ボトルから直接飲んだネグラモデロはチョコレートとカラメルの風味が際立っていた——は横に置いて、それと同一の味を経験した人がいたかどうかを考えてみよう。すでに見てきたように、人間のにおい受容体は人によって異なるから、ホップのきいたビールの苦味も、あなたとわたしとでは感じ方が違うはずだ。また、苦味を強く感じる人（たとえばわたし）でも、学習によってビールの苦味を好きになる場合がある。しかし、風味の大半がレトロネイザル経路でもたらされる以上（ジェリービーンズ・テストが好例）、嗅覚の個人差を調べることには意味があるといえるだろう。

さて、もう一度おさらいするが、人には多少の幅はあっても、約四〇〇種類のにおい受容体がある。おもしろいのは次の点だ。四〇〇種類のうち約半分はどの人でも機能しており、わたしたち全員が、それらの受容体が受け持つにおい分子をかぎとれる。しかしもう半分は人によって機能していたり、いなかったりする。つまり、厖大な数のにおいがわかる人と、わからない人がいることになる。さらに複雑なのは、機能している受容体であっても、人それぞれに細かな遺伝的変異があるので、あるにおいに関してはあなたがわたしよりも鋭敏だったり、その反対だったりする。事実、一〇〇〇個のゲノム試料によれば、約三〇パーセントのにおい受容体で、個人間に有意差をもたらす——平たくいえば、においの認識に影響を及ぼす——変化が認められるという。[32] やはり、あなたの風味世界はわたしとも、あなたの親友とも、あなたの両親とも違うのである。まったく同一の嗅覚を持つ人がふたりいる可能性はない（たぶん一卵性双生児を除いて）。誰もが独自の風味世界で生きている。

人によって機能している受容体と残骸のセットが異なるだけでなく、鼻に存在する受容体も、おそらく異なる割合で混ざっている——このことを突き止めたのは、イギリスのケンブリッジに所在するサンガー研究所の分子遺伝学者ダレン・ローガンである。細身ながらエネルギーにあふれ、洒落た眼鏡に丸刈りの黒髪、嗅覚受容体に対する情熱では人後に落ちない。鼻の数百種類の受容体が実際にいくつずつあるのか、遺伝子配列解明技術を用いて測定することにとくに力を入れている。しかし、この研究にはむずかしい問題がある。個人のにおい受容体のレパートリーを完全に解明するためには、鼻を丸ごと——正確には嗅上皮全体を——調べなければならない。科学のために嗅覚を犠牲にしてくれと生きている人には頼めないし、また、亡くなったばかりであっても死体の組織では不十分だ。そのため、ローガンはマウスを用いて研究している。

マウスの鼻には一〇九九種類のにおい受容体があるが、同じ割合で存在しているわけではないことをローガンは発見した。どのマウスでも割合がかなり一定しているのが数種類、まあまあ一定しているのがそれよりやや多く、大半の受容体はマウスによって割合がかなり違っていた。そのパターンを決定しているのは遺伝子らしい。研究にマウスを用いる利点のひとつは、マウス販売会社からカタログを取り寄せて、異なる遺伝子系統の中から遺伝的に同一な個体を必要数購入できることだ。遺伝系統が異なる二種類のマウスをローガンが調べてみると、案の定、におい受容体はそれぞれの系統でまったく同じ発現頻度を示した。つまり、鼻の受容体がどのような種類なのかは遺伝子が決めているのである。異なる遺伝系統であれば、パターンはまるっきり異なる。亜種であってもやはり差は大きく、受容体の半数には発現頻度に一〇〇倍もの差がある。「ですから理論的には、その受容体がどんなにおいをかぎ分けているにしろ、遺伝系統によっては一〇〇倍感度に差があることになりますね」とローガン。

マウスの実験結果を人間にあてはめるのには注意を要する——大勢の研究者が短絡的にあてはめて、あとでばつの悪い思いをしている——が、もしこの点でマウスも人間も同じようなものなら、あなたとわたしは、機能している受容体のセットが多少異なっているだけでなく、異なる割合でミックスされるように遺伝的にプログラムされているのかもしれない。だとすれば、コーヒーの香りが奏でる和音は、あなたの脳では金管楽器の豊かな響きであり、わたしの脳では弦楽器の豊潤な調べであるのかもしれない。これを書いているあいだも、ローガンは仮説を直接検証するため、できるだけ新鮮で状態のよいヒト嗅覚上皮を入手しようと努力している。これまでに、まれながんの治療によって嗅覚を失うことが確実な患者九人から提供を受けたが、まだまだ足りない。挑戦は続いている。

こうした遺伝の話から、人間の嗅覚の鍵はすべて自然が握っていると考えても無理はない。たしかに、ある程度はそういえる。なんらかのにおい受容体の遺伝子が壊れていたら、その受容体を使用する可能性はけっしてないのだから。ところが現実はもう少し複雑だ。チャールズ・ワイソッキーに尋ねてみよう。

一九七〇年代からモネル化学感覚センターに勤めているワイソッキーは同センターの主《ぬし》のひとりであり、当初から嗅覚の個人差に興味を抱いていた（まったく別の話だが、彼は若い頃、赤ちゃんマウスのオスとメスの見分け方という論文を発表している）。今から三〇年前、ギャリー・ボーシャンとともに、人間がアンドロステノンをかぎ分ける能力に遺伝子が関与していることを示したのはワイソッキーだった。[33] アンドロステノンとは、麝香のような、あるいは尿のようなにおいを感じさせる化合物だ。雄ブタが自分の男らしさを示すシグナルであり、また、トリュフの主要な風味成分でもある。これは、嗅覚と遺伝子の関係を最初期に証明した研究のひとつである。しかしそのときにわかったのは、それだけではなかった。

現在は研究の第一線から退いているワイソッキーは、やや腰が曲がり、豊かな銀髪とちょび髭が目印の小柄な男性だ。「わたしがアンドロステノンの研究をはじめたのは一九七八年でした」と、ワイソッキーは当時を思い出しながら言った。「わたしはあの化合物のにおいがわからなかったんですよ。実験に着手したときはそのことをすっかり失念していましてね。だから、ものを間違えずにちゃんと実験しているかどうか、目盛りだの秤だのに、そりゃあ気を遣ったもんです」。毎日その化合物を扱うようになって数か月たった頃、かいだことのないにおいが研究室に漂っているのに気がついた。なんと犯人はアンドロステノンだった。どういうわけか、そのにおいをかぎ取れるようになっていたのである。しかも、それはワイソッキーひとりではなかった――一緒に働いていた技師の何人かが同じ現象を訴えたのだ。好奇心にかられ、彼はもっと大勢の人々で調べてみることにした。予想したとおり、アンドロステノンに数週間接すると、それに対して無嗅覚だった人の半数がにおいに反応するようになった。「無嗅覚だった者がかなり鋭敏に知覚するようになりました」とワイソッキーは述べる（ただし、もとから非常に感受性の強い、三兆分のいくつか程度の濃度でもわかる人のレベルには達しなかった）。

話はさらに複雑だ。ワイソッキーは、汗のにおいの3－メチル－2－ヘキセン酸など、ほかの化合物でも同じ実験をしてみたが、無嗅覚の人々の知覚能力に変化は見られなかった。彼の同僚のパメラ・ダルトンは、マラスキーノ酒につけたチェリーのようなにおいのするベンズアルデヒドに繰り返し接触させると知覚反応がよくなる場合があることを確かめたものの、それが認められるのは生殖年齢の女性だけで、男性や若い少女、閉経期の女性には起こらなかった。当時から三〇年近くたった今でも、接触を重ねることで無嗅覚だったにおいに反応する人と、そうでない人がいることの確実な理由は、ワイソッキーにもわからない。

ただ、その理由がにおい受容体自体と、受容体がにおい物質に反応する仕組みに関係していることだけは間違いない。また、脳がにおい情報を処理する過程も当然かかわっているだろう。嗅覚閾値を測定する人は、閾値が不変でないことをよく知っている。同じにおい物質の再検査をすると数千倍の開きがあったりするのだ。検査の間隔が三〇分であっても、一年以上であっても、それに変わりはない。[34] なぜなのだろうか。少なくともひとつには、わたしたちの鼻がつねに同じ集中力を保っているわけではないからだろう。

においの認識や特定の能力を向上させるのは不可能というわけではない。練習はあきらかに役に立つ。棚からスパイスの瓶を取り出して、目をつぶったままにおいを順番に確かめていくとわかる。最初はてんでダメでも、数ラウンドするうちに正解の確率が増えてくる。練習の成果を体現している存在は、やはりワインの専門家だ。彼らはわたしたち一般人がおよびもつかないほど、ワインのグラスから立ちのぼるアロマに次々と名前を付けていく。しかし、科学者が彼らを検査してみても（そんなチャンスはめったにない——自分の鼻の能力は平均以下、とわかってしまうかもしれないリスクを冒すワイン評論家がいるだろうか?）、彼らの嗅覚が特別だという証拠は出てこない[35]。平凡な鼻にそなわった驚異的な知覚力は、ひとえに訓練の賜物なのだ。風味のセンスを高めたいと望む人にとって、これほどいいニュースはない。

もしあなたに、町でいちばんのレストランに予約したり、最高級のワインのボトルを開ける予定があるのならお教えしよう。嗅覚を研ぎ澄ましてふだんの能力以上に風味を味わう方法が、あるといえばある。ただし少々奇抜なやり方に思えるかもしれない。クエン酸ナトリウムやEDTAという物質を配合した鼻腔用スプレーは、嗅上皮を覆っている粘膜でカルシウムイオンと結合する。だからそれを使うと数分間だけは嗅細胞の感度が高まる。

カリフォルニアのミシュラン三つ星レストラン《フレンチランドリー》で一五分おきに鼻にスプレーするのはごめんこうむりたい、という向きには別の選択肢がある。プロの運動選手がよく使う鼻孔拡張テープを鼻に貼るのである。運動選手がこれを使うのは吸気量を効率よく増やすためだが、気流の速度も速まって嗅上皮に届きやすくなる。それによってにおいを認識しやすくなることがわかっている。[36]

　しかし、接触経験をとおして嗅覚をある程度変えられるとしても、風味を知覚するバスを運転しているのは、におい受容体の遺伝子構成だ。さらに、一〇〇〇以上のほかの遺伝子が、におい物質が受容体に結合したあとの知覚経路にかかわっている。[37] こうした遺伝子の違いが、見たり聞いたりする能力が他人よりすぐれている人が存在するのと同じように、においに対してことのほか鋭敏な人がいる原因になっているのは間違いない。だが残念ながら、これらの遺伝的相違が嗅覚全般にもたらす影響を調べている研究者は少なく、大きな謎のまま残っている。

　それぞれの遺伝子構成でわたしたちの風味経験がどのように変わるのか、理解ははじまったばかりである。たとえば、多くの人——全員ではない——はアスパラガスを食べたあと、それほどの時間をおかずに排泄した尿に、アスパラガス様の独特なにおいを感じる。あのプルーストも、アスパラガスは「わたしのおまるを香水瓶に変える」と述べている。[38] 長年のあいだ科学者たちは、アスパラガス尿《ピー》を出す人々は、この野菜を消化する際に「メタンチオール」という物質を産生するが、産生しない人々の尿《ピー》はにおわない（彼らを便宜的に〝スイートピー〟と呼ぼう）と考えてきた。さて一九八〇年、研究者たちは、あるスイートピーのボランティアに缶詰のアスパラガスを五〇〇グラムほど食べてもらい、その後の尿を回収して、なにも知らないボランティアたちに尿のにおいをかいでもらった。[39] すると、自分がアスパラガス尿を出す人は全員、スイートピーのはずだった人の尿にアスパラガスのにおいをかぎとったのである。つまり、アスパラガス尿とスイートピーの違いは、食べた人の消化に差があったのではなく、かぐ人の鼻に差があったのだ。現在では、そのにおいを特定する受容体はOR2M7だと考えられている[40]（ただし、理由は不明だが、少数ながらほんとうににおいのない尿を排泄する人もいる[41]）。

においの知覚の相違で食べ物の好みが変わることもあるだろう。たとえば、コリアンダー（パクチーまたは香菜ともいう）。あの強烈な青いにおいを好む人は多いが、少なからぬ人が苦手で、石鹸くさいとか、「カメムシくさい」（なんでわかるんだろう？）と形容する。最近、民間の遺伝子解析会社23アンド・ミーの科学者たちが、この嗜好の相違はOR6A2遺伝子か、その近辺の変異に関係していると発表した[42]。

しかしもっと研究を進めてみると、遺伝子運命論に一石を投じる事実が出てきた。OR6A2に特定の変異（これを変異Xとする）のある人が全員コリアンダーを好み、変異Yの人が全員嫌うなら、OR6A2が嗜好の鍵を一〇〇パーセント握っているといえるだろう。逆にOR6A2が無関係なら、変異Xと変異Yの人のあいだに嗜好の差はもちろん生じない——ゼロだ。一〇〇パーセントに近いほど、OR6A2が関係する確実性は高くなる。さて、コリアンダーの嗜好に対して、OR6A2が関与している割合は九パーセント以下だと判明した。つまり、OR6A2はコリアンダーの好き嫌いにほとんど関係がないということだ。

ジョエル・メインランドにわたしの嗅覚遺伝子を解析してもらったとき、嗅覚遺伝学の多くがこれと似たような結末を迎えていると教えてもらった。嗜好にかかわる嗅覚遺伝子はまだ一握りしかわかっていないため、わたしの遺伝子にしたところで、全ゲノム配列からなにかがわかるというより、いくつかのOR遺伝子の変異を確認するくらいのことしかできない。数週間後、わたしはメインランドの研究室を訪れ、OR遺伝子関連のにおいに対する臭気強度と快・不快度を調べる検査を受けた。

結果は拍子抜けするほど一致点が少なかった。まず、OR11A1におい受容体遺伝子を例にとってみよう。このOR遺伝子は、ビールやソフトドリンクの異臭の原因になったりする2−エチルフェンコールという、泥くさいにおいの分子を検出する。一般的な遺伝子型（対立遺伝子──父親と母親それぞれからもらった遺伝子──の組み合わせ）は三種類あり、ひとつは2−エチルフェンコールに非常に敏感で、残りのふたつはそれほどでもない。メインランドがわたしのゲノム表に目をやると、わたしは両親から鋭敏な対立遺伝子を受け継いでおり、2−エチルフェンコールに対する感受性がきわめて高いと考えられた。人は強く感じるにおいを嫌う傾向があるので、わたしはこの物質を平均よりも不快なにおいに位置づけるだろう、とメインランドは予想した。

ところが、予想はふたつともはずれた。◯（感知不能）から七（非常に強い）の尺度で臭気強度を見る検査では、わたしはメインランドが予想した四・八よりもずっと低い三・四にしるしをつけた。快・不快度では快適範囲の五・◯と答えたが（実際わたしは土のにおいが好きだ）、メインランドはやや不快の三・二だろうと考えていた。ほかの遺伝子とにおいの組み合わせ──たとえば、OR10G4と煙様のにおいのグアヤコール、OR11H7とチーズや汗様のにおいのイソ吉草酸《きっそうさん》、OR5A1と花の香りのβ−イオノンでも、同じように混乱した結果が得られた。しかしたまにはすっきりとした相関が見られることもあった。アンドロステノン──ワイソッキーが研究したブタと尿とトリュフに関連したにおい——を検出するOR7D4遺伝子では、わたしは壊れているものと機能しているものを受け継いでいた。よって、臭気強度は中間で、トリュフが大好きになるはずである——まさにそのとおり。だがいつもそうなるとはかぎらない、とメインランドは言う。「機能遺伝子が二本そろっていてもにおいを感じない人は大勢いますし、非機能遺伝子が二本なのに、においを感じる人もいるんです」

メインランドによれば、風味知覚の予想に単一の遺伝子があまり役に立たなくても、それほど驚くにはあたらないという。大半のにおい物質はひとつ以上の受容体を刺激するので、検査したにおい物質に対するわたしの反応には複数の遺伝子の構成が関与しているはずだからだ。そう、泥にはたくさんの水がふくまれている。「わたしは一種類の受容体であなたを分類しましたがね、あなたにはあと三九九種類の受容体があるんですよ。そりゃ、無数の雑音が混ざります」とメインランド。たとえば、彼の研究チームは、OR10G4がグアヤコールのほかに、バニラの主要な芳香成分であるバニリンも検出することを発見したが、前者に対する感受性のほうがずっと強い。さらに調べると、OR10G4遺伝子の一本が壊れている人は、グアヤコールの臭気強度が弱まるがバニリンに変化は見られない。おそらくバニリンは別の受容体の関与が大きいのだろう。たしかに、風味知覚と遺伝子の関係をはっきりさせる道は果てしなく遠い。

嗅覚の理解がどんどん進んで、映像や音のように、においの感覚を人工的に再現できるようになったら、ほんとうに楽しいだろう。ルーク・スカイウォーカーのXウィング・スターファイターがダース・ベイダーのデス・スターを破壊するとき、わたしたちは操縦席に座るルークの姿を見る。

実際にわたしたちが目にしているのは、スクリーン上の画素の集まりにすぎないにもかかわらず。しかしそれが可能なのは、どのように画素を混ぜれば眼と脳が現実と解釈するような映像を作れるかを、われわれが知っているからだ。爆発音だって響く――とわたしたちは感じる（宇宙空間は真空だから音波は生じないはずだが、それはまた別の話）。実際に発生したわけでもない音が聞こえるのは、0と1を延々とならべてデジタル音で再現する方法を知っているからだ。

風味はその域に達していない。そう、映画史には、映画の場面に即したにおいを再現――正確には拡散――しようとした試みがいくつかある。たとえばスメロビジョン。[43] 一九六〇年、映画プロデューサーのマイク・トッド・ジュニア（エリザベス・テイラーの義理の息子）は『ミステリーの香りScent of Mystery』という映画の上映に際して、においを機械的に発生させるシステムを導入した。役者Aが画面に映ると館内の観客はほのかなパイプの香りを感じる、などの仕掛けである。映画館一軒あたり数万ドル――一九六〇年では大金――もかかるシステムだったが、効果のほどはさっぱりだった。スメロビジョンは、二〇〇〇年のタイム誌の読者投票で「史上最悪のアイデア一〇〇選」にも選ばれたほどだ。それでも映画界は、折にふれて新機軸を追求し続けてきた。強制的空調システムよりも、爪でひっかくとにおいの出るカードのほうがずっと人気を博しているのだけれど。

こうした新機軸の問題点は、いずれもあらかじめ用意したにおいを使ってすませていたことだ。これでは、コピーした写真を見せるのと変わらない。デジタル嗅覚の最終目標――いくつかの「原臭」を自由自在に組み合わせて、望みどおりの、あるいは注文どおりのにおい（したがって風味）

を作りだすこと――は視野に入っていなかった。

しかし初期の挑戦から数十年を経た今日では、おぼろげながらだが、ゴールが見えてきたようだ。ついに問題点を整理して把握できるようになったのである。地球上のあらゆるにおいは四〇〇種類の受容体のいくつかの組み合わせで認識されているに違いない。ならば、異なる受容体を刺激する約四〇〇種類の原臭を準備して的確に混ぜあわせれば、どんなにおいも理論的には再現できることになる。しかも、受容体の一部は使われていない可能性があるので、実際の作業はもう少し簡単になるはずだ。また、風味関連のデジタル化だけに興味を持っている場合ならば、守備範囲はもっとせばめられそうだ。食べ物のにおいではけっして活性化されない受容体を無視できるからである。実際のところ、メインランドは、多種多様な食べ物のにおいの――したがって風味の――ラフスケッチを作成するだけなら、かなり少ない原臭だけで実現できると考えている。メインランドと一緒に研究しているコカコーラ社のフレーバリストは、ほんの四〇種類の原臭だけで全食物の八五パーセントを認識可能なレベルに複製できると述べている。

メインランドの研究室を訪ねたとき、彼は小瓶の蓋を開け、ある調合物のにおいをかがせてくれた。「なんだかわかります?」たしかによく知っているにおいだ。しかし、なんの手がかりもないまま、かすかなにおいだけを頼りに名前を特定しようとするときに起こりがちなこと――舌の金縛り状態――が起こって、どうにも名前が出てこなかった。メインランドが正解――イチゴ――を教えてくれたとたん、すべてがおさまるべきところにおさまった。そうだ、イチゴだよ！　ただし、それは「イチゴっぽい」という程度しかなかった。本物のイチゴには数百種類のにおい成分がふくまれている。しかしメインランドはたったの四種類――シス－3－ヘキセノール（青葉のにおい）、ガンマ－デカラクトン（ワックス様）、酪酸エチル（果物一般）、フラネオール（焦げた砂糖）――だけでイチゴ様のにおいを作りあげたのである。完璧ではない、高解像度というよりも画素の集まり程度のものにすぎない、とメインランドは認めながらも、こう述べた。「なにが起きているのかを知らせるだけだったら、8ビットのゴツゴツした画像で十分です。このイチゴの香りは不完全ですが、やはりイチゴです。チェリーでもバナナでもありません。その点では満足しています」

ただ、メインランドが実物そっくりのにおいを完成させたとしても人々はそう思わない可能性がある。「問題はですね、みんながみんな、このイチゴはひどいしろものだと言うことなのです。けれども、本物のイチゴをつぶして嗅覚測定装置にかけたら、彼らはやはりひどいものだと言うでしょうね」。日常生活においてわたしたちは、それがよく知っているにおいであっても、構成要素のすべてを認識しているわけではない。そのため、ほんとうのにおいに反感を抱くことはよくあることだ――とくに視覚をともなわないときには。たとえばイチゴにふくまれる青くさくて野菜のような香りは、たいてい気づかれずに終わっている。そして本物のイチゴをつぶしてその香りが立ちのぼってくると、なぜか嘘に感じられるのである。

これまで、イチゴやブルーベリーやオレンジなどの香りを合成する際、メインランドはいつも実物にふくまれるにおい成分を使用してきた。願わくは、いつの日かもっとよいものを作りたいと思っている。「わたしたちの望みは、本物のイチゴの成分にいっさい頼らずに〝イチゴのにおい〟を作ることです」。その意味でメインランドが注目しているのは、化学者が「エチルメチルフェニルグリシデート」と呼ぶ分子である。これをすらすらと発音するのは至難のわざで、アニメ『ルーニー・テューンズ』に出てくる猫のシルベスターが鳥のトゥイティーに早口でまくし立てているような音にしかならない。フレーバリストには「ストロベリーアルデヒド（イチゴアルデヒド）」として知られている。名前からわかるとおり、イチゴのような香りがして、よく人工イチゴ香料に使われるが、本物のイチゴにはふくまれていない（名前がつねに真実とはかぎらない。通称ストロベリーアルデヒドは、実際にはアルデヒドではない）。メインランドが強い興味を持っているのは、ストロベリーアルデヒドと本物のイチゴ成分が刺激するにおい受容体が同じなのかどうかだ。模倣にどの程度使えるのか調べるためである。

　しかし、8ビットの画像ではなく、本物そっくりの高度解析画像のような風味を再現したいのだとしたら？　これまでのところ、この究極の目標達成にもっとも利用できそうなものは、ミュンヘン工科大学のトーマス・ホフマンによるドイツ発の研究だろう。[44] 大学図書館ならではの英雄的挑戦としか形容しようがないが、ホフマンと彼の同僚たち（そのうちのひとりはクラウトヴルスト——野菜ソーセージ——という名字で、食品科学に従事するよう運命づけられていたに違いない）は、さまざまな食品の風味分子を解析した六五〇以上もの論文や書物を読破した。そしてそれらを精査し、信頼性の高い詳細な研究を選びだして、最終的に二〇〇種類以上の食品——キノコ類からタコスの皮、スコッチウイスキーからドーナツまで——の主要なにおい分子を分類整理した。ほとんどの論文がにおい分子を特定するだけでなく、主要な分子を混ぜるだけで「実物」同様のにおいになることを示していた。

驚くべきは、わずか二二六種類の主要なにおい分子があれば、これらの異なる食品すべての香り、すなわち風味を再現しうることである。実際は数千ものにおい分子が関与しているのだから、勇気百倍の数字といえよう。主要なにおい分子の一部は、しょっちゅう顔を出すので「万能型《ゼネラリスト》」と呼ばれる。たとえば、ゆでたジャガイモのにおいのもとメチオナールは、この研究で特定した食品の半数以上に認められるし、青草様のヘキサナールと果物様のアセトアルデヒドは、それぞれ四〇パーセントと二九パーセントの割合で存在する。その他のにおい分子の多くは、数種類の食品独特のにおいを構成しているだけだ。ガーリックの二硫化ジアリルや、グレープフルーツの1－p－メンテン－チオールなどである。

ときには、ごくわずかな主要分子だけで食品のにおいを再現できる。醗酵バターは三種類でいい。万能型のバター臭2,3－ブタンジオン、ココナッツ様のデルターデカラクトン、汗様のブタン酸である。ビールとコニャックは、はなやかな香りを作りだすために、それぞれ一八種類と三六種類を必要とする。かなり多いが、それでも実際のにおい成分数の一〇～一五パーセントにすぎない。

もちろん、二二六種類の原臭でデジタル風味装置を作るのは、技術的に大きな困難をともなう。しかし、それを達成できたら――優秀な技師と高価な精密機器をそろえなければならないとしても――嗅覚は（その延長線上にある多くの風味も）主観から自由になって、客観的な足場を持つにいたるだろう。熟れたジョージア・ピーチや、暑い夏の菜園になった新鮮なトマトの「嗅覚スナップショット」を撮って、再現できるようになるかもしれない。一流シェフの自慢料理を保存して、博物館に陳列できるかもしれない。あるいは旅行中に出会った風味を保存して、写真で旅の日々を回想するように、自宅で風味の思い出をたどれるかもしれない。

　こうした夢物語を実現するには、越えなければならない山がまだまだ連なっている。しかも、それは風味の最前線にかぎったことではない。結局のところ、風味は味覚とレトロネイザル嗅覚だけで決まるものではないからだ。そこには、食感や温度など、触覚も大きくかかわっている。

第3章 「痛い」はおいしい――痛覚・触覚

わたしはさっきからぐずぐずとためらっている。食卓の上にならべたのは三種類のトウガラシ。燃えあがるオレンジ色のランタンのようなハバネロ。小さくて細いバーズアイ。そして、どちらかといえば無害な、緑色の飛行船のようなハラペーニョ。わたしの任務は――拒否権があるのだろうか――三種のトウガラシを食べることである。そう、ひとえに読者のために。

ふだんの生活では、わたしはごく普通の辛味好きにすぎない。冷蔵庫にあるのは、サルサソース三種類、シラチャーソース［アメリカで開発されたが、もともとはタイのチリソースで、トウガラシ、酢、ニンニク、砂糖、塩が主原料］、豆板醤で、どれも料理によく使う。しかし、けっして刺激を求めるたちではない。タイ風カレーを作っても粒コショウは皿の脇によけ、食べはしない。ハバネロに手を出したことはない。食料品店に大書《たいしょ》してある「世界一辛いトウガラシ」の謳い文句には怖じ気づくタイプで、料理に使用したこともなければ、ましてそのまま食べたことなど一回もない（告白すると、最初に買ったハバネロは、勇気を振り絞ろうとしているうちに冷蔵庫で腐らせてしまった）。

とはいえ、トウガラシが主題の章を書くなら、最高の辛さを体験しなければなるまい。それに、なんだか自暴自棄な感じもするが、興味もある。

風味の話をする場合、たいていはこれまで述べてきたような、味や香りが中心になる。しかし風味にとって重要な第三の感覚、つまり食感、温度、痛覚という身体的な感覚は重要視されないことが多い。こうした感覚の代表例はトウガラシの「燃えるような辛さ」だが、ほかにもある。ワイン通はワインの「口あたり」を話題にする。これはタンニンのざらついた渋み――お茶を飲む人もわかると思う――や、舌触りの豊かさなどをあらわす概念で、ワインのボディ（ボリューム感）に関係する。ガムやペパーミント好きの人はミントの冷たさを思い浮かべるだろう。また、炭酸飲料のシュワシュワ感はご存じのとおりだ。

これらは、どれもにおいや味とは関係がない（もちろん炭酸飲料のコカコーラには甘味もあるし、カラメルや柑橘類などの香りもするが）。実際、この第三の感覚は後回しにされがちだったらしく、風味の世界では一致した呼び名もない。知覚科学者は、「口腔内化学感覚」「口腔内体性感覚」「三叉神経感覚」などと呼んだりするが、いずれもカバーする領域は微妙に異なっているうえ、ほかの面とはあまり連動していない。だが、こうした感覚の共通項は触覚であり、それがわたしたちの風味体験を驚くほど豊かにしている。味覚、嗅覚、触覚――これらが三位一体で風味を形作っているのだ。

知覚科学者たちは何十年も前から、トウガラシの焼けつくような感じは味覚や嗅覚とはどこか異なるものであり、痛覚に近いと気づいていた。しかしこの感覚の理解が飛躍的に進んだのは、一九九七年にカリフォルニア大学のデイヴィッド・ジュリアスのチームが、トウガラシの辛味の主成分、カプサイシンの受容体をついに発見してからのことである。[1] この研究は困難をきわめた。彼らはカプサイシンに反応する神経細胞から活性のある遺伝子をすべて取り出し、培養した腎細胞（これはカプサイシンに反応しない）に移植していった。そして最終的に、腎細胞を反応させる遺伝子を特定した。やがてそれが受容体遺伝子だということがわかり、TRPV1（〝トリップ・ヴィー・ワン〟と発音する）と名付けられた。この受容体はカプサイシンだけでなく、四三度以上の熱によっても活性化される。だから、トウガラシを食べたときに「熱い」と表現するのはたんなる比喩ではないのである（少なくとも脳は、口がやけどをしたと本気で考えている）。これは嗅覚や味覚とは異なる知覚で、触覚をつかさどる神経を通って脳に伝わる。ほかの触覚受容体と同じく、全身の皮膚の内層にはTRPV1受容体があり、真夏のアスファルトや、オーブンから出したばかりの皿などに触ったとき、やけどの危険があると警告を発する。しかし、トウガラシによるやけどを感知するのは保護の役割をになう皮膚の外層がカプサイシンをとおすほど薄い場所にかぎられ、口や目のほか、あとは人目に触れない数か所しかない。ハンガリーの古老が言うとおり、「よいパプリカは二度燃える」のである。

その後の研究から、TRPV1受容体は熱とカプサイシンだけでなく、黒コショウやショウガなど、さまざまな「熱い」食べ物にも反応することがわかった。さらに、ほかのTRP受容体も食品関連の体性感覚にかかわっていることがあきらかになってきた。ジュリアスが「ワサビ受容体」と呼ぶTRPA1は、ワサビ、西洋ワサビ、マスタードのほか、タマネギ、ニンニク、シナモンに反応する。また、エクストラバージン・オリーブオイルの愛好者が重きをおく、のどの奥の熱感にもかかわっている。[2] 良質のオイルはのどに焼けるような感覚をもたらし、しばしば咳きこませる。実際、オリーブオイルのテイスターは、オイルを「咳ひとつ」「咳ふたつ」と判定し、咳の多いほうに高い評価をつける（ワサビとオリーブオイルがまったくの別物に感じられるのは、ワサビにふくまれる硫黄化合物が揮発性だからで、それがワサビ特有の「鼻にツンとくる」性質となり、非揮発性のオリーブオイルはのどが焼ける感覚だけとなる。また、オリーブオイルはTRPV1受容体もある程度刺激するらしい）。おもしろいことに、ガラガラヘビにもTRPA1受容体があり、闇夜で獲物の体温を感知するための熱受容体として使っている。

TRPM8――これは温感ではなく、冷感の受容体――は、メントール（ミント）やユーカリプトール（ユーカリ）の清涼感に反応する。ちなみに、食品会社はTRPM8が大好きだ。ガムや口内洗浄液など、さわやかな口あたりの市場は巨大だからである。最近はミントの風味を長続きさせるため、ミント味のチューインガムに使われてきたメントールのかわりに、より効果的にTRPM8を刺激する分子を使う動きが広がっている。

こうした知覚にかかわる受容体の理解にともない、トウガラシ風味の謎も少しずつ解けてきた。トウガラシ好きの人々はトウガラシの鞘《さや》に並々ならぬ情熱を燃やしており、何ダースもの種類の中からそれぞれの用途に最適なものを選びだす。品種によって、味や香りはさまざまだ。甘味の強いもの、果実味があるもの、風味に深みを添えるもの。しかし、ほかにも口の中で違いを生む要素がある。

違いのひとつは、いうまでもなく辛味のレベルである。トウガラシの辛さはスコヴィル値であらわされる。この単位名は、一九一二年に初めて辛味の尺度を考案した薬剤師にして研究者のウィルバー・スコヴィルにちなんで付けられた。デトロイト(チリ料理が名物の土地柄ではない――とくに当時は)で働いていたスコヴィルは、辛味を測定するには、被験者が辛味を感じなくなるまでトウガラシエキスを稀釈すればいいのではないかと考えた。もともと辛味が強いものほど、たくさん稀釈しなければ辛味は消えない。一〇倍稀釈で辛味が消えるトウガラシエキスは、スコヴィル値が一〇となる。一〇万倍稀釈が必要なものは、スコヴィル値は一〇万である。現在は、大金をかけて被験者を集めるのではなく、研究室で直接カプサイシン含有量を測定し、スコヴィル値に変換する方法が主流となっている。カプサイシンが多いものほど、トウガラシは辛くなる。

測定法がどうであれ、トウガラシの辛さが千差万別なのは事実である。アナハイムやポブラノはマイルドで、スコヴィル値はそれぞれ五〇〇と一〇〇〇程度。ハラペーニョは約五〇〇〇、シラノは約一万五〇〇〇、カイエンは約四万、バーズアイは約一〇万、そして食卓に鎮座しているハバネロは一〇万から三〇万のあいだ。そこから、おそれを知らぬ魂であれば、真に辛い――これを書いている時点では――世界の頂点を極めるキャロライナ・リーパー(キャロライナの死神)、恐怖の二二〇万スコヴィル値に挑戦できる「二〇一七年にスコヴィル値が二四〇万に達するドラゴンブレスが開発された」。これは警察官用トウガラシスプレー原料に匹敵する値だ。この種のトウガラシを食べる鉄人をネット上で動画検索してみよう。「成功した」人は救急車にかつぎこまれて終わる場合もある。「彼らは激痛に見舞われ、それでも飲みこみ、数時間にわたって吐き続けます。わたしには了解不能です」と、モネル化学感覚センターでトウガラシなどの口腔内感覚を研究しているブルース・ブライアントは言う。「わたしはそれほどのトウガラシ好きではありません。この仕事をして三〇年になりますが、自分がどれほどの痛みに耐えられるか、これ以上証明する必要はないですね」

純粋で混じりけのないカプサイシンのスコヴィル値は一六〇〇万だ。激辛が好みの人には、このべらぼうな値は気になるところだろう。しかし、究極の辛さを追求しているのであれば、レシニフェラトキシンという化学物質――モロッコのトウダイグサ属植物のハッカクキリンにふくまれる――が純粋な形式で一六〇億というスコヴィル値を示す。致死的な化学やけどを簡単に引き起こす。人間の食用ではない。

さて、食の王国にもどろう。トウガラシ部門の人々の多くは、トウガラシの辛味は強度だけで決まるのではないという。そのあたりの知識にかけては、ニューメキシコ州立大学トウガラシ研究所所長のポール・ボスランドの右に出る人はいないだろう。ボスランドの研究所はトウガラシのすべてに精通しており、また、育種家でもあるボスランドは、品種による辛さの違いについて、ごく細かい点まで専門的な興味を抱いている。

ボスランドたちは、辛味度のほか、四つの要素でトウガラシの辛さを分類するという。ひとつ目は、辛さを感じはじめる時間である。「ほとんどの人は、ハバネロを食べて二〇～三〇秒してから辛味を感じますが、アジア産トウガラシでは即座です」とボスランド。また、辛さの持続時間も異なる。ハラペーニョやアジア産トウガラシの多くは比較的速く消えるが、ハバネロなどは数時間残る場合もある。トウガラシが刺激する部位もさまざまだ。「通常、ハラペーニョは舌の先や唇、ニューメキシコ産は口の真ん中、ハバネロは奥です」。最後に、辛さの質を「シャープ（鋭い）」と「フラット（均一）」のあいだで判定する。「シャープはピリッと刺す感じ、フラットは刷毛ではいたような感じです」。ニューメキシコ産トウガラシはフラット、アジア産はシャープな傾向があるという――たしかに、前回タイ料理を食べたときはそうだった。

こうした相違が生じるのは、トウガラシの焼けるような感覚はカプサイシンだけが原因ではないからだろう。実際、カプサイシンの仲間、つまりカプシノイド類には少なくとも二二種類の化合物があり、それぞれがTRPV1受容体を微妙に異なる形で刺激する。たとえば、ノルジヒドロカプサイシンは口の前方、ホモジヒドロカプサイシンはのどの奥をより強く刺激するようだ、とコーネル大学のトウガラシ育種家マイケル・マゾーレクは言う。ただしそうした違いは意外に大きな問題にはならない。ノルジヒドロカプサイシンの場合、強度はカプサイシンの半分しかなく、含有量もせいぜい七パーセントにとどまる。「だか多少の性質の違いはあるにしても、勘定に入れる必要はないですね」とマゾーレク。もっともよく見られるのはカプサイシンとジヒドロカプサイシンで、品種にかかわらず、この二種類でカプシノイド類含有量の五〇～九〇パーセントを占めるうえ、強度も圧倒的に高い。したがって、辛さの主役はこれらである。

トウガラシの種類によって差が生じる大きな理由は、食品科学で「マトリクス効果」と呼ぶ作用――材料（マトリクス）の種類や組成がもたらす影響――によるのではないか、とマゾーレクは述べる。トウガラシの辛さを感じるには、カプサイシンがトウガラシの細胞から出て、舌、唇、のどに達しなければならない。がんじょうな細胞でできている品種のトウガラシは、噛んでもゆっくりとしかカプサイシンが流出せず、それだけ辛味を感じるのが遅くなり、口の奥のほうで感じとる可能性が高い。油の含有量もカプサイシンの消失速度に影響を与えるだろうから、辛さの持続時間に関係してくる。

しかし、「シャープ」な辛さと「フラット」な辛さの違いはどこから来るのか。実際のところ、話を聞いた科学者のうち、うまく説明できる人はいなかった。マゾーレクとジュリアスは「わからない」と述べている。カプシノイドの種類が関係している可能性を指摘したのはボスランドだが、その推測を裏付けるデータはない。他方、ブライアントは、人々は違いがあると思いこんでいるだけではないかと考えている。「誰かが違うと言えば、ああそうかと思ってしまうものなんですよ。わたしはその種の報告には懐疑的ですね」

さて、勉強は十分だ。わたしはトウガラシのテイスティングをできるかぎり先延ばしにしてきたが、崖から飛び降りる時が来た。まずはハラペーニョから。トウガラシのランクではどちらかといえば「やわなほう」に分類されているとおり、このメキシコ産の青トウガラシの辛味はマイルドで、徐々に、おもに口の前方で発生してくる（ボスランドに一点）。辛味がおだやかなおかげで、肉厚でパリパリした食感と、甘さのある、ピーマンに近い風味にかなり集中できた。

次に手に取ったバーズアイはずっと小さく、果肉は薄くて固い。ところがそんな見た目にもかかわらず、口に入れた瞬間に辛味が爆発し、口全体に広がった。わたしは思わずあえいだ。「段階的」

という言葉はこのトウガラシには存在しない——大型ハンマーで殴られたみたいだ。なんとか気を落ち着けて考えれば、ハラペーニョよりもシャープで、とげのある辛さとでも形容できるだろうか。でも、口ではなんとでも言える。

最後は、イヤでイヤでたまらなかったハバネロである。わたしは薄く切ってから（臆病者と呼んでくれていい——絶対に三〇万スコヴィルをがぶりと食べたりはしない）、噛みはじめた。最初にわたしを襲った感覚は、なんて独特な風味なんだろう、ということだ。ピーマンの野菜感ではなく、ずっと甘い果実味で、驚くほど好ましい。そして一五秒か二〇秒ほどしてから、ゆっくりと、だが容赦なく、辛味がふくらんできた……ふくらんできた……まだまだふくらむぞ。ハバネロのスライスを飲みこんだあとも、しばらくは自分の口の中で吹いている火以外のことはほとんど考えられなかった。バーズアイよりも間違いなくのどの奥を激しく刺激し、そのうちに舌全体が燃えはじめた。この強烈さは五分か一〇分続き、今も——たっぷり三〇分たったあとも——舌に石炭の埋み火が残っている。すごい。

燃えたからには火を消したいのが人情だ。驚いたことに、この点に関して科学者は解決策をあまり持っていない。冷たい飲み物はたしかに役に立つ。カプサイシンによって刺激された、熱に反応するTRPV1受容体が冷えて落ち着くからである。ただひとつの問題点は——トウガラシで燃えた口をこの方法でなんとかしようとしたことのある人ならたぶん知ってのとおり——効果は数秒しか続かず、体温がもどると元どおりになってしまうことだ。

砂糖や脂肪が消火に役立つと聞いたことのある人もいるだろう。が、研究者自身は両手をあげて賛成しているわけではない。「いちばんいいのは、おそらく冷たい全乳でしょう」と、ペンシルベニア大学のジョン・ヘイズは言う。「冷たさが熱感をやわらげる役に立ちますし、粘性が熱感を隠すでしょうし、脂肪分がカプサイシンを受容体からはがすでしょうから」。ただし、とヘイズは言葉を続け、裏付けとなるデータはそれほどあるわけではない、と付け加えた。食べ物の粘度を高めると味覚がにぶくなることはあきらかにされている――おそらく味覚と競合する感覚が生じて注意が散漫になるのだろう――が、粘度がトウガラシの熱感を減少させるかどうかを調査した人はいないはずだという。同様に、砂糖に確実な効果があるかどうかもわからない。「砂糖がほんとうに熱感をやわらげるのか、たんにがまんしやすくするだけなのか、確信はありません」とヘイズ。脂肪や油の有用性――脂溶性《しようせい》のカプサイシンを受容体からはがすのに役立つとする説――も、論争中である。ブライアントによれば、いったん熱感を感じたら、カプサイシンはすでに組織に入りこんでいるわけだから、全乳やオリーブオイルで表面を洗ってもほとんど効果はないという。かわりに、ブライアントは別の提案をする。「煉瓦の壁を思いきり蹴るか、ハンマーで親指をたたくんです。舌のことはきれいさっぱり忘れられるでしょうからね」

もちろん、ブライアンは冗談のつもりに違いない。少なくともわたしの知るかぎり、燃える痛みに耐えかねて、実際にハンマーを親指に打ちおろそうとしたトウガラシ好きの人はいないから。しかし、ある意味でこのブライアンの冗談は、トウガラシやワサビなどの刺激的な香辛料の最大の魅力を物語っているのかもしれない。何百万人もの人々が、トウガラシの燃える痛みをまさに「楽しみ」として追い求めている。辛さが魅力の世界の料理は数種類にとどまらないし、世界の人口の四分の一以上が日常的にトウガラシを食べている。ある最近の調査では、アメリカ人の四分の三以上が辛いトウガラシ料理を食べることに関心を持っており、またイギリス人は辛いソース類に毎年一七〇〇万ポンド（これを書いている時点で約二二〇〇万ドル相当）を費やしている。

とはいえ、別の種類の痛覚を同じような熱心さで求める人は、強烈な変人だけである。オーブンから出したばかりの焼けるように熱い料理を食べても、トウガラシと同じ受容体、同じ神経が刺激され、同じ感覚を経験しているのにもかかわらず、少しも楽しくない。強い酸で舌に化学的やけどを負いたいとも思わない。楽しくなるために親指をハンマーで殴ったりもしない。ではなぜわたしたちはいそいそと、ときには情熱さえみなぎらせてトウガラシの痛みを求めるのか？　その秘密がなんであれ、これは人間に特有な行動といえよう。トウガラシに同様の嗜好を示す哺乳類は地球上に存在しない（鳥類は夢中でトウガラシを食べるが、彼らはカプサイシンに反応する受容体を持っていないだけである。インコにとって、最高に辛いハバネロもピーマンなみの味でしかない）。

可能性のひとつとして、トウガラシ愛好者は、トウガラシを避ける人ほど痛みを強く感じないから、という考え方がある。たしかに研究室では、カプサイシンに繰り返し接触している人はしだいに感受性が低下する傾向がある。それに、世の中にはカプサイシンの鎮痛作用を利用した塗布薬もある。同じようなことがトウガラシ好きに起きているかもしれない、という想像はすぐにつく。実際、トウガラシを食べる人はカプサイシン検査をしても強い熱感を訴えないことが多い。[3] しかし研究結果をくわしく検討すると、この説の信憑性は薄れてくる。ひとつには、トウガラシをほとんど食べない人は、試薬を「これまでに食べたものの中でもっとも辛い」と考えがちで、熱感を一〇段階の九にランクする可能性があるからだ（かつて一緒にインド料理を食べたルーマニア人の友人が仰天して、「口でタバコに火を付けられそうだよ！」と言ったことがある）。一方、玄人は「ふん、もっと辛いものを食べたさ」とつぶやいては、同じ試薬に五をつけるかもしれない。注意深い研究者はこうした問題を避けるため、リンダ・バートシャックの指示のように、尺度の最高側に「これまでに経験したいかなる感覚よりも強い」とくわしく書くだろうが、どの研究者もそうするとはかぎらない。

遺伝もある程度関係していると考えられる。一卵性双生児（すべての遺伝情報を共有）と二卵性双生児（半分だけ共有）の研究によれば、トウガラシの嗜好にかかわっている遺伝子の割合は一八～五八パーセントだという。[4] たとえば、より感受性の強いＴＲＰＶ１受容体を持っている人もいるだろう――しかし、現在その研究をしているヘイズは、「ＴＲＰＶ１の変異になんらかの意味があるかどうかについては、まだ結論が出ていません」と述べる。同様に、一部の研究（すべてではない）では、舌の茸状乳頭《じじょうにゅうとう》数が多い（したがって痛覚の神経終末数が多いと推測される）スーパーテイスターは、トウガラシでより強い痛みを感じると報告している。

ただ、トウガラシ好きが痛覚に免疫があるわけでないことはたしかだ。尋ねてみればよい。ヘイズは言う。「わたしはあの感覚が好きなんです。汗腺が全部開いて、顔から汗がしたたり落ちていくのが。でも小さい子供がふたりいるので、しょっちゅうは食べられません」。現在ヘイズは、もっぱら市販のシラチャー辛味ソースで痛覚を得ている。「子供たちは、パパのケチャップと呼んでいます」

ヘイズの話を聞くと、彼が――おそらくトウガラシ愛好家の大半も――痛覚を積極的に楽しんでいるのがわかる。そのパラドックスは、数十年にわたって心理学者の関心を引いてきた。一九八〇年代、トウガラシ研究のパイオニアであるペンシルベニア大学のポール・ロジンは、トウガラシを食べることは、ホラー映画を見たり、ジェットコースターに乗ったりするのと同じく、「無害なマゾヒズム」なのだと述べた。[5]結局、痛覚のほとんどは、迫りくる危険の警報なのである。オーブンから出したての湯気の立つベイクドポテトは口の粘膜の細胞を殺すほど熱く、永久的なダメージを与える可能性もある。親指にハンマーがあたれば骨が折れるかもしれない。しかしトウガラシのあの燃える感覚は――最上ランクの一〇〇万スコヴィル群を除いて――いわば偽の警報なのだ。自分自身をほんとうの危険にさらすおそれのない状態できわどいスリルを楽しむ方法なのである。

　数十年後、ヘイズと大学院生のナディア・バーンズ（たぶん史上もっとも有名なトウガラシ研究者）はロジンの投げたボールを受け取り、走りだした。トウガラシ好きがスリルを求めているのだとすれば――とバーンズとヘイズは仮説を立てた。彼らは性格的に刺激を欲するタイプだと予想される。ふたりは、心理学者が人格のさまざまな面を測定するために開発してきた厖大な「武器」――性格診断テスト――を点検し、刺激への指向性を見るものの中から、最新の「アーネット・テスト（Arnett Inventory of Sensation Seeking）」がもっとも適当だと判断した。そして、トウガラシ愛好者がほんとうに興奮を渇望しているのかどうか、調査を開始した。

　トウガラシを食べる人間として、この検査はわたしにも関係がある。インターネットでアーネット・テストを探しだし、やってみた。質問の数は二〇だけ。いずれも自分自身を説明する文章になっており（「音楽を聴くときは音が大きいほうが好きだ」「自動車事故を見るのは興味深いと思う」「未踏の地を初めて探検する冒険家だったら楽しかったと思う」など）、それぞれ「まったくあてはまらない」から「よくあてはまる」までの四段階の答えのどれかを選ぶ。最終的な二〇～八〇点の合計点で、刺激への渇望度を判定する（またアーネットは、質問を二種類にわけて分析できるようにしている。ひとつは新規性、もうひとつは強烈度を求める傾向を調べるものだ。わたしは新規性で四〇点中三〇点と高く、強烈度で一九点とすごく低かった。わたしは心理学者ではないし、いずれにせよ自己診断は慎むべきものだが、これはあたっている。わたしは行ったことのない場所や知らない食べ物に対して強い好奇心を示す一方、ジェットコースターは怖いし、大音量の音楽にはいらいらする）。

バーンズとヘイズが二五〇〇人近くのボランティアで調べた結果、案の定、トウガラシ愛好者はトウガラシを敬遠する人々に比べ、刺激を求める傾向が実際に強かった。[6] しかも、刺激を求める人々は人生のすべてに対して積極果敢に取り組むのではなく、とりわけトウガラシが特別な存在なのだった。綿菓子やホットドッグ、脱脂粉乳など、もっと退屈な食べ物の場合、彼らは臆病な同類たちに比べても、口にするのを好まなかった。

トウガラシ愛好者は、「報酬に対する感受性」でも高いスコアを示す傾向があった。これは、賞賛や注目など、外的な強化因子にどれほど魅力を感じるかを測定するテストである。研究者たちがくわしく見ていくと、興味深いパターンが浮かび上がってきた。[7] 女性の場合、トウガラシを食べるかどうかのいちばんの予測因子は、刺激を求めることだった。一方、男性の場合は報酬に対する感受性だった。ヘイズはその理由について、男性が男らしさとトウガラシをむすびつけているのに対し、女性はそうではないからだ、と考えている。「女性にとって、社会的地位と激辛のトウガラシを食べられることは無関係ですが、男性では関係あるのでしょう」。男らしさの呪縛に支配されない女性の場合、トウガラシを食べることは、興奮への内的衝動をより強く反映する行為なのである。

さて、トウガラシ組はスパイシーな料理の刺激に大騒ぎし、ときにはトウガラシがほかの風味を「引き立てる」と主張するが、非トウガラシ組の「辛いだけでほかの味がしない」という反対意見もよく耳にする。実際はどうなのか？　この問題に関する研究はほとんどされていないが、結論としては、カプサイシンがほかの風味をブロックするにしても、その影響は小さいと考えられる。おそらく、人々がスパイシーな料理を口にしたあと「味がわからなくなった」とこぼす場合、ふだんは経験しない燃えるような感覚に注意が向きすぎて、ほかの風味を捕捉できなくなっているのだろう。平たくいえば、「辛い」のではなく「辛すぎる」のであり、その強烈さが味わう楽しみに干渉しているのである——そして、「辛い」が「辛すぎる」に変わる境界線は人によって大きく異なる。

触覚関連の風味で話題をさらうのはなんといってもトウガラシだが、個性的なものはほかにもある。そのうちのひとつが、ひりつくようなうずきをもたらす花椒《かしょう》［四川山椒《しせんさんしょう》］だ。英語ではシチュワンペッパーといい、中華料理、インド料理、ネパール料理によく使われる。この独特の風味を味わったことがないならば、ぜひためしてもらいたい。アジア系の食料品店や特産品店に行けば、パウダーのほか、乾燥させた粒状のものが手に入る。花椒はトウガラシでもコショウでもなく、中国のミカン科サンショウ属の落葉低木の果実である［日本の「山椒」も同属だが、種類と風味は異なる］。見た目は茶色のパックマン［円に三角の切れ込みの入ったゲームキャラクター］。口にひとつまみ入れ、舌にしっかり接触させながら何回か噛み、数分待つ。最初、黒コショウを思い起こさせる軽い熱感が生じるかもしれないが、それはすぐに消え失せて、これまでに経験したことのないようなヒリヒリ感に取って代わる。九ボルト電池の電極を舌にあてたような感じと形容する人もいれば、振動に似ているという人もいる。「まったく妙な感覚ですよね」と、オハイオ州立大学で花椒の研究をしているクリストファー・シモンズは言う。「痛みは感じません。少なくともカプサイシンのような強い痛みや刺激ではない。舌に乗せると、ほんとうにブルブルしますよ」。具体的には、そのブルブル感は五〇ヘルツの振動に似ている[8]（イギリスの研究グループが、被験者の指先にバイブレーターをあて、花椒に似ている感覚はどの程度かと尋ねてみた）。ピアノを弾く人であれば、左から一番目のいちばん低いソの音の振動数に近いと思ってもらえばいい。

詳細はまだわかっていないが、花椒の辛味成分サンショオールは神経細胞のカリウムイオンの流れを遮断するらしい[9]。その変化によって神経の活動が抑制されるため、結果的にサンショオールは神経をばらばらに興奮させることになる。この神経のじたばたが、花椒のブルブル感のおもな原因だろう。製薬会社は鎮痛薬開発のためにこれと同じカリウムチャネルの研究をしているが、実際、花椒を食べて一五分から二〇分するとブルブル感はしびれに変わり、それがふたたび一五分ほど続く。シモンズは、このしびれがトウガラシの痛みをある程度遮断することをあきらかにした。花椒を料理に使うようになったのはそうした効果も理由のひとつではないか、とシモンズは推測する。

わたしと同じような好みの人は、麻婆豆腐を食べるとき、口をさっぱりさせるために冷たいビールをおともにするのではなかろうか。これはなかなか賢い選択だ。というのも、ビールやソフトドリンクのシュワッとした切れ味は口腔内触覚風味のもうひとつの好例だからである。これはいったいどういうことなのかと考えた場合、たいていの人が、炭酸飲料の切れ味の発生源は「泡」だろうという答えに落ち着くと思う。ほとんどの科学者も最近までそう考えてきた。「わたしがこの問題に着手したとき、舌の上で発泡することが切れ味の原因だといわれていました」とブライアントは言う。しかし、あるときなにげなく医学雑誌をめくっていると、この単純な説を考えなおさせるような記事にぶつかった。その雑誌に投稿していた医師は、登山家でもあった[10]。多くの登山家と同じく、彼も登山中は高山病予防の薬を服用する。あるとき、彼はお楽しみ用のビール六本パックを持って高い山に登った。ミーティング時に瓶を開けて飲むと、泡はたくさん立つのにいつもの味がしない。不思議に思った彼と同僚は、下山してからもう一度ためしてみた。結果は予想どおりだった。泡が立っているにもかかわらず、高山病予防薬は炭酸の切れ味を完全に消し去っていた。

この謎を解く鍵は、高山病予防薬が、二酸化炭素（炭酸飲料の泡 CO_2）を炭酸（CH_2HO_3）に変換する炭酸脱水酵素の働きを阻害する作用にある。グラスの中では、二酸化炭素はごくゆっくりとしか炭酸に変わらないが、いったん口に入ると、炭酸脱水酵素がその反応を速める。高山病予防薬が炭酸の切れ味をノックアウトすると考えるなら、切れ味を作っているのは泡ではなく、炭酸である可能性が高い。

ブライアントと同僚のポール・ワイズは、別の方法でこのアイデアを検証してみることにした。

二酸化炭素を残したまま、泡が立たないようにするのである。[11]「わたしたちは発泡ミネラルウォーターとビールを高圧室に入れ、二気圧をかけました」と、ブライアントは当時を思い出しながら述べた。加圧すると、瓶が密封されていたときと同様、泡は液体の中に溶けこむ。「発泡ミネラルウォーターは、泡がなくても、普通の大気圧下で泡と一緒に飲むときと同じ味がしました」。泡（二酸化炭素）切れ味説は潰えた。炭酸飲料の切れ味をになうのは、おもにTRPV1受容体で感知される炭酸で決まりになったようだった。

しかし、ブライアントはなにか気持ちに引っかかるものがあった。泡が炭酸飲料の風味に関係しているという考えを完全に捨てきれなかったのである。ワイズと一緒にふたたび実験をしてみることにした。今回は、細かい気泡は発生するものの、感知できるほどの泡は立たない、ごく薄い炭酸水をボランティアの被験者に与えた。それから、水槽に空気を供給するために用いられる、小さな多孔質の装置アクアリウムエアストーン（空気石）を被験者の舌の下に入れ、泡――酸をふくまない純粋な気泡――を発生させて、どうなるかを調べた。「泡をしっかり出して舌を刺激しました。すると、炭酸水の切れ味が増したと答える被験者が増えたのです」。炭酸飲料には泡がつきものという一般的な認識がこの結果につながったのか、あるいはほんとうになにかが起きているのか、現段階ではわかっていない。

これまで、食べ物にふくまれる特定の化学物質――カプサイシン、メントール、サンショオール、酸――を神経が認識し、嗅覚や味覚のような効果をもたらす感覚について述べてきた。たったひとつの違いは、これらの情報が嗅覚神経や味覚神経でなく、触覚神経で伝えられる点にある。だが、口腔内触覚にはまだ重要なものが残っている。ああ、これは触覚だなとすぐに思い浮かぶものの代表例は、渋みである。この感覚をはっきり知りたいなら、濃い紅茶やタンニン豊富な赤ワイン（たとえば若いカリフォルニア・カベルネ・ソーヴィニヨン）を飲むか、熟していないバナナを食べてみればよい。口に残る乾いた、ざらついた感じがわかっただろうか？　それが渋みだ。タンニンなどのフェノール化合物が唾液のタンパク質と結合し、変性させるので、口の中や、噛んでいる食べ物をなめらかにする唾液の働きがそこなわれて起こる現象である（紅茶にミルクを入れると渋みが少なくなるのは、フェノール成分が唾液のタンパク質と結合する前に、ミルクのタンパク質とくっつくからである）。

この世の中にとても相性のいい食べ物の組み合わせが多くあるのは、渋みがおおいに関係していると思われる。たとえば赤ワインとステーキ、こってりしたクリームスープのあとのソルベ、ピクルスとソーセージ、豚肉野菜炒めと緑茶。どれも、渋みのある食べ物や飲み物――いわゆる「お口直し」――と脂っこい食べ物の組み合わせだ。渋みと脂肪は料理の「陰と陽」――一緒になると最高の力を発揮するペアなのだろうか？

この疑問が、モネル化学感覚センターのポール・ブレスリンの興味を引いた。食卓に関することは何事であれ、好奇心を抱いて解決したがる癖が彼にはついているのである。数年前、ブレスリンたちは研究室でこの「お口直し」の概念を詳細に調べてみた。本物の食品にはたくさんの成分がふくまれており、検査結果を煩雑にしかねないので、ブレスリンのチームは「標準化」した渋み――

ブドウの種もしくは緑茶の抽出物――を準備し、それを少しずつ口にふくんだときの口内感覚を被験者に述べてもらった。被験者たちは、すすっていくうちに渋みの感覚が強まり、また、渋みの薄い溶液の場合であっても、最終的には口の中にかなりのざらついた感覚が生じると回答した。[12] しかし、脂肪分のある乾燥肉とお茶を交互に口にしてもらったところ、どちらも他方の性質を打ち消す方向に働いた。肉の脂肪質がお茶の渋みをやわらげ、お茶が肉の脂っぽさを「さっぱり」させた。わたしも次にリブアイ・ステーキ［骨のないあばら肉］を焼くときは、忘れずに赤ワインを飲むことにしよう。

もちろん、なめらかであると同時に渋みを感じさせる食べ物を口にした経験は誰にでもあるはず――その筆頭がチョコレートだ。だからヘイズは、潤滑性だけで渋みの説明がつくのかどうか、疑問に思っている。製品にふくまれているココアバターでは量が不十分で渋みを感じるのだとしたら、ビターで渋いチョコレートを食べたとき、もっとざらついた感じが口の中に残るはずではないか。だが、そういうことは起こらない。最近、ドイツの研究チームが――リンダ・バートシャックと組んで――渋みの知覚に受容体がかかわっている可能性があることを、初めて報告した。[13] 今のところ、疑問の解決は未来の課題である。

一方、「脂肪らしさ」は純粋な食感といえる。第1章で述べたように、味覚は脂肪酸のいやな味を認識はするが、脂肪全体の豊かで、こってりして、とろけるような特徴をとらえることは味覚の管轄外だ。しかしわたしたちは、バターソースやアイスクリームを味わうとき、舌になめらかでねっとりした膜ができることで脂肪の存在を感じとっている。つまり、舌や唇の触覚受容体が「脂肪らしさ」を判断しているということになる。

次章以降では、味覚、嗅覚、またトウガラシに代表される受容体経由の体性感覚などの、いわゆる化学感覚以外の領域に進んでいくことにしよう。広大な風味の世界では、触覚や視覚や聴覚という、平凡な感覚も大きな役割をはたしている。パリパリしたポテトチップスとしけったポテトチップス、さっと茹でたブロッコリーとマッシュ用にしっかり茹でたブロッコリーの違いを思い浮かべてほしい。「どんな食べ物が好きかというと、たしかに味とにおいは重要ですが、なめらかさや質感、噛みごたえなども同じくらい大切です」とブレスリン。「食べるときの口あたり、こってり感、クリーム感、なめらかさ、あるいはパリパリ感がどれほど大切かを知りたかったら、それらが存在しない状態を想像してみればいいのです。まったく味気ないでしょう?」

ほとんどの人は、こうした食感の要素は風味とは別のものだと考えている。わたしも最初はそうだった。しかし、こうした感覚が脳で処理されると、食感の問題は風味の問題にかぎりなく近づいていくのである。

第4章 脳とワイン——聴覚・視覚・思考

ロンドンのおしゃれなイズリントン区のアッパーストリートでは、これまで無数のレストランが店を開いてきたが、いちばんの変わり種はたぶん《ハウス・オブ・ウルフ》だろう。三階建てのありふれた煉瓦造りの建物は、一階に大きな仕切り窓があって、ヴィクトリア朝時代はミュージックホールとして使われていた。現在は《ドールズハウス》というナイトクラブになっているが、数年前までは、経営者いわく「料理、飲み物、芸術、エンターテインメントの創造性を追求し、多角的、多感覚的な喜びをもたらす場所」であり、ロンドン一の実験レストランと呼ばれていた。あっと驚く前衛的なゲストシェフが順番に登場し、それぞれが一、二か月厨房を占領して次の人に譲り渡す方式をとっていた。

幸運にも二〇一二年一〇月の《ハウス・オブ・ウルフ》の開店日に居合わせた人は、めったに遭遇できない奇妙な食事を体験したことだろう。ダイニングルームに足を踏み入れると、天井にたくさん浮かんだ風船から糸で吊された丸パンに出迎えられる。シェフ——アーティストのキャロライン・ホブキンソン――の指示は、耳栓を付け、手を使わずに糸から下がったパンを食べること。かじっていると――空中に浮かんだリンゴをくわえる競争にかなり似ているが――耳栓を入れているために、パン皮のパリパリ音が増幅されて聞こえてくる。ホブキンソンのメニューに書かれているのは、「味が聞こえますか?」

次のコースは目隠しを付けること。ウェイターが、ローズマリーと焼いた赤トウガラシの香りのする、あたたかいヤギのチーズをのせたクラッカーを運んでくる。一口食べてから目隠しを取ると、クラッカーの上にはローズマリーもトウガラシものっていない――クラッカーとただのチーズを食べているあいだ、鼻先に香りを漂わされていただけだったのだ。「味が見えますか?」とメニューが尋ねる。

その次のコースは耳栓でも目隠しでもない。今度はウェイターが、サーモンの刺身の皿と琥珀色の液体の入った注射器を目の前にならべる。指示にしたがって刺身に液体を注射すると、それが強烈なピート香で有名なスコッチウイスキー、アードベッグの一〇年ものだとわかる。なんたる不思議、ウイスキーから漂うピートをいぶした香りが、生の刺身をスモークサーモンに変身させる。「味をかげますか?」とメニュー。

口直し――ジンで風味付けしたキュウリの氷菓を、塩の結晶をまぶしたスプーンとローズウォーターの結晶をまぶしたスプーンを交互に用いて食べるのだが、二種類の不思議な味が舌に広がる――のあと、メインディッシュが登場する。単純明快な伝統料理――鹿の腰肉、マッシュルームとプルーンとワイルドベリー添え。「ああ、やっと普通のものが出てきた」と、ほっとする場面だと思うだろう。さにあらず。フォークのかわりにウェイターが運んできたのは腕の長さほどもある木の枝で、太い先端がフォーク状に彫られている。石器時代の狩猟民のように、肉を枝に突き刺して口に運ぶのである。「味を感じられますか?」とホブキンソンは尋ねる。

最後の品となるデザートは「ソニック・ケーキ・ポップ」、丸いチョコレートブラウニーをキャンディ棒に刺したものだ。しかも、一風変わった飾りが付いている。電話番号である。客は自分の携帯番号を取り出してダイアルし、音声指示にしたがって、苦いのがよければ「1」、甘いのがよければ「2」を押す。選択に応じて、低い轟音か、高いヒュー音が聞こえる——その音がデザートの味を苦いか甘いかにする。「味をダイアルできますか?」とホブキンソンは尋ねる。

なんだかちょっとやり過ぎに思えるだろう——食事というよりはパフォーマンスアートのようだ。もちろん、ある意味ではそうだ。しかしほとんどの芸術と同じように、ここには深いメッセージが潜んでおり、ホブキンソンは食事体験と五感を戯れさせる以上のことをしている。彼女の突飛な晩餐会は、確実な科学的知見に基づきながら、風味の概念を視覚、聴覚、触覚、さらには思考をふくめた次元に広げることをねらったものだった。実際、風味は食べ物にふくまれているものだけにあらず、と知覚科学者が強力な論陣を張ることは十分可能だ。人は、一口ごとに体験する感覚を総動員して頭の中で風味を構築している——そしてホブキンソンの食事のコースはどれも、そうした創造プロセスの一端をあきらかにするために入念にデザインされていたのである。

このときホブキンソンの裏方として協力したのは、オックスフォード大学の心理学者チャールズ・スペンスだった。体格がよく、細い頭髪は広く禿げあがって、顎に深い切れ込みがあり、下唇がやや突き出ている。そして、ひたむきに仕事をしている者の熱意と自信が全身から漂ってくる。なぜそうならないわけがあろう? スペンスは、自身が名付けた「多感覚的知覚」の世界的権威のひとりであり、食べ物と向きあいながら、風味はどのように決まるのか、またシェフや食品企業や家庭料理はどうすれば風味を高められるのかについて、日々研究を重ねている。イングランドのヘストン・ブルメンタールやスペインのフェラン・アドリアなど、世界の名だたるシェフたちとの共同研究も多い。世界中のほとんどすべての最高級レストランでVIP席を自由に予約できる力を持った、数少ない科学者のひとりである。

多くのスター科学者のように、スペンスもひょんなことからはじめた研究で有名になった。昔から多感覚的知覚に興味を持っていたが、最初は「ましな感覚」である視覚や聴覚、触覚に取り組んでいた。一九九〇年代、味覚や嗅覚などという「けちな感覚」に目を向ける研究者はほとんど誰もいなかった。「奇妙に聞こえるでしょうが、心理学者というものは、いわゆる高次感覚にしか興味を引かれないんですよ」とスペンス。「食べ物や風味に関する読み物も似たり寄ったりですしね」。しかしそのうちにスペンスは、ユニリーバなどの食品会社数社から風味に対する多感覚的アプローチの研究助成金を獲得した。すぐにスペンスは、個人としても職業人としても夢中になってしまった。「食べることと飲むことは人生最大の喜びです。加えて、もっとも多感覚的な活動です。心理学者が一生を捧げるのにふさわしい分野です」

考えてみれば研究者が味覚や嗅覚に関心を持たないというのはかなりの驚きだ——風味に複数の感覚がかかわっているに違いないことくらい、ちょっと考えれば誰でもわかるはずなのに。想像してみればよい。たとえば、バニラ風味のホイップクリームをたっぷりかけた完熟イチゴのおいしさ。ほら、簡単だろう？　しかしここで思いだしてもらいたい。「味覚」が感じているのは、甘味と、おそらくイチゴのほのかな酸味だということを。それ以外は嗅覚――鼻が感じとっているのだが、なぜかすべては味に、口の感覚に収斂していくような気がするものだ。さらに悪いことに、甘さは鼻担当の風味ではないにもかかわらず、わたしたちはイチゴの「甘い香り」などと言ったりする。わたしたちは子供の頃から嗅覚と味覚を単一の風味と認識することに慣れきっており、つねに混同してしまうのである。「実際、イチゴがなんで甘い香りがするのか、考えたことのない人がほとんどだと思いますよ」とスペンス。この種の感覚マジックは、ホプキンソンの晩餐で、ただの香りにすぎないトウガラシやローズマリーが、味付けをしていないヤギのチーズを風味豊かにした理由でもある。幻想を打ち破るための頼みの綱、視覚が遮断されていたからだ。

もちろん、この種の漠然とした錯覚に食指を動かされる科学者はめったにいない。そこでスペンスは――ほかの研究室の少数の科学者とならんで――この感覚間相互作用を学問的に調べてみることにした。たとえば、一〇年以上前、オーストラリアのシドニー大学のリチャード・スティーブンソンは、においのしない純粋なショ糖を用い、においのしないものと、カラメル臭（甘味がないことを事前に検証済み）をつけたものでどちらが甘いと感じるか、被験者に尋ねた。予想どおり、被験者たちはカラメル臭のあるショ糖のほうが甘いと感じた。[1]

さまざまな研究から、こうした効果が広範囲で認められることがわかった。[2] バニラやイチゴなどの香りも、やはり砂糖の甘味を増す。ストロベリーの香りはホイップクリームを甘くするが、ピーナッツバターの香りは効果がない。チューインガムのミント味――実際は嗅覚と口腔内触覚で、味覚ではない――は、甘味がなくなるにつれ薄れていったが、砂糖を加えるとミント感がよみがえった。

こうした研究から、注目すべき事実があきらかになることがある。文化が異なると、においと味の関係にも変化が見られるのだ。たとえば、カラメルを西洋人のようにお菓子ではなく、料理で味わう機会の多いアジア人の場合、カラメルの香りが加わってもあまり甘さは感じない。アーモンドの香りの主成分ベンズアルデヒドでも同様の傾向が見られる。菓子パンでアーモンドを味わうことの多い西洋人では、ベンズアルデヒドは甘味を強調する。一方、日本人ではうまみを強調する。というのも、ベンズアルデヒドは日本人がよく食べる梅干しなどの香り成分だからである。

さらに、研究者たちは、人々の嗅覚／味覚をかなり自由自在に混乱させられることに気づいた。数年前、ニュージーランドのオタゴ大学のジョン・プレスコットたちは、「このにおいをかいだ人はまずいないだろう」と考えられる無名のにおいを研究対象にした。最初に被験者を二組に分け、一方は甘味とにおい、もう一方には酸味とにおいのペアで、においを感じてもらった。何回か学習を繰り返して被験者がにおいに慣れたあと、においと味を別々に検査した。案の定、においを予備学習したときの味覚ペアそのままに、甘味はより甘く、酸味はよりすっぱく感じられた。つまり、わたしたちは学習したにおいと味の組み合わせによって風味を作りだしているのである。

だがこうした研究結果は、風味知覚と嗅覚の関係を過大視する説をそのまま受け入れる根拠にはならない。スペンスがよく指摘するように、この考えは国際標準化機構（ＩＳＯ）という巨大組織にも浸透している。名称が示すとおり、これはあらゆる工業製品の定義と製品規格の標準化を定める組織で、範囲は国・地域名コード（ＩＳＯ３１６６）からエネルギー効率のよい建物（ＩＳＯ１６８１８）まで多岐に及ぶ。この種のことに興味があり、なおかつ厖大な技術仕様書に目をとおす忍耐力をそなえている人であれば、やがてＩＳＯ５４９２にたどり着くだろう。そこには、風味とは「味わっているあいだに認識される嗅覚、味覚、三叉神経知覚の複雑な組み合わせ」と定義されている。わかりやすく書くと、嗅覚＋味覚＋三叉神経知覚＝風味ということになる。

　しかし、この単純な方程式は風味に不可欠な側面を見逃している――それが、ホブキンソンがあの多感覚的晩餐で強調し、かつスペンスがたずさわってきた領域である。一〇年前、スペンスは聴覚も風味に大きくかかわっていることを示す先駆的研究をおこなった。そう、あの熱いステーキのジュージュー音も風味の一部なのである。

　スペンスが実験に用いたのはステーキではない――値段が高すぎるし、また、研究室で「ジュージュー音」を標準化するのはむずかしいからでもある。かわりにスペンスは、実験心理学者を念頭において開発したとしか思えないような食品に目をつけた。ポテトチップスの《プリングルズ》である。[3] ひとつひとつの形状が異なるジャガイモをスライスするかわりに、プリングルズはデンプン（米、小麦、トウモロコシ、そしてもちろんジャガイモ）の均一な懸濁液《けんだくえき》から成形されるため、どの缶のどのチップも、次に食べるチップとうりふたつ――標準化が必要な実験用の製品としては完璧だ。

　スペンスと共同研究者のマッシミリアーノ・ザンピーニは、二〇人の被験者にそれぞれ一八〇枚のプリングルズを食べてもらい、一枚ごとの風味を尋ねた。実験中、被験者が装着したヘッドフォンからは彼ら自身の咀嚼音を再生して流し続けた。しかしこの音には少々の細工をほどこされていた。果敢に食べ続ける彼らの耳には、コンピュータが修正した咀嚼音が、ときには静かに、ときには高く、ときには特定の振動数を強調したものが流されたのである。そして、パリパリ音がポテトチップスの風味の鍵だ、ということをスペンスは突き止めた。咀嚼音が大きい場合、あるいは高振動数の領域のみ大きくした場合でも、被験者は静かな音を聞いたときに比べ、チップスの歯ごたえと新鮮さを約一五パーセント高く評価した。この驚くべき——そして愉快な——発見によって、スペンスとザンピーニは、「まず人を笑わせ、そして考えさせる」、皮肉と洒落の精神満載のイグ・ノーベル賞を授与された。スペンスはこの栄誉を誇りとし、その後に発表した論文でもしばしば言及するほか、自身の「学術的功績」のトップに掲げている。

同じ原則が、特徴的な音と関係が深いほかの食品にもあてはまる。最近、ある研究グループが、コーヒーメーカーの音を聞きながら飲むとコーヒーの味が変わるかどうかを調べた。[4] 被験者には知らされていなかったが、コーヒーカップの中身はどれも同じだった。しかしコーヒーの風味は、より「高価な」マシンの音を聞いたときのほうが一〇パーセント高く感じられた（イライラさせる高振動数領域はどの音源でも弱められた）。

おそらく風味の世界でおこなわれたこの種の実験のうちでもっとも有名なのが、スペンスが調べたカキ（オイスター）の味だろう。被験者はヘッドフォンで二種類の音のどちらかを聞きながらカキを食べた。ひとつは潮騒やカモメの鳴き声などの海辺の音。もうひとつは、コッコ、モーモーと、ニワトリや牛の鳴き声が響く農場の音。どちらのカキのほうがおいしくて塩気を強く感じたか？

もうおわかりだろう。海辺の音で食べたほうである。

この実験は多くの人が世界一だと考えるレストランで、ただちに応用された。ロンドンの西郊外、ブレイという小さな村の店《ファットダック》である。ヒースロー空港からもさほど離れておらず、近くには女王が好んで週末を過ごす美しいウインザー城や、上流階級の子弟の学舎として数世紀もの歴史を誇る名門イートン校がある。

ファットダックで予約を取るのはむずかしい。独自のルートで席を確保できるVIPでないかぎり、行きたい日の三か月前の第一水曜日、イギリス時間で正午の時報が鳴ると同時に電話をしなければならない。幸運にも予約に成功したら、ワインやチップ抜きでひとり二五五ポンド（これを書いている時点で約三三七ドル）を支払う覚悟を固める。かなりの出費だが、そのかわり、四時間半かけてゆっくりと、めったに経験できない極上の食事を楽しめるだろう。たぶん、ジントニックで味付けした卵白のパフを液体窒素で凍らせた前菜や、卓上の苔の箱から流れ出る森の香りとともに味わうウズラのゼリー、名前に一瞬ぎょっとする「カタツムリ粥」などが出てくると思う。

だが、ヘストン・ブルメンタールの創作料理でおそらくもっとも有名なのは、「海の音」という一皿だ。まず、開口部から二本のイヤフォンが伸びたホラ貝が運ばれてくる。聞こえてくるのは潮騒とカモメの鳴き声。そして、ウェイターが「食べられる海辺の風景」を目の前に再現する。刺身。海藻。海水の泡。魚のすり身や海藻、パン粉などで作った浜辺の砂。スペンスがカキの実験で実証したように、食べながら聞く海辺の音はたんなる添え物の背景音ではなく、この風味体験に不可欠な要素だとわかる。客が風味を味わうのは口でだけではない。耳でも味わうのである。

ホブキンソンの「ソニック・ポップ」デザートで、低い音がチョコレートの苦味を増し、高い音が甘味を強めたように、抽象音さえ風味に影響する理由は、スペンスにもまだわかっていない。彼によれば言葉にも「風味」がある——人は「キキ」などの尖った音の言葉を苦味に、「ブーバ」などの丸い音の言葉を甘味に関連させるという。[6] ほかの研究者の報告でも、架空のアイスクリームの商品説明を学生たちに読ませたところ、彼らは「フリッシュ」よりも「フロッシュ」という名称のアイスクリームのほうが濃い味で、クリーミーだと答えた。[7]

歓声や轟音、言葉が風味を左右できるなら、必然的に、音楽はどうなのかという疑問にたどり着く。答えは、どうやらそうらしい。「音は風味にいちばん遠い感覚だと思われがちですが、人が風味を楽器や音楽の種類にむすびつけているという報告は山ほどあります」とスペンスは言う。たとえば、カール・オルフの『カルミナ・ブラーナ』などの劇的な音楽が赤ワインに重厚さを与える一方、ヌーヴェル・ヴァーグの『ジャスト・キャント・ゲット・イナフ』などのうきうきするポップミュージックは白ワインに軽やかさを添える。食べ物と音楽を組み合わせた「音楽レシピ」の料理書を出すフードライターもすでに現れている。スペンス自身、ディナーパーティーで流す音楽をこれまで以上に考えるようになったという。

また、食器もかなり重要な役目を果たしていることがわかってきた。[8] スペンスと共同研究したベティナ・ピケラス＝フィッツマンは、三種類のヨーグルトの風味調査に参加した人々に、一回ずつ、見た目はまったく同じ皿にヨーグルトを入れて出した。さあ、なにかトリックがあるはずだと思うだろう。じつは、三種類のヨーグルトはすべて同じ製品だったが、一部の皿をほかのものより重くしていた。結果、重たい皿にあたった人は、軽い皿で食べた人に比べ、おいしさと満足度の両方を高く評価した。

同様に、食器の色も風味にかかわってくる。スペンスがおこなったある調査では、白い皿で出したストロベリームースのほうが、黒い皿のものよりもずっと甘く感じられた。真っ赤なイチゴの色が白い皿に映え、その熟れた色によって甘さへの期待が高まったのだと考えられる。「黒い皿はもうお蔵入りになるかもしれませんね」とスペンスは言う。

ホブキンソンも、あの実験ディナーで同じような効果を追求していた。木の枝を彫って作ったフォークが、外観からも使い心地からも無意識にワイルドな感情を呼びさまし、鹿肉の風味を高めることをねらったのだ。ある意味で、これは視覚と触覚の韻を踏んで風味のメッセージを強調したといえる。そう、詩人が言葉のメッセージを強調するために韻を踏むように。

この種の視覚的押韻は風味界の常套手段といってもよく、たいてい、わたしたちの期待や予想に変化を与えることで作用する。ただしある研究によれば、食べ物の色によって甘味の感じ方は大きく変わるが、塩味は影響されないという。[9] それはおそらく、自然界では、色は果物が熟れて甘いか、まだ熟れていなくてすっぱいかのシグナルになるが、塩味に直結する色のシグナルがないからだろう。

一〇年以上前——そして今もワイン愛好家のあいだでは強烈に評判の悪い——研究がおこなわれ、視覚がもたらす期待がかくも強力に、高度な訓練を受けたテイスターにさえ影響を及ぼすかを示した。犠牲者はフランスのボルドー大学の高名なワイン醸造学部に在籍する五四名の学生。将来を嘱望されるワイン専門家の卵たちである。ある日、学生たちは三つのワイングラス——赤二種類、白一種類の計三種類——を渡され、それぞれのワインのアロマを述べるよう求められた。ワイン学部の学生にとっては日常的な作業である。彼らは粛々とテイスティングを進め、赤はラズベリー、クローブ、コショウなど、白は蜂蜜、レモン、ライチなどと、慣れ親しんだアロマをあげていった。

あーあ！ 学生たちには知らされていなかったが、じつは課題は二種類のワイン、すなわち赤一種、白一種だけだったのである。三つ目の「もうひとつの赤」には同じ白ワインが入っていたが、それは研究者のジル・モローらが無臭の着色料で赤く色をつけたものだった。[10] たんに色を変えただけのことが、学生たちの風味知覚を完全にくるわせた。しかも彼らは、だまされてもしかたのない、ビールしか飲まないような素人ではなく、ワイン産業で働くための訓練を受けている面々だったのだ（しかしこの場合、訓練が落とし穴になった可能性もある。経験を積んだワイン愛好家のほうが、色に特定の風味を連想しやすいからである）。

さて、これまで、風味に関する多感覚知覚が、人々の期待に影響を及ぼす側面を見てきた。これが多感覚知覚の主要な作用のひとつであることは間違いない。「たとえばイチゴのような香りをかいだとき、次に来るのは甘味だなという期待が働きます」とスペンス。それと同じように、「赤いワインなら赤ワインの味がするだろう、重い皿に入ったヨーグルトなら濃厚で満足度が高いだろう、赤い果物なら緑のものより甘いだろう、とわたしたちは期待する。そして、自分が期待したものを見つけてしまう。

したがって、食事を取り巻くあらゆる要素——壁に飾られた絵、照明、テーブルクロスほか——

は、目の前に出された料理への期待感に作用し、味わいを左右する原因になりうるのである。これを実証するため、スペンスの研究チームはロンドンの人気スポット、ソーホー地区で公開イベントをおこない、三種類の部屋でシングルモルト・スコッチウイスキーの味わいを比較してもらった[11]（ウイスキー好きの方々のために申し添えておくと、銘柄はシングルトンだ）。「鼻の部屋」では緑色の照明に観葉植物が浮かび上がり、芝を刈ったあとの香りが漂っていた。参加者はウイスキーにはっきりとした草の風味を感じた。次の「味わいの部屋」では赤い照明に丸みをおびた家具が配置され、フルーティな香りが漂っていた。ウイスキーの甘味が強まった。最後の「フィンランドの部屋」は、ほの暗い光に包まれ、壁材のヒマラヤスギの芳香がした。シングルモルトのウッディな余韻が際立つ部屋だった。参加者はグラスを手にしたまま各部屋を回ったから、中身は同じだと全員が知っていた。にもかかわらず、こうした変化が生じた。食べ物自体とは無関係な環境でさえ、風味に偏りを生じさせる。ある研究によれば、コーネル大学でおこなわれたアイスホッケーの試合を観戦したファンは、地元チームが勝ったときに食べるアイスクリームはより甘く、負けたときはなんだかすっぱいと感じるらしい！[12]

この「あらゆるものが風味に関係する」という考え方は、新しいものではない。一九三〇年代のイタリアの未来派運動は、料理に関しても異様に極端な方向にまで新しい概念を広げていった。運動の旗艦レストラン、トリノの《ラ・タベルナ・デル・サント・パラート》（聖なる味覚レストラン）では、客はオリーブとフィノッキオ［フェンネル（ウイキョウ）の鱗茎部分］を右手で（ナイフやフォークを使わずに）食べながら、左手でサンドペーパーとベルベットをなで――その間ずっと、ボーイ長が客に香水を浴びせ続けた。また、メレンゲの島に囲まれた卵黄の海と飛行機型にスライスしたトリュフという一皿もあった。未来派シェフの意図がなんだったのかは定かではないが、イタリア料理に長期的な大変革はもたらさなかったと述べるにとどめておこう。

しかし、風味に対する多感覚的な影響は、期待だけに作用するのではない。イチゴのかすかな——あまりにほのかで気がつかない——芳香でさえ、じゅうぶん甘味を引き立てることが、いくつかの研究からわかってきた。イチゴの香りを意識できなければ、甘味を積極的に期待することもない。そのときに生じるのは「感覚間統合」だ、とスペンスは言う。期待と感覚間統合——大差ないのではと思うかもしれないが、スペンスが指摘するように、期待には因果関係のタイミングがある。つまり、まず「イチゴのにおいをかぐ」、それから「甘味を期待する」という順序で働く。一方の感覚間統合では、ふたつは同時に発生し、互いを強化しあう。

たとえば、騒がしいカクテルパーティーの会場で、話し相手の唇の動きが会話の助けになったことがないだろうか。これも感覚間統合の一例である。声と唇の動き、そのどちらかだけでは会話は成立しないだろうが、両方そろえば理解できる。この場合、目で見るものと音の一致が不可欠だ。「唇の動きが〇・五秒でも声とずれていたら、この効果は得られない」とスペンスは述べる。

この概念は風味科学の大きな謎の理解に役立つ。どのような謎か、自分で簡単に体験してみることができる。なにかおいしいもの——とろけるシチュー、熟れたモモ、フルボディのワインなど好み次第——を一口食べるか飲むかして、しばらくその味わいに集中しよう。さて、その風味がどこに存在するか、ぱっと指さしてみよう。あなたがかなりのへそ曲がりでないかぎり、口を指さすだろう。しかし、すでに第3章で見てきたように風味の大半は嗅覚由来なので、その知覚源は鼻である。この錯覚はあまりに強固なので、理論としてわかっていても、実感は変えられない。では、なぜ風味は口に存在するような気がするのだろう？

知覚神経学者たちはこうした疑問の解決に執念を燃やし、長い歳月をかけて、ようやくこれだろうという答えにたどり着いた。脳の重要な仕事のひとつは、流入してくる生の感覚を編集し、関連性のあるものを選び出し、わたしたちが思考できる「概念」にまとめ上げることである。そしてその梱包作業をする際、それぞれの感覚が発生したタイミングは脳にとって貴重な情報源となる。ふたつの事象が同時発生したら、仲間の可能性が高いからだ。腹話術師は人間のこの性向をパフォーマンスに応用し、人形の唇の動きと自分の声を確実に一致させようとする。一致がうまくいけば、客は自分が見ている光景と音をむすびつけ、声が人からではなく人形から出ているような、強い錯覚を覚える。

それと同じことが、ものを食べているときにも起こる。一口ごとに、感覚——味、におい、食感、温度、ときにはパリパリ音など——が脳にどっと配達される。脳はそれらを「単一の経験」に梱包して、もっとも多くの感覚が発生した場所、口を発送元に割り当てる。感覚のいくつか——とりわけ食べ物の香りや音——が別の場所から届いたとは、誰も気づかない。

人体中の現象がどのように発生しているか、微に入り細を穿って調べるのが好きな神経科学者たちは、もちろんこの特性の調査にも乗りだした。話を聞いただけでこそばゆくなるような研究のひとつに、ボランティアの被験者の鼻にプラスチックの管を挿入して、彼らが無味無臭の水を飲むと同時に、鼻孔かのどの奥に香りを送るという実験がある。[13]被験者たちは、鼻孔に送られた香りは外界から来たと認識したが、のどの奥のレトロネイザル経路で感じた香りは「味」だと、すなわち口で知覚したと答えた。

ここまで、同時に発生した感覚を脳が関連づけ、個々の感覚の集合体よりも深化した、ひとつに統合された風味として認識する過程を見てきた。しかし、同時であればなんでもむすびつくわけではない。「風味として組になるには、同類のもの、一緒に存在してかまわないものだとみなされなければなりません」と、モネル化学感覚センターの研究者ヨハン・ルンドストロームは言う。

その例として、スウェーデン人のルンドストロームは、母国のキッチンでよく起こる不愉快な経験をあげた。ほかのヨーロッパ諸国と同じく、スウェーデンでも紙パック入りの牛乳が多いため、いったん開封すると密閉できない。あるとき、ルンドストロームは使い残しのタマネギが入っている冷蔵庫に開封したパックをうっかりしまってしまい、牛乳にタマネギのにおいがついた。その不快感のせいで、まだ新鮮だと頭ではわかっているのに、残りを飲むことができなくなった。「その種の牛乳を飲みくだすのは不可能です」とルンドストローム。「こりゃおかしいと神経系統が騒ぎたてるんですからね」

これは健全な警報だ。食べる前ににおいをかいだり味見をしたりする理由のひとつは、それが食べてはならないものかどうかを確認するためだからである。したがって、大半の人は初めての味や奇妙に感じる味に否定的な反応を示す。そこに驚きが加わると、とくにそうなりやすい(ルンドストロームによれば、ゲテモノ好きはこの嫌悪感を克服する別種のメカニズムをそなえているのだという）。

感覚間統合には、感覚の「足並みそろえて」が重要になってくる。ルンドストロームは、センターの同僚たちがおこなった、まだ発表されていない研究について語ってくれた。脳は帯同する感覚を統合するのにたけているかどうか――また、脳に新しい味の組み合わせを教えることは可能かどうかを見たものである。

ポール・ブレスリンとパメラ・ダルトンらは、ごく微量のアロマ（バラの香り）と甘味もしくは苦味を組み合わせた特製ガムを作成し、被験者に噛んでもらった。実験に先立ち、研究チームはアロマと味のそれぞれで、被験者が認識できる最低量を測定し、「ガムの風味なし」と判定できるように、最低レベルよりも少ない含有量を決めた。それから、なじみのある風味（バラと甘味）となじみのない風味（バラと苦味）の二種類のガムを用意した。すると被験者は、なじみのある「バラと甘味」の組み合わせでは風味を認識し、騒がしいパーティー会場で唇の動きを読むのと同じように、ふたつの要素を統合できたことを示した。一方、「バラと苦味」ではなにも認識されなかった。脳は不可解な風味刺激をひとつに統合できなかった、と考えられた。

しかしブレスリンとダルトンはそこでおしまいにせず、さらに踏みこんでみた。今度は噛んだときにしっかり香りと味が認識できる、新しい「バラと苦味」ガムを作ったのである。被験者は一か月間毎日この妙なガムを噛み、ふたたび研究室にもどって、オリジナルの極薄味がわかるようになったかどうかの検査を受けた。彼らはできるようになっていた。一か月間の練習のおかげで、かつてバラと甘味を自動的にむすびつけたように、自分たちの脳がバラと苦味の統合を学んだことを証明したのだった。「目新しい組み合わせをかなりの短期間で脳に教えこめるのはたしかです」とルンドストロームは述べる。

こうした現象——巧妙な仕掛けをほどこしたホブキンソンの奇妙な晩餐から、ルンドストロームのタマネギくさい牛乳、スペンスのポテトチップスや農場カキまで——のすべてが、風味とはふだんわたしたちが考えているようなものではないことを示している。ゴードン・シェファードの端的な説明がベストだろう。[14]「一般的に、食べ物に風味があると誤解されている。しかし、食べ物にふくまれているのは風味の分子であって、それら分子の風味を創造するのは、じつは脳なのである」

食べ物にではなく——口や鼻でさえなく——頭に風味が宿るという考えは、おお、と思わせる。さらに先へ進もう。わたしたちは「風味」をほとんどゼロから、この世に生まれてから世界を知るように、新たに構築していく。たしかに、甘味を好んで苦味を回避するなど、いくつかの性向は生まれつきそなわっているらしい。しかしそうした生来の嗜好でも——ジントニック好きが証明しているように——経験を重ねることで克服できる。そうやってより複雑な風味を獲得していけば、やがて知覚や嗜好の大半は、経験に裏打ちされたものになるに違いない。脳が風味を創造していく過程を確実に理解するためには、わたしたちが味わっているときに脳内でなにが起きているのか、くわしく知る必要がある。まず、予備知識を仕入れよう。

心理学者は、普通、脳をレイヤーケーキのようなものと考えている。最下層は、味覚、嗅覚、触覚などの「生《なま》の感覚」。その次に、生の感覚を「対象」に組み立てる合成的な認識の層が来る。多種多様な形、色、影などが顔に変わる場所である。ケーキのいちばん上は一種類以上の――正確に何層かは議論が続いている――「認知」の層で、高次の思考をつかさどる。たとえば、ここで顔に名前をつけ、その人がどんな行動をとるか予測し、自分にとってどれくらい重要かなど、もろもろの判断をくだす。風味の場合、この認知層は風味を特定して名前をつけ、いいものか悪いものかを判断し、食べるかどうかを選ぶ。

この標準的な構図では、あらゆる情報が上に向かって流れ、下位レベルが上位にデータを提供する形をとる。もし反対方向の流れがないとしたら、下位レベルに存在する感覚や知覚は「一掃」されると考えられる――つまり、下位は純粋に感覚入力だけを担当し、以前に作成された認知や感情にはまったく影響されないことになる。しかし、そうとは言い切れないのはあきらかだ。なぜなら、経験を重ねることで感覚の組み合わせを変えていけるのだから。では、脳でなにが起きているのだろう?

この疑問に答えを出そうとしたのが、オックスフォード大学で研究していた神経学者エドマンド・ロールズである。ロールズは知覚神経科学界の大御所のひとりで、多くの研究が彼のもとでおこなわれた。あるときロールズは、わたしたちがチーズと呼ぶ、においのきつい乳製品について考えていた。西洋諸国の大半の人はこれが好きだが、アジアには嫌う人もたくさんいる(もちろん立場を換えれば、中国には硫黄臭のする熟成アヒルの卵「ピータン」があり、日本には大豆を醱酵させたネバネバの「納豆」がある)。こうした食品の嗜好が文化的背景で左右されることはよく知られている。しかし、とロールズは考えた。そうした認知領域の概念が下向きに流れて「生の感覚」を変更する場合もあるのではなかろうか。

　これを調べるため、ロールズと研究生のイヴァン・デ・アラウホも、心理学的トリックを研究に活用した。彼らは合成した「チーズ風味」を被験者にかいでもらった。半分の被験者には「チェダーチーズ」、もう半分の被験者には「体臭」のラベルを貼ったにおい試薬を渡した。[15] ここまで読んだ人は、第二グループよりも第一グループのほうがにおいに好感を持ったと知っても、驚かないだろう。

　ロールズとデ・アラウホはさらに一歩進んで、機能的磁気共鳴画像装置（ｆＭＲＩ）を用いて被験者の脳をのぞいてみた。すると驚くべき発見があった。ふたつのグループの脳は、においの名称を変えただけにもかかわらず、最上位の認知層から基本的な知覚を担当する第二層まで、まったく異なる経路で下向きに刺激が伝わっていたのである。つまり、高次の思考過程が――言語以上に高度なレベルはまず存在しない――風味をどう認識するかだけでなく、風味の知覚そのものを変えたことになる。言い換えれば、思考も風味の構成要素のひとつなのだ。脳は身体知覚路からの入力を実質的にすべてつなぎ合わせ、それに思考や言語のほか、気分や感情、期待など、多くの高次機能からの入力を加えて、風味を構築する。そのため、風味はじつに複雑で変わりやすい概念となる。一体全体、風味について明解に論じることは可能なのだろうか？

　実際のところ、たぶん不可能だ。風味知覚というものはあまりにも個人的で、あまりにも独特で、あまりにも状況に左右されるから、わたしたちは風味について客観的に論じているつもりでも、おそらくそう思いこんでいるにすぎないのである。たとえばワインについてくわしく見ていくと、ますますその印象が強まる。風味知覚の信頼性を追求する際、ワインは完璧な試験台といえる。これほど徹底的かつ強迫的に表現され、定量化された食品はほかにない。市場に流通しているほぼすべてのワインには、詳細な——通常はひとりではなく、数名のプロフェッショナルな鑑定士の——テイスティングノートが存在する。さらに、数値で比較できるように、彼らはそれぞれのワインに得点付けをおこなったりもしている。論理的に考えれば、ワインはビッグデータの宝庫なのである。

ロバート・ホジソンは論理的な思考の持ち主だった。海洋学者（現在は引退）のホジソンは、四〇年にわたって北カリフォルニアでワイン醸造所の経営をしている。ワイン生産者の例にもれず、ホジソンも自分のワインをカリフォルニア・ステート・フェアなどの品評会に出す。フェアでは熟練の審査員が数百ものワインの味見をし、最高評価のものに垂涎《すいぜん》の的のゴールドメダルを授与する——メダルのあるなしでは店の棚からの捌《さば》けかたが違うのだ。ホジソンのワインはゴールドメダルを獲得することもあれば、選ばれないこともあった。だがたいていのワイン生産者とは異なり、ホジソンは不当な結果に肩をすくめて終わりにしてしまおうとは思わなかった。彼の科学的な思考が頭をもたげ、まったく同じワインなのになぜ先週はゴールドメダルで今週は選外なのか、その理由を知りたいと思った。おそらくホジソンは説得力のある人物に違いない。彼はカリフォルニア・ステート・フェアをなんとか納得させ、調査に乗りだしたのである。

カリフォルニア・ステート・フェアのように大きな品評会になると、審査員は毎日約一五〇本のワインを評価する。各回を三〇本に分け、それをまた四～六回の「フライト（グループ）」に分けてテイスティングをおこなう。各回のフライトでは、ワインは同型のグラスに番号のみを付けて出され、審査員にはワインの身元がわからないようになっている。それぞれの審査員は個別に――この場面で話し合いはおこなわれない――二〇点満点で点数をつける（実際は、このフェアでは地元のワインショップでよく見かけるように一〇〇点満点で評価するが、なんとか飲める最低評価が八〇点なので、実質上は二〇点満点と変わらない）。

品評会主催者の協力を得て――しかし審査員には伏せたまま――ホジソンは毎日、あるフライト（通常は二回目）に同一のワインのサンプルが出るようにした。三〇サンプルのうちの三つを同一のボトルから注いで、異なる番号をふったのである。もし審査員の点数がワインの質を正確に反映しているなら、三つ子のサンプルは同一の点数を獲得するはず――多少の誤差範囲が出るのはしかたがないにしても、少なくとも似たような点数になるはずだと思うだろう。

結果はショッキングだった。[16]「審査しやすいように、わたしたちはできるかぎりの努力をした。同じフライト、同じボトルにして。それでも三つのグラスに同じ点数をつけた人は誰もいなかった」とホジソンは述べる。一割の審査員だけが三つのサンプルにほぼ同様の評価をくだし、すべてに同一のメダルを与えた。別の一割の審査員の評価は大幅に異なり、ひとつはゴールド、ひとつはブロンズ、ひとつは選外とした。残りの審査員は、その中間のどこかに位置した。この結果が出たのは、たんに審査員の能力に差があったからではない。ある年度に一定の評価をした審査員でも、翌年に一定の評価をするとはかぎらなかった。

ホジソンはそこで終わらなかった。次に、カリフォルニア・ステート・フェアのみならず、ほかの主要な品評会にもワインを出品して、ある会場で高評価を受けたワインが、ほかの会場でも同様の評価を得られるかどうかを比較した。[17] もうみなさんにはおわかりだろう。だめだったのである。こちらではゴールドメダルをたくさん、あちらではゼロという結果が続いた。そして二四〇〇本以上のワインのうち、どの会場でもゴールドを獲得したワインはひとつもなかった。品評会はゴールドメダルをおそらく無作為に授与しているにすぎない、とホジソンは結論した。

いったいどうしてそうなってしまうのか？ 人々のワインに対する知覚が、その時々の状況によって、つねに移ろっていくからである。芳醇でフルーティなワインのあとでは、繊細なワインの味は物足りなく感じられるものだ。アロマが際立っていれば好ましい印象（したがって高得点）につながるが、次のワインは不利になっただろう。審査員の中には、フライトが続くうちに疲れてしまった人がいたかもしれない。日差しや関節炎の膝の痛みに気が散った人もいたかもしれない。そうしたすべてが「雑音」となって審査員の評価を左右する――「雑音」はあまりに多く、品質の実際の差異を完全に破壊してしまうだろう、とホジソンは考える。たぶん、正直なところ、ワインの客観的な判断は人間には不可能なのだ。[18] とりわけ、州開催のフェアのように混雑して、せかされて、厖大な数をこなさなければならない状況下では。

こうした変動性は、ホジソン自身が自家製ワインを飲むときにも認められる。「わたしはワイン生産者ですし、ケチだから、いつも自分のワインを飲んでいます」とホジソンは言う。べつにそれは苦痛ではない。というのも、自分のワインの味に自信を持っているからだ。それでも、いつもそうとはかぎらない。「ときどき、まったくね、このワインは好きじゃないと思うときもあるんですよ。

でも気にしません。明日はまた変わるでしょうから」

　こうしたことから導きだせる結論に、わたしたちは不安になる。練達の審査員や経験を積んだ生産者がつねに一定の結論を出せないのだとしたら、このワインは「最高」であれは「まあまあ」と分類する根拠は、事実上存在しなくなってしまう。そしておそらく、大勢の人の意見の一致をみるのは困難というのが現実だ。「わたしはムートン・ロートシルト［最高級のボルドーワイン］のほうがガロ社のハーティ・バーガンディ［アメリカの低価格な家庭用ワイン］よりすぐれていると思いたい」とホジソン。「あなたとわたしは、こちらのほうがいいと一致するかもしれません……いや、たぶん一致しないでしょう」。ホジソンによると、特別なトレーニングを受けていない、一般のワイン愛好家を対象にした研究では、高価なワインよりも安価なワインを好む傾向があるという――ただし、値段を知らせていなければ、である。[19]反対に、値段を知ると、高次の知識がワインの風味の知覚に強力に影響する。ほとんどすべての人が――たんに値札を変えていただけの場合でも――安価なものよりも高価なボトルのワインのほうがおいしいと判断する（自己欺瞞のなせるわざのように聞こえるが）。しかし数年前にある研究チームが調査したところ、どうもそれだけではないことがわかった。

　脳スキャンはワインの味見に適した装置とはいえない。ひとつには、頭を動かさずにじっとしていなければならないからだ。においをかいだり、グラスを回したり、その他もろもろ、テイスティングにつきまとう通常の儀式をすべて不可能にしてしまう。そのかわり、装置に横になっているあいだ、ポリエチレンの管をとおしてひとしずく――小さじ約四分の一量にあたる一ミリリットル

――のワインを口に直接入れられることになる。それでも、少なくとも研究者にとっては、脳でなにが起きているかを見るには十分だ。この実験でおもしろいところは、被験者自身は価格の異なる五種類のワインを味わっていると考えていることである。[20] ところが実際は、二種類のワインは偽装工作をして二回出されていた。五ドルの安物は四五ドルのボトルに入れられ、九〇ドルもする極上のナパ・カベルネは一〇ドルの家庭用ワインとして被験者に示された。案の定、被験者は価格の高いワインの味のほうを好んだ。しかし脳スキャンは、被験者が思いこみだけで判断しているのではないことを示した。同じワインであるにもかかわらず、「値段の高いほう」は「値段の低いほう」に比べ、脳の報酬系を実際により強く刺激していたのである。つまり、知覚神経学的に見ても、高い値札が強い喜びをもたらしたのだ！　それを知ったある人が顔をしかめてこう述べた。「ディナーパーティーを開くとき、安いワイン（ブラインド・テイスティングで大半の人が好むもの）を出して高価だと告げれば、お客の満足度をもっとも高められることになるんだな」。まさしく、そういうことになる。

ロールズなどの神経科学者が脳内の風味の流れを調べる際、研究者たちはつねに脳の特定の領域、前頭部の眼のすぐ後ろにある部分に注目する。神経解剖学者は脳の各部について、とてもじゃないが発音できかねるような恐怖のカタログを所持しているが、ほとんどは専門家が知っていればそれでいいものである。ただ、この小さな「眼窩《がんか》前頭《ぜんとう》皮質《ひしつ》（OFC）」と呼ばれる領域は、風味に興味のある人に広く知ってもらう価値はある。ここは、脳が味、におい、食感、見た目、音といった個別の情報群を――それに期待をふくめて――ひとつにより合わせ、扱いやすい「風味」という認識にする場所だとわかってきた。つまり、眼窩前頭皮質は風味が誕生する場所だといってもいい。（ただし、脳にかかわる現象がたいていそうであるように、実際はもっと複雑らしい。この近くに位置する前頭弁蓋《ぜんとうべんがい》という領域も、風味中枢の一員のようだ[21]。ある最近の研究で、ボランティアの被験者にオレンジジュースの味と香りを別々に、もしくは同時に投与して脳の活動状態を調べてみた。味と香りをそれぞれ単独で投与したときに比べ、組み合わせたときのほうに強く反応したのは、眼窩前頭皮質ではなく前頭弁蓋だった。このことから、前頭弁蓋も風味の構成に不可欠な領域と考えられる）

　眼窩前頭皮質で風味が生まれるのならば、脳と風味の関係を知りたい人にとって、ここは見逃せない場所となる。ロールズの研究チームも、この領域の解明に努めてきた。ラットの眼窩前頭皮質で個別の神経細胞（ニューロン）の電気活動を記録したところ、ニューロンはそれぞれ異なる入力に反応することがわかった。たとえば、あるものは甘味、トウガラシ様の香り、トウガラシの辛味の原因となるカプサイシンの口内刺激に反応するとしよう。別のものは、甘味、バニラの香り、脂肪の口内食感に反応する。いわば、前者の細胞は「トウガラシ風味」ニューロン、後者は「アイスクリーム風味」ニューロンだ。

　ひとつひとつの細胞に特定の風味がマッピングされていることは、なぜアイスクリームは二〇口目より最初の一口目のほうがすごくおいしいのか、なぜシチューをたらふく食べたのにパイを食べる余裕があるのか、などの理解につながる。要するに、特定の風味ニューロンは、連続してそれに反応しているうちに疲れてくるのである。ロールズはそうした疲労を「感覚特異的満腹感」と呼ぶ。ロールズは、サルの脳でも——人間とまったく同じように——特定の組み合わせの風味を繰り返し投与しているうちに、それに対応するニューロンの反応がどんどん小さくなることを示した。[22]

　眼窩前頭皮質の風味ニューロンは、風味の組み合わせを学ぶ場所でもある。被験者全員が最終的に「バラと苦味を組み合わせたチューインガムもあり」と学んだ、ポール・ブレスリンの実験を覚えておられるだろうか？　ロールズもラットを用いて非常によく似た実験をおこなっており、眼窩前頭皮質のニューロンをくわしく調べた。「味とにおい」の組み合わせを変えると、ラットのニューロンは徐々に反応を変え、新しい組み合わせを関連づけるようになっていった。[23]「ニューロンが学習する過程を目の当たりにできますよ」とロールズは言う。

　とはいえ、ニューロンが新しい「味とにおい」の組み合わせを学ぶのには時間がかかる。ロールズは、ラットのニューロンの反応が変わるまでに、新しい組み合わせに約五〇回接触させなければならないことを発見した。ところがそれとは対照的に、においのかわりに視覚シグナルと味を組み合わせた場合では、ニューロンは初めての接触から「味と視覚」の組み合わせを学びはじめた。

　なにが違うのだろう？　おそらく、悪いものを食べないようにするという風味の役割が関係しているのではないか、とロールズは考えている。「自分の風味システムを急激に変えたくないんでしょう」。現実の世界では、日々食べ慣れている味とペアになっているにおいなら信頼性は高まるが、外観というものは絶えず変化する。どうやらわたしたちの脳は、この現実を反映して、味とにおいの組み合わせには保守性を発揮し、視覚の情報には警戒心が薄れるらしい。

だが、風味を感じる際に視覚は枝葉末節かというと、そんなことはない。ヒトというものは、結局のところかなり視覚に依存している動物種なので、わたしたちの認識の大半に視覚がしのびこんでいても不思議ではない、とルンドストロームは言う。彼によれば、ごく簡単な方法で視覚の重要性を実感できる。やってみよう。まず、熟れたイチゴの芳香を思い浮かべる。そして、それに真剣に集中する。さあ、心の中にイチゴの映像まで浮かんできたのではないだろうか？「実際にイチゴを視覚化しなければ、香りを想像するのは不可能なんです」とルンドストローム。「においを記憶するときの鍵は視覚だと思います。また、においの質を判定するときも、視覚からの入力が大きく作用します」

この影響をさらに調べるため、ルンドストロームは経頭蓋《けいとうがい》磁気《じき》刺激《しげき》（ＴＭＳ）という技術に目をつけた。これは、いってみれば電磁ヘルメットのようなもので、脳の特定部位を刺激し、働きを活性化させるために使われる。たとえば脳の視覚中枢にＴＭＳをかけると、ぼんやりした灰色の画像の識別力が約一〇パーセント高まる。

ルンドストロームはこの技術の応用を考えた。視覚が風味の形成過程にかかわっているなら、脳の視覚系を刺激することによって、ついでに風味の知覚も向上するのではないか？　そうだとすれば、与えた刺激は視覚と風味知覚をより強くむすびつけるに違いない。

ルンドストロームの研究チームは、この仮説を実証してみることにした。ボランティアの被験者に三種類のにおい物質をかいでもらった。ふたつは同じもの、ひとつは異なるものだが、どことなく似たような香り——たとえばストロベリーとラズベリーとか、パイナップルとオレンジとか——

を試薬に選んだ。被験者は、三種類のうちのどれが異なるかをあてなければならない。難易度は、制限時間の四分の三もあれば正答できる程度である。検査は三回。一回目はTMSなし、二回目はTMSあり、三回目はTMSをかけたふりをしただけで、装置特有の音は出したが脳にはいっさい影響を与えなかった。

予想どおりの結果が得られた。本物のTMSをかけた場合、異なるにおいの選別は約一〇パーセントよくなったが、偽物のTMSではその効果は認められなかった。つまり、よく見えるようにしたことで、かぎ分けの正確度も高まったのである。[24] 一方、視覚中枢へのTMSは、三種類のにおいの強さの比較には役立たなかった。それは当然だとルンドストロームは言う――においの正体の視覚化は、それがなにかを特定するには重要だが、どれくらいの強さかの判定には無関係だからである。

これまで、風味の生誕地である眼窩前頭皮質について見てきた。ここは、ほかの重要な意識の交差路でもある。五感のすべてが、それぞれの経路で眼窩前頭皮質を経由して脳に散ってゆく。また眼窩前頭皮質は、情動、報酬、動機のほか、高次の思考を担当する脳領域からの入力も受け取る。眼窩前頭皮質は、脳の「感覚梱包センター」――わたしたちが世界で認識してきたことのすべてが集積する場所と呼ばれてきた。そうだとすれば、風味はわたしたちの生活の彩り、たんなるお楽しみではない。世界とつながる要のひとつなのである。

第5章　飢えを満たす——栄養・遺伝・学習

ダナ・スモールは、マリブ・ラム［ココナッツ風味のラム酒］とセブンアップのカクテルを飲んだ、最初で最後の時のことを鮮明におぼえている。「大きなパーティーでね、たぶんあれが初めてだったんじゃないかしら、お酒を飲んだのは。未成年だったと思う」とスモールは当時を回想する。スモールは、そう、名前のとおり小柄な女性で、赤銅色の長い髪を揺らし、わずかに舌足らずな、やわらかな話し方をする。「自分のしていることがまったくわかっていなくて、そんなにたくさん飲まなかったと思うけど、マリブとセブンアップは少しもお酒っぽくないし、なんというか甘い感じの……とにかく、二、三杯飲んだら翌朝の気分がすぐれなかったの。二〇年前のことよ。この二〇年間、甘いものはずいぶん食べてきたけど、マリブとセブンアップにだけは手を出さないわ」

たいていの人に同じような思い出があるだろう。いやな経験は、特定の食べ物や飲み物の風味を永遠にリストからはずしてしまう。しかし、イェール大学の神経科学者のダナ・スモールは、そのときの教訓を「これを飲むべからず」だけで終わらせず、次のように考える。味覚、レトロネイザル嗅覚、食感など、かつてはばらばらだった感覚を統合して脳が「風味」を作る理由は、彼女のような認識――そのコインの反対側は肯定的な認識――を得るためではないだろうか。「以前に食べたり、においをかいだりしているから、風味がわかるわけでしょう。だから、風味をそなえている理由は、どこかで遭遇して消化したことのある食べ物を連想することが目的なのよ。だって、最終的にはそうなるんですもの。それが風味のほんとうの役割なのよ」。彼女の言葉を翻訳しよう。わたしたちは自分が食べたものの風味と、食べたあとになにが起きたかをおぼえている。したがって、それからは好ましいものを求め、いやなものを避けるようになる。「風味知覚は、特定の範疇に入る食べ物を正確に思いださせてくれる。だから、マリブとセブンアップの場合、あの飲み物を避けるための特別学習があったわけ。その種の学習はほかにはないわ。とても強力――一回だけでいい――そして、それがとても長く続く。進化のセンスとしては完璧ね。ためすのが一回でいいなら、それに越したことはないもの」

雑食性の狩猟採集民だった祖先にとって、こうした食べる食べないの決定は、見た目がどうこう以上の重みがあっただろう。なにを食べるかの選択は、文字どおり生と死の問題に直結しうるからだ。食べてはならない根を引っこ抜いたら自分も家族も食中毒にかかる。栄養価の高い根を見過ごしたら家族全員が飢えるはめになる。そこまでいかなくても、狩猟採集民として生き抜くためには、できるだけ栄養価の高い食べ物を手に入れて、日々の狩猟や採集、咀嚼を続けていけるかどうかにかかっている。現代社会に置き換えても同様だ。明日食べられるかどうかわからない状況になったら、生のセロリを噛んで時間を無駄にしたりせず、ポテトであれハンバーガーであれアイスクリームであれ、なにかしら高カロリーのものを選ぶに違いない。

したがって、進化はわたしたちに、食物となるものを見分け、覚え、食べたらどうなるかを記憶する優秀なシステムを授けてくれたのだと考えられる。すでに述べたように、このシステムの一部は生まれつきそなわっており、新生児でさえ甘味を好むようにできている。しかしほとんどの場合、わたしたちは経験をとおして学んでいく。風味はそのためにある——だからこそ脳は味覚、食感、レトロネイザル嗅覚をはじめ、関連するデータをすべて集め、ひとつに統合された風味知覚にまとめるのである。この合成された知覚のおかげで、わたしたちは自分の体調を崩す風味をおぼえていき、また、栄養を与えてくれる風味を好むことを学ぶ。ただし、たいていの場合、わたしたちは栄養について学んでいることに気づいていない。というのも、日常生活では風味とカロリーは固くむすびついているからだ。大量の炭水化物を摂取せずにベイクドポテト味に出会うことも、タンパク質と脂肪のないサーモン味に出会うこともない。

栄養と風味を切り離す実験には細心の注意が必要なため、人間よりもラットでおこなうほうがたやすい。この分野の古典的研究をおこなったのは、ニューヨークのブルックリン大学のアンソニー・スクラファニである。スクラファニはラットに、ブドウ味とチェリー味の飲水ボトルを与えた。[1] どちらのボトルも入っているのは風味つきの水だけで、甘味や栄養素は添加されていない。そして、ラットに胃管を挿入し、ブドウ味ではなくチェリー味を飲んだときにだけ、腸に直接砂糖水を届けられるようにした。砂糖は口に入らないので、ラットが甘味を認識することはない。ところが両方の風味の水を飲んで数分もすると、ラットはもっぱらチェリー味のボトルから飲むようになった。

ラットの腸管内の栄養受容体が「なにかいいものが来た」とすぐに脳へ伝えているだろう、とスクラファニは考えた。脳が腸管の信号と鼻と口からの風味情報をつなぎ合わせた結果、ラットは甘味をいっさい感じていないにもかかわらず、「チェリー味にはカロリーがある」と学習したのである。これがチェリー味特有の性質でないことを確かめるために、スクラファニは組み合わせを変えてほかのラットでも実験をおこなった。ブドウ味を飲んだときに砂糖水を注入されたラットは、やはりすぐにブドウ味のほうを好むようになった。しかも、それは甘味にかぎったことではなかった。ラットは、胃管から届いたカロリーがタンパク質や脂肪由来のものであっても同じように学習した。これはロシアの生物学者イワン・パブロフがベルの音と餌の時間の関係性を犬に教えたときと、まったく同じ学習過程である。さほどの時間もかからず、パブロフがベルを鳴らしただけで、犬は餌が出てくる予感に唾液を分泌するようになった、あの有名な実験だ。同様に、スクラファニのラットはカロリーが得られるのを期待して、チェリー味の飲水ボトルに吸いついたのである。

ラットの胃管の位置をいろいろと動かしてみて、スクラファニは学習に関与する栄養受容体が、胃のすぐ下、小腸がはじまる部分にあることを突き止めた。ここは、病的肥満患者の胃バイパス術の際に外科医が切除する領域である。胃バイパス術が非常に有効な理由はまだわかっていないが、ひとつには、栄養受容体が除去されることにより、風味と栄養の関連づけが妨げられるからかもしれない。食事の風味はもはや栄養の予感をもたらさないため、人々はしだいに風味に対する興味を失い、食べたいという衝動が薄れていくのだろうとスクラファニは指摘する。

この風味学習——風味刺激と栄養の条件付け——は、スクラファニの研究や多数の検証結果が示すように、ラットでは簡単に実証できる。しかし、人間でも同様の学習が存在するかどうかを証明するのはとてもむずかしい。まず、あの胃管実験を実施し、成功させる可能性は皆無だ。また人間には、食べたくなると勝手に食べるという、研究者にとってはいらだたしい食習慣がある。そのため、食物摂取時間のコントロールや、すでにある種の——ブドウ味とチェリー味のような——関連性が形成されていないことを確かめるのは、現実には大きな困難をともなう。ゆえに、人間における風味と栄養の条件付けの研究では、なんらかの傾向を示すような結果は得られていない。風味学習がたしかに存在していると思われるような結果もあるし、存在していないと思われるような結果もある、というのが実状だ。

人間が風味刺激と栄養的な対価を学んでいることを示す研究のうち、もっとも信頼性が高いのはイェール大学のダナ・スモールのものだろう。スモールは風味を掲載したカタログを調べ、普通の人なら日常生活ではまず遭遇しない、まったく無名の風味を一〇種類見つけだした。どのようなものなのかと尋ねると、「新手の風味だから、あなたには想像つかないわよ」とスモールは答えた。たとえば、ひとつには「アロエ」という名称がついていたが、アロエの味は少しもしなかった。驚くにはあたらないが、初めてそれらを味わったとき、嫌がる被験者が多かった——わたしたちに生まれつきそなわっている新奇恐怖が頭をもたげたのである。

スモールの研究チームは二種類の風味を選び、人工甘味料入りのソフトドリンクを作成した。そして片方だけに、マルトデキストリンを加えた。これは高カロリーの多糖で、胃に入るとただちにグルコースに分解されるが、特定の味はない（あらかじめ三点比較法——三つのうちで違うものはどれですか？——でソフトドリンクを調べ、被験者にはマルトデキストリンの有無がわからないことを確認している）。ボランティアの被験者は、数日間のあいだに二種類のドリンクを複数回飲んだ。ただし、消化後の影響を分けるため、一日一種類に限定した。その後ふたたび研究室に来てもらい、ふたつの風味にどのように反応するかを調べた。リアルタイムの知覚ではなく、学習効果を確実に調べるため、今回はどちらの風味にもマルトデキストリンを加えなかった。たしかに被験者は、低カロリー風味に比べ、高カロリー風味を好む傾向をわずかに示した。つまり、彼らはどちらの風味に栄養効果があるかを学び、それをちょっとだけ好むようになったのである[2]——しかし、わずかな差でしかない。大きな違いは、脳スキャン上に現れた。

スモールの脳スキャン装置に入っても、風味をじっくり楽しめるわけではない。病院でＭＲＩ検査をするときと変わりなく、動かないように頭を固定されたまま、巨大な磁気装置の中に横たわっているだけである。スモールは、それぞれの風味が脳の活動に及ぼす影響を鮮明な画像で示すため、時間をあけて投与しながら複数回撮影し、その平均をとらなければならない。また、風味が投与された瞬間を把握しなければならないし、検査が長引いたり混乱したりしないように、ほかのにおいを遮断しておかなければならない。「具体的に言うと」とスモール。「テフロン製の鼻マスクをつけてもらうのよ。そこから舌の上に液体がしたたる仕掛けになっているわ」。すばらしい。

これほど非日常的な状況下にもかかわらず、結果は劇的だった。カロリーとの関連性を被験者が学んだほうの風味を飲んだとき、脳の奥に位置する側坐核《そくざかく》という領域がクリスマスツリーのように輝いた。側坐核は、脳の「報酬系」の一部を構成している。報酬系は「これはいい」という快感を生む場所で、その快感を得るためにふたたび同じ刺激を求めるようになる。セックスや薬物に溺れたり、ロックンロールに夢中になったりするのにも、報酬系が深くかかわっている（実際、音楽は側坐核を活性化する）。一九五〇年代の古い研究で、ラットの脳に電極を挿入し、ラットがレバーを押すと側坐核が刺激されるという実験をおこなったところ、ラットは餌も食べず水も飲まず、ただひたすらレバーを押し続けたという。[3]

重要な点は、学習した風味と栄養の関係性が、ふたつの風味の好感度という「意識」よりも報酬系を強く揺さぶったことである。少し整理してみよう。スモールが被験者にどちらの風味が好きかと尋ねたとき、大きな違いは認められなかった。人間における風味刺激と栄養の条件付けを調べたこれまでの研究がはかばかしい結果を得られなかったのを追認する結果だった、ともいえる。しかしスモールは簡単に引き下がらず、どちらの風味に価値があるかと被験者の脳にもしゃべらせてみた――すると、脳は大声ではっきりと告げた。肝心なことはすべて表面の下、無意識の領域で起きていたことがあきらかとなった。

最近、それを裏付ける別の研究がおこなわれたという。スモールの母校――モントリオールのマギル大学――の研究グループは、食品に対する意識的な評価と無意識的な評価がどのように違うのかを調査した。[4]はじめに、空腹なボランティアに複数の食品の写真を見せ、含有カロリーを推測してもらった（意識的な評価）。同時に脳スキャンをおこない、前頭前皮質腹内側部［眼窩前頭皮質《がんかぜんとうひしつ》の上にある領域］という、やはり評価と食欲にかかわっている領域の活動性を測定した（無意識の評価）。さらに、被験者に五ドル渡し、それで今すぐ食べるものを買うとしたらなにを選ぶかを尋ねた。じつは彼らは腹ぺこの大学生で、すぐにもカロリーを摂取したくてたまらない状態だったと考えてもらいたい。

食品のカロリー含有量の意識的評価では、被験者たちはかなり出来が悪かった。一方、彼らの無意識的な脳領域は、ずっとよい成績をおさめた。彼らの脳の活動は、意識的な評価ではなく、食品の実際のカロリー量にほぼ一致していた。ところが、被験者が自分の意思で食品を選ぶ検査で興味深い結果が得られた。どの軽食を買うか意識的に選ぶのだから、決定は意識的なカロリー評価に基づくと思うだろう。あにはからんや、彼らの購入した品物は実際のカロリー量——無意識が正確に評価した情報——にずっと近かった。

じゃあなぜ人々はダイエットコークを飲んだり、コーヒーに砂糖の代用品を入れたりするのをやめないのだろう、と不思議に思われるかもしれない。身体はそうした風味にはカロリーがないことを知るのだから、最終的には興味をなくして当然ではないだろうか?「無価値であること」を身体が学ばない理由のひとつは、そうした風味が気分を高揚させるカフェインを相棒にしているからである。身体はその種の強い効果を学び、好きになる——アルコールの酩酊感もまたしかり。だからこそ大勢の人々が、客観的にいえば不快だったり、苦かったり、燃えるように辛かったりする風味に対する偏愛をやすやすと育てていくのである。

風味システムをだますことに関しては、ほかにも注目すべき点がある。ひょっとしたらあなたはダイエットコークに目がない人かもしれない。そして、ダイエットコークと同じように甘くて、柑橘系で、カラメル風味のする別の食べ物を味わったこともあるに違いない。ただし、そのとき口にしたのは本物のカロリーをともなった食べ物だ。そうした変動性——甘い柑橘系の食べ物がときには高カロリーだったり、あるときは低カロリーだったりすること——は、風味刺激と栄養の条件付けに干渉し、わたしたちが今どれだけ食べていて、いつ食べ終わればいいのかを監視している体内のカロリー計数器の働きをにぶらせることがある。それればかりか、事態は悪化するおそれもある。そうした風味そのものを、当たりだったりはずれだったりする「カロリースロットマシン」として認識してしまうからだ。この種の「間歇強化《かんけつきょうか》」［ある行動に対してかならず報酬があるときよりも、あったりなかったりするときのほうが行動を強化すること］は、とくに報酬系をくるわせやすい（スロットマシンの前に忘我の状態で座っている人々を見ればよくわかる）。だとすれば、人工甘味料はカロリーが少ないゆえに、実際には甘味への指向性や、そのほかの随伴する風味への欲求を高めてしまう可能性がある。人工甘味料が体重減少の万能薬になりきれていないのは、ここにも原因があるのかもしれない。

洗練された学習メカニズムが無意識のレベルで作動する——これには大きな進化的意味がある。人類が出現するずっと前に、また、最初の霊長類が果物を探しながら木々のあいだをめぐるよりも前に地上に存在していた、原初の哺乳類の祖先も栄養価の高い食物を見分ける必要があっただろう。つまり、彼らにも「風味刺激と栄養の条件付け」が必要だったに違いない。そしておそらく彼らには、その仕事を容易にする意識的な思考能力はないか、あるにしてもほとんどなかったと思われる。「この回路は太古に進化したものよ。わたしたちが意識を獲得する前から働いていたの」とスモールは言う。優秀な哺乳類として、わたしたちはカロリーの風味を求めて進化してきた。正確にいえば、カロリーがあると学習した風味をわたしたちは求め、そうではない風味は無視するようになった。そしてほとんどの場合、それは無意識下で起こる。

しかしほとんどの現代人は、根を掘り、果物を採り、ときには獲物を追いながら野山に暮らしているわけではない。わたしたちはおびただしい食品に囲まれており、その多くは祖先が見たこともないようなカロリー豊富な商品だ。手を伸ばせばいつもそこにある高カロリーの風味に引き寄せられても、もはやわたしたちに益はない。しかし高いカロリー密度［食品の単位重量あたりのエネルギー量］がわたしたちの「風味刺激と栄養の条件付け」を今でも過剰に亢進させ、そうした食品をますます魅力的に見せている。食べたら自分のためにならないときでさえ、その風味がほしくてたまらなくなる。

わたしたちの風味選好［ある風味を好んで選ぶこと］のいくつかは、あきらかに生来そなわっているものだ。新生児さえ甘味を好む――また、そうでなければならない。さもなければ、赤ん坊は母親の乳房をつかんで乳を吸おうとは思わない。また赤ん坊は、なにか有毒であることを示す苦味を自然に避ける。しかし、そうした単純な手がかりに依存していた時期が過ぎると、わたしたちの風味選好に制限はなくなる。なにを食べ、なにを避けるか、自分自身で決めなければならない。パンダはそれを学ぶ必要はない――食べるのは竹だけなのだから。オオヤマネコはウサギを食べる。アリクイは蟻を食べる。しかし人間は違う。雑食動物として、食べ物の特徴である風味を学ばなければならない。

その学習は生まれる前からはじまる。妊娠中の母親の食事にふくまれている風味分子が羊水に溶け、発達中の胎児はそれを摂取する。いってみれば、胎児は母親が食べたものをサンプリングしているのだ。そしてこの世に生まれてから、そうした風味を認識して好きになる。また授乳期の赤ん坊にも、母乳を介して母親の食事をサンプリングする機会がある。この早期学習の存在をはっきりと示したのが、モネル化学感覚センターのジュリー・メネラの研究である。妊娠中の女性のあるグループは、妊娠後期の三か月間毎週四日以上、一日にコップ一杯のニンジンジュースを飲んだ。[5]第二のグループは妊娠中ではなく授乳中に飲み、第三のグループはいっさい飲まなかった。その後、赤ん坊が離乳期にさしかかった頃、メネラは、赤ん坊が初めてニンジン風味のベビーフードを食べるときのようすを観察した。赤ん坊は、なにかしら新しい風味に出会うと顔をしかめるものだ。しかし、胎児期と授乳期にニンジンを味わった赤ん坊たちは、妊娠中にニンジンジュースを飲まなかった母親の赤ん坊たちに比べると、その味をいやがるそぶりはほとんど示さなかった。また、ニンジン組の母親たちは、赤ん坊がニンジン風味のシリアルを喜んで食べると報告した。そう、母体を介してニンジンを認識していた赤ん坊は、初めてじかに接したときもその風味を楽しんだのだ。

それはニンジンだけではない。アニスからガーリックまで、母親の食事をとおしてその風味に接していた赤ん坊は、自分がこの世で初めて味わうときでも積極的に受け入れることを、研究者たちは何回も示してきた。要するに、わたしたちは母親が食べるものを学んで好きになるのだ。「ほんとうにすてきなシステムです」とメネラ。「赤ちゃんがそれに慣れ、喜んで食べるようになってもらうためには、まず母親が食べなければなりません。食べる振りをしてもだめです。風味は母体に入りませんから」

早期に学習した嗜好は長年にわたって続く。以前ドイツでは、ほとんどすべての乳児用調合乳にバニラが添加されていた。その習慣が終わって何年かたったあと、期せずしておこなわれた国家規模の実験結果を見てみようと研究者たちは考えた。彼らは、添加終了前に赤ん坊だった子供たち——バニラ入り調合乳を飲んでいたのは確実なグループ——と、添加を終了してから数年後に生まれてバニラ無し調合乳を飲んで育った子供たちを対象に、嗜好の違いを調べることにした。予想どおり、乳児期にバニラを味わっていた子供たちは、そうでない子供たちに比べ、大きくなってからもバニラを好む傾向を示した。[6]

いささか変わったバニラ味ミルクはさておき、粉ミルクで育つ赤ん坊は母親の食事の影響を受けない。そのかわり、親がときどきブランドを変えないかぎり、まったく同じ味だけを飲み続ける。そして離乳期にさしかかっても、人工栄養の赤ん坊は来たるべき風味に対する認識をほとんど持たない。この傾向は、甘くておだやかな口あたりの牛乳や大豆由来の粉ミルクで育った赤ん坊にとりわけ顕著だ。対照的に、苦くて酸味のある、タンパク質を加水分解した粉ミルクを飲んでいた赤ん坊は、こうした「むずかしい」味にもある程度は慣れている。メネラによれば、加水分解乳で育った赤ん坊は、母乳栄養児と同じく、初めて固形物を食べるときも野菜味を受け入れやすいという。[7]

どうやら生後数か月の頃、赤ん坊が与えられたものを積極的に受け入れる「味覚の窓」の時期があるらしい。とはいえ、離乳期が過ぎ、よちよち歩きの時期や幼児期になっても、辛抱強く繰り返し与えていけば、新しい食べ物に慣れていくことは可能だ。たしかに幼い子供は新しい味に対して警戒心を示しやすく、最初のうちは拒否することが多い。それでも八回から一〇回程度ためすと、たいていの子供が新しい食材を受け入れはじめる（口に入れるとあいかわらずいやな顔をしたりするが、親はそんな表情など気にせず、子供がなにをどれだけ食べたかに注意を集中するほうがよい、とメネラは言う）。同じものばかり食べさせるのもよくないようだ。したがって、いろいろな食材をためす機会の多い子供は、新しい風味になじみやすいという。また、幼い子は、親や年上のきょうだいが食べるものを見て学ぶ。

親への指針は明解だ。わが子に食べてもらいたいものを食べさせよう。「子供たちは、接触の繰り返し、多様性、モデリングをとおして学びます。それに尽きます」とメネラ。「それはまさに子供の――そして家族としての学習の基本原則です。食べ物は、その家族の本質をあらわします。あなたが喜びと楽しみを味わえる健康的なものを食べてください。そして、肯定的な状況でそれをお子さんに出してください。子供たちは学ぶでしょう」

幼い頃から接していれば好きになりやすい、という真実を如実に示しているのは、おそらく極北の地に暮らす人々だろう。ベーリング海峡沿岸地域に住むチュクチ族とユピック族は伝統的に魚やセイウチを食べており、好んで料理に使うのは、肉・血液・脂身などを長期間土中に埋めて醱酵させ、先住民たちが「おいしく腐った」と形容する食材である。この食習慣とともに成長した人でないかぎり、地上のあらゆる徳をそなえた友愛の士であっても、その種の料理を食べるのはむずかしいに違いない。先住民の食事をためしてみたいという熱意に燃えた、ある人類学者が初めて熟成セイウチ肉に遭遇したときのようすを、彼女の言葉で紹介しよう。

なんてこと！　寝かしに寝かせた熟成肉のにおいが、わたしの感覚に浸透していった。頭にあったのは、客人として無礼であってはならない、ということだけだった。この肉を食べ終えなければ。わたしは、噛んで、噛んで、噛んで……やがて「もてなし側のひとりが」微笑みを浮かべたまま、静かに言った。「ねえ、キャロル、真っ青だよ」[8]

チュクチ族やユピック族でも、こうした食べ物を好むかどうかは子供時代の経験による。伝統的な食事で育った高齢者は大好きで、いまだに食べるための手間を惜しまない。他方、旧ソヴィエト政府がさかんに伝統食を排斥した一九六〇～八〇年代に子供だった世代は、食べるのに苦労することが多い。彼らの嫌悪感は非常に強かったので、ソヴィエト連邦が崩壊して食料が欠乏し、選択肢がほとんどなかったときでさえ、多くが伝統食を食べるの拒否した。人類学者の報告によれば、現代の若者たちは祖父母を敬愛し、一緒に過ごす時間を楽しんでいるという――ただし、夕食前に帰れるのであれば。また、おいしく腐った肉を今もときどき食べる人にしろ、においが残るのを防ぐためにゴム手袋をはめる。[9]

対照的に、いくつかの嗜好はどうも学習されないらしい。新生児はなにか甘いものが口に入ったとき、吸いつきが強くなり、うれしそうな顔をする。そして、その嗜好を変えるために親にできることは、あまりない。ギャリー・ボーシャン――モネル化学感覚センターの会議室でわたしと一緒にうがいをした研究者――は、糖分の少ない食生活に人が慣れるものかどうかをためしてみた。数十年前、ボーシャンは、数週間の減塩食で被験者の嗜好が変化し、塩気の薄い食べ物を好むようになって、それまで食べていたものをしょっぱく感じることを発見した。しかし同じ実験を甘味でやってみたところ、被験者は塩味のときのような反応は示さなかった。[10] 低糖食を三か月続けた被験者たちは、いつも口にしていたのとまったく同じ甘さのバニラプディングやラズベリードリンクのほうを好んだ。ボーシャンの知るかぎり、同様の研究をした人は誰もいないため、たったひとつの研究から結論を出すのは早計だという。しかし、もしそれが正しいとしたら、そして子供も大人と同じ反応をするのなら、親は砂糖に対して多少は気楽にかまえられるようになるかもしれない。「地球上に住んでいるほぼ誰もが、子供の砂糖摂取を制限せずに放置していたら子供はますます砂糖にやみつきになってしまうと信じています。でもその証拠はないのです」とボーシャンは言う。また、砂糖ゼロの食事をさせても、子供の甘いもの好きは防げない（ボーシャンは、加工糖や甘いお菓子を目の敵にする親を持つ少年を検査したことがある。少年は、噛み終わったガムを学校の椅子の裏に貼りつけておいて、またそれを食べるんだとボーシャンに話した）。甘いものは甘く、そしていつもおいしい――親にその事実を変えることはできない。

ほとんどの現代社会では、人々の食べすぎをどうやって防ぐかということが最大の課題となっている。この数十年でアメリカ人の体重は増え続け、今やアメリカの成人の三分の二以上が過体重か肥満に分類される。ヨーロッパ、さらには中国やインドもそれに続きはじめた。全世界で成人の三九パーセントが過体重か肥満であり、今では毎年、栄養失調よりも栄養過多が多くの人々を死に追いやっている。

本書は風味に関する本なので、この難題の一隅《いちぐう》を見ていくことにしよう。すなわち、なにを食べるかの決定に風味がどのようにかかわっているのか、そして、そうやって選んだものをどれくらい食べてしまうか——こちらのほうが体重コントロールに直結する要素——である。ダイエット全体の一部にすぎない風味でさえ、一筋縄ではいかない。困った問題の第一は、もう十分食べたと思うと、概してそれ以上ほしくなくなるところから来る。これをもっともよくあらわしているのは、第4章で述べた感覚特異的満腹感という現象である。食事中、同じ料理の味ばかり感じていると、カロリーの多寡に関係なく、脳の報酬系はしだいにその感覚入力に反応しなくなってくる。そのため、どれほど大好物でも一口ごとに喜びが薄れていってしまう。

最高級レストランのシェフが少量の料理をずらりとならべたメニューを作成したくなるのは、これが大きな理由である。シカゴのレストラン《アリニア》——よく世界一にランクされる——では、ほんの数口で食べられる小さな料理が一ダース以上出てくる食事を楽しめる。シェフのグラント・アケッツは、やはり「スモールプレート（少量料理）」のメニューで名高い、カリフォルニアのナパバレーにある《フレンチランドリー》で創作料理の腕を磨いた[11]［ミシュラン三つ星のレストランで「全米一予約が取りにくい」店としても有名］。アケッツの師匠トーマス・ケラーは、彼がこの形式を選んだ理由をこう述べている。

シェフのほとんどは、お客の空腹を一、二種類の料理で短時間に満たそうとする。食事は昂揚感ではじまる。一口目は「このうえなくすばらしい」。二口目は「すばらしい」。しかし三口目になると――そしてそれに続く何口も――風味はしだいに鈍りはじめ、やがて食事をする人は興味を失う。

同じ原則がどの食事にもあてはまる。休日のごちそうがマッシュドポテトだけだったとしたら、ほぼ間違いなく、皿にターキーや詰め物料理、サヤインゲンや芽キャベツなどがならんでいるときよりも、食が進まないだろう。感覚特異的満腹感は食べはじめてから一五分から二〇分以内にあらわれ、胃がふくれるなどしてほかの満腹信号が出る前であっても、食欲を失わせたりする（この感覚特異的満腹感は約一時間以内に消えるので、ふたたびなにかを食べたくなる時間を決定するのは、ほかの満腹メカニズムのほうが大きく作用していると考えられる）。

感覚特異的満腹感を誘発するには、風味の強い食べ物のほうがすぐれているという意見もある。もしそうなら、一口あたりの風味を最大限にすることによって減量が可能になるかもしれない。感覚特異的満腹感を発見したエドマンド・ロールズは、ほとんどの文化では、食事の中心となる主食は米やジャガイモ、パンなど、比較的淡泊なデンプン質が多いと指摘する。より風味の強い肉や野菜は、概して食事に占める割合は少ない。ただし今のところ、風味を最大限にすれば痩せられるという説を裏付ける証拠は少ない。

もっとも信頼性の高いのは、最近オランダでおこなわれた研究だろう。ボランティアの被験者の鼻からのど奥にプラスチックチューブを挿入し、そこからトマトスープの濃い香り、あるいは薄い香りを流すという実験である。[12] どちらの場合でも被験者は味のしない同じスープを飲むのだが、のどの奥の管から流れてくるアロマの濃度によって、風味を強く感じるか、おだやかに感じるかの違いがあった。やはり、香りがはかなく消えずに強く残っているあいだ、被験者のスープを飲む量は約九パーセント減った。

鼻に管を入れられてスープを飲むのはぞっとしないと思う人もいるだろうが、数年前にオランダの若者がボランティアにかり出された実験ほどではなかったのだと考えて、むしろ素直に喜ぶべきだろう。[13]その実験の研究者たちは、わたしたちが食べるのをやめるのは、おなかがいっぱいになるからなのか、あるいは十分な風味を感じるからなのか、その点をはっきりさせたいと考えた。答えを得るには、噛むことによって風味が放出される過程と、飲みこんで胃がいっぱいになる過程を切り離さなければならない。彼らが採用した方法は、かなりのものだった。

もしあなたが実験に参加していたら、普通に朝食をとったあと、何度か研究室に出向き、イヤフォンプラグくらいの細さの胃管を技師に挿入してもらう。胃管は鼻孔から上に進み、のどを下り、胃に到達する。机で一時間書類仕事をしたあと、二〇〇グラムのケーキを渡される。ただし、いつものように噛んでかまわないが、飲みこむ寸前にコップの中へ吐きださなければならない。かじる、噛む、吐きだす、かじる、噛む、吐きだす、を一分間もしくは八分間おこなう。それが終了すると、技師――たぶん胃管を鼻に入れた人――がカップを回収し、中身を空け、乾燥させて重さを量り、あなたがこっそりケーキを飲みこんでいないかどうかを確認する。噛んでいる最中には、九九キロカロリー分のケーキを少量の水（一〇〇ミリリットル）に溶かしたものか、もしくは、より胃が充満するように大量の水（八〇〇ミリリットル）に溶かしたものが胃管から注入される。吐くのと注入が終わり、ついでに胃管をにょろにょろと抜いてから、三〇分後にサンドイッチのランチを渡され、おなかがいっぱいになるまで食べるように指示される。

はっきりいって、この噛んで吐いて管から注入されるというのは、悲惨の一語に尽きる。研究の参加者たちもあきらかにそう思ったらしい。被験者登録をした四三名の若者のうち、自分のすることの内容がわかったとたん、参加料の支払いがあるにもかかわらず、八人が離脱した。五人は、ケーキを正確に吐きだせなかったためにクビにされた。四人は、実験を残すところあと二六回という段階で、「その他」の理由で失格となった。

結論として、人が満腹感を得るとき、口で感じる風味は胃の充満量と少なくとも同じ程度関係していることがわかった。ケーキを噛んで吐きだすのに八分間を費やした日は、たった一分間の日に比べ、あとで食べたサンドイッチ量は一〇～一四パーセント少なかった。反対に、胃により多くの液体を注入されても、すべての日でサンドイッチ消費量は減少しなかった。

もうひとつ、これより多少はましな実験がある。同じ研究グループが、被験者の口にトマトスープを強制注入するというもの。一二秒おきに大量に入れる場合と、三秒おきに少量を連続して入れる場合の違いを調べるのが目的だ[14]。一分間に注入されるスープの総量はいずれの場合も同じだったが、被験者は一二秒おきに大量に入れられるときのほうが風味をあまり感じなかった。口の中にスープがとどまっている時間が短かったせいである。予想どおり、被験者は三秒おきに少量を入れられたときのほうが――したがって風味を強く感じたときのほうが――満腹になるまでのスープの総量は少なかった。

こうした報告はすべて「完全咀嚼主義」――嚙めば嚙むほど食べ物の風味が引き出され、感じる度合いが強くなり、それだけ早く満腹感が訪れる――の提唱者に軍配をあげているように思えるかもしれない。ある研究で被験者にショートパスタを食べてもらったところ、小さなスプーンで一口二〇～三〇回嚙んで食べたときのほうが、大きなスプーンで可能なかぎり早く食べたときよりもおなかがいっぱいになったと感じた[15]（しかし残念ながら、科学はまだ明快な結論にはいたっていない。長く嚙んだときのほうが満腹感は強かったが、被験者は十分食べたと感じているにもかかわらず、実際に摂取したパスタの量は変わらなかったからである）。たとえ「たくさん嚙めば飲みこむ量が少なくなる」という考え方を信じるにしても、極端に信奉するべきではない――過激で有名な例としては、二〇世紀初頭にホーレス・フレッチャーが提唱して一時流行した「フレッチャーイズム」、一口ごとに数百回嚙むという健康法がある。しかし、それほど強迫的に嚙まなくても、食感を大切にすることで同じ効果は得られるはずだ。[16]厚み、嚙みごたえ、歯ごたえのある食べ物はおのずと一口の量が少なくなり、嚙む時間が長くなると同時に食べる速度も遅くなり、口の中に食べ物が存在する時間も長くなるものだ。

さらに重要なのは、ソフトドリンクやジュース、ビールなどの液体は、咀嚼と嚥《えん》下《げ》型の食べ物よりも、ずっと速く口中を通過することである。いくつかの研究によれば、一〇倍も速いという。当然、咀嚼と嚥下型よりも相対的に風味は認識されにくくなり、これは液体のカロリーを過剰摂取しやすいことの説明になるだろう。また、液体のカロリーは固形物から得られるものほど体内のカロリー監視計を強く刺激しない。実際、同じ量のスープを飲む場合、マグカップからすばやく飲むよりも、スプーンを使ってゆっくり飲むときのほうが満腹感が強いことがわかっている。[17]

もちろん、風味の認識を高める方法はほかにもある。もとから風味の強いものを食べればいいのである。風味豊かな食事のほうが満腹感を得やすいかについてはまだ不明だが、わたしが話した専門家の多くは、そうであっても驚かないと答えた。そして、いくつかの実験がその可能性を示唆している。たとえば、バニラカスタードは風味が強いほど食べる量が少なくなり、[18]また、被験者がどちらもおいしいと評価したトマトスープで比べると、塩味の薄いトマトスープよりもきついトマトスープで飲むほうが量が少なかった。[19]

厖大な種類の食べ物が入手できる現代社会の状況が過食に拍車をかけているのではないか、という意見は根強い。感覚特異的満腹感が発生しても、すぐに別の食べ物に移れるからだ。一九七〇年代に肥満が初めて社会問題化したとき、つねにバラエティ豊かな食べ物に囲まれた、現代の「カフェテリア式」食生活が元凶ではないのか、と多くの人が懸念した。選ぶ食べ物が多すぎてあちらからこちらへと移っているうちに、結局は食べすぎてしまうのでは？　しかし、バラエティの豊かさが原因でないことがすぐにあきらかになった。一九八〇年代初頭、モネル化学感覚センターの研究者たちは、ラット・フレンドリーの市販飼料を一二種類購入した[20]（ラットを喜ばせたい人向けにお知らせすると、フレーバーの種類はピーナツ、パン、ビーフ、チョコレート、ナチョチーズ、チーズペースト、チキン、チェダーチーズ、ベーコン、サラミ、バニラ、レバーだった）。そして標準飼料に同一のフレーバーだけ混ぜ続ける群と、バイキング式にさまざまな飼料をミックスし、しかも毎回変える群に分けてラットを飼育した。バラエティの豊富さが過剰摂取につながるのであれば、後者のラットは小さなおでぶちゃんになるはずである。

しかし、彼らはそうならなかった。三週間の実験が終了したあと、バイキング飼料群のラットは、退屈飼料群に比べ、食べる量も変わらなければ、体重も増えていなかった。そしてほんとうに問題なのは、飼料にふくまれる糖分と脂肪分であることがわかった。高脂肪、高糖分の飼料を与えられた第三の群（これをファストフード群と呼ぼう）は、単一の風味かバラエティ豊富かにかかわらず、まんまるに太っていた。言い換えれば、体重増加の原因はバラエティの豊かさではない。原因は、高カロリーで活性化された報酬系なのである。

なるほど――しかしたとえそうであっても、ファストフードの呼び声を上手にやり過ごして太らない人もたくさんいる。それは、食べる全体量を調節する別のシステムがわたしたちにそなわっているからだ。レプチン、グレリン、神経ペプチドYなどのホルモンが複雑に作用して、わたしたちの空腹感と満腹感の度合いを調節し、長い目で見ればカロリー摂取量と消費量がだいたい同じになるようになっている。たしかに、たくさんの料理がならぶ休日のディナーでは、わたしはたいていふだんより少し食べすぎる。いや、ほとんどの人がそうなるのではないだろうか。それは種類の豊富さだけでなく、社交上そうすべきだという通念にもよる。ただ、それをあとで相殺している。翌日に食べる量を減らしたり、おやつを一回か二回抜いたり。「痩せたシェフを信用するな」という古いことわざも忘れたほうがいい。一般原則として、食事がとくにおいしいという理由だけで体重が増えることはない。「最高においしい料理を提供したらほんとうに客は食べすぎますか、と聞いて回っているんですが、そんなことはないという結論に達しました」と、数十年にわたって風味と食欲を研究しているマーク・フリードマンは言う。「いろいろまことしやかに言われているものの、たいした証拠はないんです」

また、まずくても食べる量は減らない（食事療法中の大学生に尋ねてみるとよい）。苦味剤を加えるなどしてラットの飼料をまずくした場合、ラットはしばらくのあいだ餌を避けるが、ほかに選択肢がなければ、最終的には空腹に駆られて、まずい餌でもとにかくガツガツ食べるようになる。[21]同様に、突然嗅覚を失った人々も――その病気については本章でのちにふれる――通常は体重減少にはいたらない。この問題に関しては、料理があまり上手でない、あるいは下手な知人を思い浮かべてみれば、ガリガリの痩せ型はめったにいないことでもわかるだろう。

風味を操作してもおそらく肥満をなおせない証拠は、遺伝の分野にも認められる。わたしたちはみな味覚と嗅覚の受容体にユニークな遺伝子変異があるため、まったく同じように風味の世界を知覚する人は誰もいないことを思いだしてほしい。もし風味知覚が肥満に大きくかかわっているなら、風味系の遺伝子になんらかの変異がある人は太りやすいのではないかと考えたくなるはずだ。たとえば、甘味受容体にわたしと同じ変異を持つ人々は甘味を好む傾向があり、その結果、甘いお菓子を食べすぎて体重が増えるリスクが非常に高くなるかもしれない。あるいは、苦味にとくに敏感な人々は、ブロッコリーよりも高カロリーのフライドポテトを食べたがるかもしれない。

遺伝的な一定のパターンを見つけだすための方法として、遺伝疾患の特定によく使われる「ゲノムワイド関連解析（GWAS）」という手法がある。研究者は疾患――アルツハイマー病とか、がんの発生率が高い家系とか――のある人とない人のゲノム全体を比較し、ふたつのグループでゲノムが異なっている部分を探す。目的の疾患関連遺伝子は、相違が見つかったいずれかの場所に潜んでいるはずだからだ。肥満について調べる場合、GWASでは過体重の人と標準体重の人のゲノムを比較することになる。たしかに、肥満遺伝子の研究では相違のある場所が特定され、遺伝子が肥満にかかわっている可能性が指摘されている。しかし相違のある場所のどこを見ても、味覚受容体や嗅覚受容体の遺伝子はふくまれていない。[22] わたしたちが風味の世界をどのように知覚しているかは、肥満のリスクを決定する上ではまったく問題にならないようだ。

また、食べる量に風味があまり関係していないと考えられる理由は、もうひとつある。もし過食がおいしい味によって引き起こされるのなら、風味——とくに嗅覚——を喪失した人々は食べ物に興味を失い、食べること自体が非常にむずかしくなるのではないか。この疑問がわたしをモネル化学感覚センターに向かわせ、ギャリー・ボーシャンと一緒に味のしないハンバーガーを食べることにつながった。そして、長期的な風味知覚喪失後になにが起こるかを知るために、通りを数ブロック下ってペンシルベニア大学メディカルセンターのリチャード・ドーティ博士を訪ね、彼の味覚嗅覚疾患外来で何人かの患者と会った。

パトリシア・イェーガーは、それまで大きな病気をしたことがなかった。「わたしは南極で研究するんです。健康じゃなかったら行かせてもらえません」。イェーガーは海洋学者で、気候変動と海洋の関係を研究している。二〇一四年一月、イェーガー——広い額にぽってりとした瞼、長い髪に白いものがうっすらと混じりはじめた、細身の女性——は、口の中でいつも金属の味がすることに気づいた。科学者の習性にしたがい、イェーガーは原因究明に乗りだした。胃酸の逆流、閉経、糖尿病。どれもあたらない。主治医は彼女の中耳に浸出液が少したまっているのを見つけ、充血除去剤を出してくれたが、それでも金属の味は消えなかった。

そしてある日のこと、イェーガーがキッチンで料理していると、小学生の息子が飛びこんできて家中でひどいにおいがすると言った。なんとオーブンでチーズが沸騰し、燃えていた。「煙のにおいに気がつかなかったんです」と、イェーガーは当時を思い出しながら言った。「ああ、これはただごとじゃない！と思いました」。耳鼻咽喉科の専門医は、彼女の嗅覚に障害が認められ、もっとも考えられる原因は神経の永久的損傷か脳腫瘍だと告げた――どちらも歓迎しかねる結論だった。「そんなわけで、この階の吹きだまりにたどり着いたんです」。幸運にも、より深刻な可能性だった脳腫瘍は磁気共鳴映像法（ＭＲＩ）検査で除外され、最終的にイェーガーはフィラデルフィア大学のドーティの外来に落ち着くことになった。

神経心理学者のドーティ率いるペンシルベニア大学嗅覚味覚センターは、嗅覚および味覚疾患の診断と治療にかけてはアメリカ一と広く知られている。「われわれのような専門外来は世界でも少ないですね」とドーティは言う。患者の多くは、彼のセンターへやって来るまでに、自分の病状を正確に判断できない医師のところを何軒か渡り歩いており、切実にドーティの専門知識を求めている――彼にも治せない場合が多いにしても。「わたしたちの仕事の大部分は、間違った情報をただして、患者を落ち着かせることです。この仕事をしていてよかったと思うことのひとつは、ほとんどの患者がここに来たのを喜んでくれることですね。わたしたちは彼らの問題を理解できますから」

毎月数日だけ、ドーティはセンターの自分のオフィスで患者を診る。昔ながらの学者のオフィスだ。本、書類、バインダーが机とサイドテーブルに所狭しと置かれ、五〇センチほどの高さに積み上げられている。そうした堆積物は机の上だけでも六つあり、ドーティとイェーガーは塔の隙間から見つめあわなければならない。当初、イェーガーはまったくにおいがしないか、したとしてもすべて不快な、同じにおいに感じると述べていた。ところがそのうちに、なんとなく違いがわかるときがあることに気がついた。「けれどもどれもいいにおいではなくて、以前かいでいたにおいとは違うんです。スイカはまるでスイカじゃないみたいで、とても独特な、不快なにおいがします」。バニラは今、妙なテレピン油のようなにおいがする。

ウイルス感染によって嗅覚受容体を有する神経細胞の一部が壊れた可能性が高い、とドーティはイェーガーに伝えた。嗅細胞は数百万個あり、それぞれが四〇〇種類のにおい受容体のどれかひとつを持っている。重症のウイルス性鼻炎を起こすとかなりの嗅細胞がやられてしまって、におい受容体の一部――極端な場合は全部――の働きが失われる場合がある。ピアノの弦を少しずつ切っていくようなもの、といえるだろうか。最初はなんだか和音の響きがおかしいと思う程度だが、やがて音楽にならなくなっていく。そしてあるレベルを超えてしまうと、鍵盤を叩いても音はもう出ない。イェーガーの嗅覚喪失は頭部外傷の結果だとも考えられた。というのも、彼女はローラースケートの最中に転んで頭を打っており、その数週間後に症状が出たからである。転倒の衝撃で――そのときはとくになんでもなくても――嗅上皮と脳の接続が切れてしまったのかもしれない。

ドーティはイェーガーに嗅覚と味覚の検査一式を受けさせることにした。彼の同僚がイェーガーの鼻腔の形を計測し、空気の流れ具合を調べた。また、舌を四区画に分け、それぞれの部分に甘味、塩味、酸味、苦味溶液をたらす検査のほか、電気プローブで舌を刺激して味覚の状態を把握した。また、ペンシルベニア大学嗅覚識別テストもおこなった――ドーティがフロリダでわたしに渡してくれた、紙をひっかいてにおいをかぐ「スクラッチ&スニッフ法」の検査である。選択肢はいくつか用意されており、においはわかるが名前が出てこないという悲劇は事前に回避されている（訴訟で甘い汁を吸おうと嗅覚喪失のふりをする仮病を見抜く役にも立つ）。

イェーガーが検査を受ける合間に、ドーティは、ウイルス感染は頭部外傷や慢性鼻炎・副鼻腔炎とならんで、嗅覚と味覚の障害を引き起こす三大原因のひとつなのだと説明した。ドーティのオフィスを訪れる患者の多くが味覚の喪失を訴えるが、ほとんどの場合、検査をすると実際に障害があるのは嗅覚であることがわかる――これも、風味の二大要素の識別がかなりむずかしいことを示す例のひとつだ。嗅覚障害は驚くほど一般的な障害であり、推定によれば五人にひとりがなんらかの影響を受けている。そして二〇人におよそひとりがまったくにおいを感じていない。しかも、なにも気づいていない人が非常に多い――ある研究では、嗅覚に不具合があるかどうかを本人に尋ねても診断の補助にはならないという[23]（不思議なことに、高齢者は嗅覚の衰えに気づかない傾向があるのに対し、若年者は自分の嗅覚能力を過小評価しがちらしい）。ドーティは言う。「ひどい風邪を引いたり、汚い空気を吸ったりするたびに、嗅覚上皮は大きなダメージを受けます」

ときには――まさにイェーガーのときのように――ただ一度の感染で人を「崖から突き落とす」場合があるという。また、ダメージがしだいに蓄積していって、歳を重ねるにしたがい、気づかないうちに少しずつ嗅覚能力が失われていく場合もある（味覚も年齢とともに衰える可能性があるが、たいていは自覚するほどにはいたらない）。十分長生きすれば、最終的にはほとんどの人が嗅覚に問題を抱えるようになる。七〇歳の約三〇パーセント、八〇歳以上の約六〇パーセントに嗅覚のいちじるしい減退が認められ、女性よりも男性のほうが機能を失いやすい。[24] 驚いたことに科学者は十分な数の追跡調査をしておらず、年齢による嗅覚の衰えがゆっくりと進行するものなのか、あるいは一定のレベルに達したときに突然表面に現れるものなのかはわかっていない。多くの研究が、高齢者と若年者を単純に比較し、高齢者の嗅覚のほうが悪いという結果を出すだけに終わっている。

こうしたかなり憂鬱な現状の中で、ひときわ光彩を放っているのが一九八六年におこなわれた調査である。その年の九月号で、ナショナル・ジオグラフィック誌の購読者一〇五〇万人全員が、スクラッチ&スニッフ法の嗅覚識別テスト用紙を受け取った。[25] 六つのにおい物質それぞれに対して、購読者はにおいの強さと快・不快度を評価し、一二種類の説明文のうちのどれにあてはまるか回答するよう協力を求められた。また、自分自身に関してもいくつかの質問に答えてもらい、調査の立案者——モネル化学感覚センターの研究者チャールズ・ワイソッキーとエイヴリー・ギルバート——が寄せられた回答を分類評価できるようになっていた。

調査は大成功をおさめ、一二〇万人を超える読者がアンケートを返送してくれた。ワイソッキーとギルバートが回答を集計すると、予想どおり、若年層よりも高齢層のほうが一部あるいは全部のにおいの特定に苦労していた。しかし驚いたことに、人々の嗅覚は一様に失われていくのではなく、ほかのにおいよりもずっと早く消えていくにおいがあることがわかった。バナナ、クローブ、バラのにおいは、六〇代ではほとんどすべての人がかぎ分けることができた。それ以降の年代でも、これらのにおいの識別能力はゆっくりとしか失せていかなかった。九〇歳でも、男性の九〇パーセントと女性の九五パーセントがクローブとバラの香りを認識し、バナナの成功率も数パーセント低いだけだった。対照的に、メルカプタン——ガス漏れに気づくように添加される臭い化学物質——のにおいがわかる能力は、四〇代から低下しはじめていた。

年齢とともに嗅覚が衰える理由はまだわかっていないが、身体の修復能力の低下がおもな原因ではないかと考えられている。もともと嗅覚上皮の細胞は、成人しても定期的に置換される数少ない神経細胞のひとつだ。しかし定期的に置換されるほかの細胞——皮膚や毛包《もうほう》がその代表例——と同じように、時間とともに問題が蓄積されていく。新生児の嗅上皮はなめらかで、細胞がぎっしり詰まったシートのようだが、年を取るにしたがい、でこぼこして目も粗くなってくる。

しかし、それ以外のことも起こっている可能性がある。嗅上皮の状態が悪くなってくると、残っている細胞の反応もにぶりはじめるのである。これを証明するため、モネル化学感覚センターのベヴァリー・コワートは、高齢者と中年のボランティアから嗅上皮の生検サンプルを採取した。これは少々辛抱のいる手技のようだ。局所麻酔をかけたあと、医師が一方の鼻から光ファイバーを挿入し、もう一方の鼻から特殊な器具——本体部分が非常に細長くて先端が小さく開くようになっている鋏《はさみ》様の鉗子《かんし》——を入れ、嗅上皮を少しだけつかみ取る。得られた細胞はペトリ皿で培養され、どのにおい物質——コワートの場合は、混合においい物質——に反応するかを調べる。中年群の細胞はいずれも、二種類の混合におい物質のうち、どちらかひとつにのみ反応した。それに反して、高齢者群の細胞の約四分の一は両方に反応した。[26] この結果は、若いときはしっかり区別をつけられるけれども、加齢によって境界が曖昧になることを示唆している。鼻阪の白内障とでもいおうか。

とはいえ、健康に過ごしていれば、それだけ嗅覚も保たれやすい。「上手に年を取った高齢者」はまったく問題ないことも多い。実際のところ、嗅覚喪失はアルツハイマー病やパーキンソン病など、もっと深刻な病気の前触れである場合もある。これは驚くにはあたらない。嗅覚系は基本的に脳の一部だ。さまざまな変性疾患は、当然嗅覚にも影響してくるだろう。また、腫瘍学者の報告の中には、奇妙にも、食べ物の味がおかしくなることが、がんの進行の最初の徴候だというものもある。乳房や前立腺のほか、風味の知覚とは無関係な臓器の場合でもそれが認められるという。実際、嗅覚を喪失した高齢者は、嗅覚に問題のない同年齢の人々に比べ、五年生存率が四倍低くなるらしい[27]（ただし、早とちりして嗅覚喪失を死刑宣告だと思ってはいけない。嗅覚をなくした人のほとんどは元気に長生きをしているのだから）。

原因はどうあれ、嗅覚喪失は深刻な問題をまねく可能性がある。ある調査では、嗅覚障害患者の半数近くがうつや不安を経験しており、半数以上が孤独や、ほかの人々との交流に困難を感じていることがわかった。[28] 風味への影響はさらにひどく、患者の九二パーセントが食べる喜びを大幅に失い、それにともなって社会生活がむずかしくなった。「わたしたちの社会的交流の大半には、食べ物がからんできます」とコワートは言う。「嗅覚障害があると、外食に出かけて味のしない食べ物に少なからぬお金を払う意味を見出せなくなります。友人の家に呼ばれても、おいしい料理だと主人に伝えられなくて、いたたまれないのです」

ドーティの外来で聞いた、嗅覚障害患者の声をいくつか紹介しよう。もちろん嗅覚についてではなく、味の喪失として語る言葉のほうが多い。エレガントな装いをした高齢の女性はこう述べた。「食べ物の味がまったくしないんですよ。クラッカーを食べてもおがくずみたい」。別の人は、「自分がなにを食べているのかわかるのは、それが目の前にあるからであって、そして、どんな味だったかをおぼえているからです」

こうした困難にもかかわらず、ほとんどの人は対処法を見つけ、約三分の二がなんとか体重を維持する。そしてごく一部——ある専門家によれば一〇パーセント——が嗅覚を障害された結果として、実際に体重を減らしている。このグループに入るのは、嗅覚の全喪失ではなく、イェーガーのテレピン油様バニラや悪臭スイカのように、引き裂かれたにおいに苦しんでいる人が多い。患者はしばしば、なにもかも「化学物質が燃えたような」同じにおいがすると述べる。きっと、よく知らない不快なものを表現するのにその言葉がいちばん適しているからなのだろう。高齢者の場合、嗅覚障害のある人はずっと体重減少を起こしやすい。ただしおそらくそれは、食べ物の魅力が失せたことよりも、嗅覚喪失がほかの健康問題に関係している可能性が高い。[29]

一方、ごく少数ながら、嗅覚を突然失ったあとに体重を増やす人もいる。彼らはもともと食べ物への渇望が強い傾向があり、おいしさよりも習慣が作用している場合が多い（ある研究者が、大食漢の渇望をほかの食べ物へ向けさせるために、食事代わりにバニラ風味の栄養機能ドリンクを与えたところ、被験者はその退屈なドリンクに執着しはじめたという。「彼らは技師の目を盗んで研究室からドリンクの缶をかすめ取ろうとしたの」と彼女は言った）。渇望は、満たしても満たしきれない穴の開いた、感情のテンプレートを作りだす。嗅覚を失ってもなお、満足できるかもしれないと一縷の望みを抱き、食べ続けてしまうのだ。

すべての検査を終え、午後にイェーガーがドーティのオフィスにもどると、結果の説明があった。味覚はひとつも問題ない。だが嗅覚のほうは、わざとでたらめに回答したかのようなありさまだった。あきらかに、イェーガーにはほとんど嗅覚が残っておらず、ブドウやピーナッツバターのような普通のにおいさえかぎ分けられていなかった。

残念ながら今の医学では打つ手はあまりない、とドーティは述べた。嗅覚障害者の約半数は数年以内にある程度の機能を回復するが、完全に回復する人は四分の一に満たない。イェーガーのようにすべての機能をなくした場合、完全回復率は八パーセントにまで落ちてしまう。

ただ、統計的には思わしくない状態にしろ、回復をうながす手段がないわけではない、とドーティは言葉を続けた。抗酸化物質のひとつ、アルファリポ酸に効果が見こめるという報告もいくつかある。また一部の研究によれば、低下した嗅覚機能も訓練によって改善する場合がある[30]。なぜなら、神経細胞は使われることで置換や再生が起こりやすいからだ。スパイスの瓶をたくさん――「マコーミックのラベルがついているものならなんでも」――ベッドサイドに置いておきなさい、とドーティはイェーガーに言った。朝起きたら、まず三～四回スパイスのにおいをかぎ、夜寝る前にもかぎ、それを三～四か月続けてみて、効果が出るかどうか確かめてみましょう。イェーガーは、自分にもやれることがあると知って心が明るくなった。

一年後、わたしはイェーガーに連絡をとり、訓練の成果が出たかどうかを尋ねた。だめね、と彼女は答えた――においはまだ、なにももどってこない。「でも、ずいぶん慣れてきたと思います」とイェーガー。彼女は現在、塩、コショウ、レモンなど、嗅覚以外に風味を構成してくれる調味料を使って料理にしっかり味をつける工夫をしている。そして、「辛味ソースのシラチャーとは親友になりました」と認めた（トウガラシの辛味は別の経路で脳に到達するため、その刺激なら完全に享受できる）。また、社交的な付き合いを除いてワインはめったに飲まなくなったという。興味が失せてしまったのだ。かわりに最近ではジントニックを楽しんでいる。きつい苦味が、今も口に幸せを運んできてくれるのである。

ドーティの外来を訪問しても、風味が体重の維持に大きくかかわっているという確証は得られなかった。ではなにが原因なのだろう？　体重が増える人と増えない人がいるのはなぜ？　そして、大きな疑問がある――わたしたちはどうすればいいのか？　残念ながら、科学はまだ答えを出せていない。マーク・フリードマンは、自身の研究結果もふまえ、次のように考えている。[31]過体重の人々の代謝は、食事から摂取したエネルギーを脂肪としてたくわえる方向に偏っているため、日々の生活や活動に使える量が少ない。「体内で使うエネルギーが多いので、結果的にエネルギー不足におちいるのです。だから、もっと食べることになる」とフリードマン。「基本的に、体重が増えていくぶん、ますます過食するようになるのです」

一方、ダナ・スモールは別の方向から考えており、彼女の説を裏付ける証拠も多い。[32]それは、過体重の人々は身体の満腹信号に対する感受性が低下しており、食べるべきでないときに食べずにいることがむずかしい、というものだ。加えて、彼らは習慣的に、時間だから、キッチンに行ったから、あるいは車でマクドナルドのそばを通りかかったから、という理由で食べてしまう。満腹のシグナルが正常に働かない彼らは、それほど空腹でなくても報酬系に抵抗しがたくなる。ラットでさえ、食べ物がそこにあるという理由で食べすぎてしまったりする。ある研究では、糖分や脂肪分の多い飼料の箱をよぶんにケージに入れておくだけで、ラットは高カロリーの餌のほうを好むようになった。[33]同様に、設置した六本の飲水ボトルの五本に砂糖水を入れておくと、砂糖水のボトル一本のときに比べ、ラットの体重は二倍になったという。ボトル一本の場合でも、研究者がつねに満杯にしていたから好きなだけ砂糖水を飲めたのだが、目の前に砂糖水がずらりとならんでいると、やはり違うものなのだろう。

さて、本章の結論をまとめると、風味は食べるものを選ぶときの手がかりになり、食べる量にも間接的に影響を及ぼす可能性がある、ということになるだろう。「風味刺激と栄養の条件付け」は、今日ではあまりにも簡単に入手できる高カロリー食品にわたしたちを引き寄せる原因でさえある。しかし、風味が食べすぎに一枚噛んでいるにせよ、風味を変えるだけでは解決にならないらしい。風味を多少豊かにしたところで、おそらく長期的に見れば食べ物の摂取量は変わらない。脂肪分のないライスケーキをどれほど魅惑的に味付けしても、そこにはほとんどなにもないと身体にはわかっていて、その風味を好む必要はないとすぐに学んでしまうだろう。高脂肪と低脂肪のチーズを比べれば、報酬系は高脂肪がいいと叫ぶだろう。低脂肪製品の販売を手がけるどの食品会社も、この内なる欲求と戦わなければならない。たいていは理論と分別に訴えるが、切望に対抗するのは至難のわざだ。しばしば食品会社は最初から勝負をあきらめており、また、戦ってみても負けることが多い。冷凍ピザにチーズが山盛りなのも、フライドポテトがファストフード店の人気メニューであり続けるのも、理由はそこにある。こうした加工食品は、食品会社が徹底的に研究を重ね、デザインと仕上がりと風味を追求した結果なのである。

第6章 「イグアナ味」の可能性――フレーバー産業

ロバート・ソベルの子供たちが幼かった頃、食料品店で見知らぬ男のところへ走り寄り、「おじいちゃん！」と言いながら脚に抱きつくことがときどきあった。のちにソベルは、なぜこのような間違いが起こるのか、その原因を突き止めた。子供たちの頭の中の「おじいちゃん」は、灰色の髪、眼鏡、髭で構成されていたのだ。その基準にあてはまる人はみんなおじいちゃんだ、と彼らは考えたのである。もちろん、子供たちがおじいちゃんの心象スケッチをアップグレードするのにそれほどの時間はかからなかったが、最初はきわめて少ない情報量で彼らが結論に達していたということが、ずっとソベルの記憶にとどまってきた。

食品用香料（フレーバー）メーカー、FONAインターナショナルで研究部門の副所長を務めるソベル――チョコレートに浸した糸実験のソベル教授とは無関係――にとって、これは日々の仕事に欠かせない教えである。風味をデザインすることは、いわば似顔絵――戯画と言い換えてもいい――を化学的に描く方法を見つけることだ。例をあげてみよう。ソベルはよく、新鮮なリンゴとジジョリーランチャー社の青リンゴ味のハードキャンディを人に見せて、「どちらに化学物質がより多く入っていますか?」と尋ねる。ほとんどの人は、合成されているのがあきらかなキャンディのほうだと答える。しかし、自然も化学物質で作られている。実際は、本物のリンゴが少なくとも二五〇〇種類の風味物質をふくんでいるのに対し、ジョリーランチャー社の青リンゴ味は二六種類にすぎない。フレーバー産業が存在できるのは、「リンゴ味」の心的イメージを作りだすのに二五〇〇種類の化学物質すべてを必要としないからである。「あのおじいちゃんの心象スケッチとまったく同じように、ごくわずかな特徴を抽出していくのです」とソベルは言う。まさにそれが、ジョリーランチャー社がリンゴ味のキャンディに応用した方法だ。「リンゴの情報を伝えるにはこれだけで十分です。風味化学者が目指しているのは、自然が使用する二五〇〇種類の風味物質をそっくりそのまま複製することではありません。印象を再現すること、なのです」

抑揚のある、かすかに歯擦音が強調された声でソベルが話しているのは、のどかなシカゴ郊外の都市、イリノイ州ジェニーバのFONA本社の講堂である。FONAは秘密主義が徹底したこの業界では変わり種で、誰にでも門戸を開いている、風通しがいい会社だ。年に数回、簡単な無料講座「フレーバー101」を開催して、顧客や同業者、それにわたしのような野次馬にもフレーバー産業の仕事について教えてくれる。

わたしと一緒に受講しているのは、リグレー社のチューインガム開発者二名、バターバッズ社(乳製品用香料メーカー)、グラペッテ社(清涼飲料水用香料メーカー)、ペプシコ社(説明不要)から来た人々である。ほかに、ベジタリアン用の「肉」製品を製造している会社、加工食品メーカー、製薬会社、大手酒造会社、食品包装会社の人々も参加していた。また、わたしと同じ部外者――食品産業を研究中の人類学者もいた。

面長でふっくらとした唇、にこやかな笑顔のソベルは、どことなく一九八〇年代のテレビニュース番組の司会者を思わせる。熱心な教え方はまるで進学校の化学教師のようだが、事実、それがソベルのかつての職業だった。一九九九年のこと、夏休みにほかの仕事をしてみたら、と彼の妻が提案した。ソベルはＦＯＮＡの風味分析の仕事を見つけ、自分のまったく知らない世界に遭遇した。すっかり魅了され、それ以来ずっとここにいる。

わたしが会ったプロのフレーバリストたちはみな一様に同じことを語る――ああでもないこうでもないと化学物質をあれこれ混ぜて風味を作るのは、なんだか魔法みたいでほんとうに楽しい。そう、これはもっとも魅力的な種類の応用化学なのだ。たいていの化学者は、おもしろみのない、ときには毒性まである化学物質を扱っており、自分たちの製品を吸いこんだり口に入れたりしないように細心の注意をはらう。反対にフレーバリストは、四六時中自分の作品のにおいをかいでいられる。

風味化学は巨大なビジネスでもある。フレーバー業界の売り上げは毎年一〇〇億ドルを超え[1]、彼らが作りだした製品はほぼ全家庭のキッチンに並んでいる。また、ほとんどすべてのインスタント食品、加工食品、ファストフード店の食品に、フレーバーはなくてはならないものだ。商品の魅力を増すことはもちろん、ロット間の味を均一に保つことまで、これらの食品はフレーバーに大きく頼っている。フレーバーがあるからこそ、原料のトマトの甘さや香りに多少ばらつきがあっても、お気に入りのスパゲッティソースの味はいつも同じなのである。さらにフレーバーは、ヨーグルトに生のイチゴを加えたときよりも、イチゴヨーグルトをイチゴヨーグルトらしくする。脂肪分が少ないダイエット食品を客にアピールできる商品にまで高めてくれる。しかし一方、フレーバーはバランスの取れた食事をしようとする身体の自然な欲求に干渉し、現代社会の肥満の蔓延を助長しているという指摘も多い。その告発に関しては、のちにふれることにしよう。

現代のフレーバー産業は、風味を構成する分子を分離し、分類し、特定できる装置が開発された一九五〇年代にはじまった。この装置はガスクロマトグラフというもので、分子が長いらせん状の管を移動するときの速度の違いを利用して分離をおこなう。移動速度は、それぞれの分子の大きさ、形、電荷によって異なる。管が十分長ければ分子は種類ごとに時間をあけて到着するので、ゴールで待ち受けている化学者は、順番にそれを捕まえ、特定すればいい。

天然物から抽出する材料にもっぱら頼るのではなく、風味成分を分解し、それをふたたび一から組み立てなおすための詳細な知識を、風味科学者はきわめて短期間に手に入れた。風味のデザインは、秘伝から定量的な化学に変わったのである。どの分子がどんな香りを風味に添えているのか――アントラニル酸メチルはブドウ様、ガンマーノナラクトンはココナッツ様、フルフリルメルカプタンは挽き立てのコーヒー様など――化学者が理解を深めていくにつれ、フレーバリストの道具一式は加速度的に細分化していった。現在、装備をととのえた産業フレーバリストは、なにかの風味を構成する際、七〇〇〇種類を超える分子と抽出物の中から選ぶことができる。

わたしがフレーバー101に参加したのは、風味の組み立て方を学ぶためである。今はフレーバリスト、メンジー・クラークの説明に耳を傾けている。小柄で、晴れやかな笑顔と、自分の仕事に無限の情熱を持っているアジア系の女性だ。この情熱は早口の話し方にも現れており、言葉は彼女の回転する思考にあおられて、完全な形を取りきらないままこぼれ出てくる。

フレーバーを作る場合――とクラークは述べる――一般的にはまず「キャラクター化合物」からはじめる。これはフレーバーの特徴を大声で主張するもので、それなくして特定のフレーバーを合成することは不可能に近い。たとえば酢酸アミルのにおいをかげば、たちどころにバナナだとわかる。オイゲノールとクローブ、シトラールとレモンの関係も同様だ。作りたいフレーバーにキャラクター化合物があれば、半分は完成したといっていい。

次は「トップノート」をいくつか配置する。これは口の中で真っ先にはじける風味だが、すぐに消えてしまう。キャラクター化合物のように強烈な特性はないものの、より全体的な印象を決める。酪酸《らくさん》エチルは、柑橘系フレーバーのさわやかでフルーティなトップノートとして働く。一方、「ベースノート」はゆっくり立ち上がって長く続き、フレーバーに豊かさを与える。バニリンや、クリーミーなデルタラクトンなどが好例だろう。

フレーバーの骨格が決まったら、次は差別化――フレーバーに自分なりの個性を少し加える段階に移る。リンゴ味を少し青っぽくしたければタゲテス油［マリーゴールドの精油］を少し加えてもいい。もっと青くささを強調したい場合は、かわりにシス－3－ヘキセノールを使う。少量のフラネオールを加えると焼きリンゴの風味に近くなり、量を増やすとリンゴ飴になる。

最後に、フレーバーのバランスに注意をはらう。「とげとげしいフレーバーはよくありません」とクラーク。「きちんとバランスの取れた、雑味のない、すっきりしたフレーバーをめざします。それはしばしば、工程をシンプルにすることにつながります」――だがクラークの言う「シンプル」は、わたしには「とても複雑」としか思えない。「三〇から四〇種類以上の化合物を使おうと思ってはいけません。四〇種類を超えるとごちゃごちゃしてきます。その化合物をほんとうに使う必要があるのかどうか、よく考えましょう」

完成まで一直線のように聞こえるが、もちろん実際はかなりむずかしいことが多い。たとえば、鍵を握る風味分子が非常に短命な場合がある。新鮮なスイカを特徴づける分子は発生後三〇秒で壊れてしまうので、商品の構成要素にはなりえない。「誰もが新鮮なスイカ味をほしがります」とソベル。「問題は、本物のスイカにかじりつくしかそれを味わう手段はないということです」

こうした例はスイカだけではない。炊きたてのバスマティ米からたちのぼるポップコーン様の香りは短命の2―アセチルピラジンで、これもフレーバリストはうまく再現できない。挽き立てのコーヒーの香りを特徴づけるフルフリルメルカプタンも、すぐに消えてしまう。新しいコーヒー缶を開けた瞬間の芳香が、翌朝同じ缶をふたたび開けたときの香りとは比べものにならないほどいいのは、そのためだ（コーヒー店で飲むコーヒーがとてもおいしい理由もそこにある――注文を受けてから豆を挽いて淹れることによって、フルフリルメルカプタンを確実に空気中に拡散させ、客の風味体験を増強するのである）。

わたしは翌朝ソベルのオフィスで、本物の調合法をなにか教えてもらえないかとクラークに尋ねてみた。調合法は企業秘密として固く守られている。期待はしていなかったが、ソベルの回答にわたしは驚いた。彼は公開されている調合見本をひとつ渡してくれたのである。それはパイナップル味で、もともとは大手香料メーカーのひとつ、インターナショナル・フレーバー・アンド・フレグランスが開発したものだった。成分はたったの一六種類。さほど複雑ではなく、分析には手頃だと思われた。

クラークは成分表を見ただけで——誰もなにも言っていないのに——そのフレーバーがパイナップルだと見抜いた。パイナップルのキャラクター化合物であるカプロン酸アリルが調合原料に載っていたからである。「フレーバーにカプロン酸アリルがあるのを見ると、たちまちパイナップルモードになるんです」とクラークは言い、すぐにほかの原料の説明をはじめた。酪酸エチルと酢酸エチル（クラークは「このエチル組」と呼んだ）は、一般にフルーティ系のトップノートとして使われる。三種類の酸——酢酸、酪酸、カプロン酸もトップノートとして働く。酢酸は、もちろん酢の原料だ。カプロン酸には少々ヤギ臭があり、酪酸はよく「赤ん坊の吐瀉物」と表現される（調香師は不快臭——たとえば猫のおしっこのような——をほんの少し加えると、香水に深みと奥行きが出ることを知っている。それは風味の世界でも同様だ。ワインの鑑定家は、ソーヴィニヨン・ブランから作った白ワインの香りを「猫のおしっこ」としばしば表現する）。

次に来る化合物二種——プロピオン酸テルピニルとクロトン酸エチル——は、フレーバーにラベンダーやキャラメル様の性質を添える。おそらくこれらは差別化のために使われたもので、ほかのパイナップル味とは少し異なる独自性を出すことがねらいなのだろう。

残りの調合原料には、ごく少量使う精油がならんでいる。レンタカンバ、トウヒ、オレンジ、ライム、コニャックなどの精油である。これらの精油は単一の化学物質ではなく、複数の風味化合物からできており、名前が示すとおり、普通は天然物から抽出される。「使用目的は創造性です」とクラーク。つまり、これらも差別化のためのものだ。たとえばコニャック精油は、重みがあって長く続くベースノートを醸しだす。

しかし、成分リストだけではフレーバーは作れない。調合原料を正しい比率で混ぜ合わせなければならないのである。これが相当にむずかしい。カプロン酸アリルは五重量パーセントにするべきなのか（それとも四パーセント？　六パーセント？）。確実を期すためにはテストが不可欠となる。ほかにもまだまだ落とし穴がある。風味分子の濃度を単純に倍増しても、強さが二倍になるとはかぎらない。それどころか、フレーバーの性質が変わってしまう場合もある。たとえばリナロオール（またはリナロール）は、〇・二パーセントの濃度ではブルーベリー様の特徴が際立つことが多いが、〇・二五パーセントになると漠然としたフローラル（花）系になってしまう──フレーバリストが「フレーバー・バーン（風味焼け）」と呼ぶ現象だ（つまり、ちょっとだけダイヤル調整すれば高齢者の感覚の衰えを相殺するフレーバーができる、とはいかないということだ。新たな風味強度に向けて、食品会社はあらゆる調合原料のバランスを再調整しなければならない──かなり大がかりな作業である）。

フレーバー101は、フレーバー産業の基本を学ぶにはすばらしい体験だった。しかし、その複雑さを掘り下げるためには自分でやってみなければならない。わたしは進路を東に取り、フレーバーの中心地へ旅立った。

オハイオ州シンシナティは、一見したところ、北アメリカにおけるフレーバー産業の中心地とは思えない。ここは堅実な中西部の都市で、ドイツ系移民をはじめとする堅実な人々が、すてきな張り出し玄関とよく手入れされた芝生がついた、堅実な中西部風の煉瓦作りの二階建てに住んでいる。食文化としては、ポークとオートミール入りブレックファスト・ソーセージや、「シンシナティ・チリ」という名前がついているがチリとはまったく無関係なシナモン風味のミートソース（普通はスパゲッティやホットドッグにかけて食べる）が有名だ。町の中心地から北へ少しばかり車で行くと、広々とした、なんの変哲もない緑の敷地内に煉瓦とガラス張りの堅実な建物がいくつかならんだ場所に着く。そこが世界最大の香料メーカー、ジボダン社のアメリカ本部である。

間違いなく、あなたはジボダン社のフレーバーを口にしたことがある。わたしたち全員がそうだ。少なくとも、生の果物や野菜や肉以外のものを食べたことのある人、もしくは水やビールやワイン以外のものを飲んだことのある人なら、かならずといっていい。ジボダン社のフレーバーは、スープ、ソフトドリンク、クッキー、キャンディ、冷凍食品、ファストフードのほか、考えうる食品のほとんどすべてに使用されている。しかし、ラベルにジボダン社の名前が載ることはけっしてない。また、社内の誰かが自社のフレーバーを使っている製品の名前をうっかり漏らすこともない。巨大飲料複合企業のドクターペッパー・スナップル社は、ジボダン社の駐車場の真向かいに工場を設置している。ジボダン社の広報担当者は、飲料メーカーが香料メーカーのすぐ隣に店をかまえたのはまったくの偶然だと言うだけで、その会社が自社の顧客かどうかについては否定もしなければ肯定もしない。秘密保持のレベルの高さはCIAもきっと満足するだろう。

わたしは、業界で「フレーバーハウス」と呼ばれる四大香料メーカーのどれかひとつでいいから訪問を取り付けようと、一年以上を費やしてきた（四大企業とは、ジボダン、フィルメニッヒ、インターナショナル・フレーバー・アンド・フレグランス、シムライズである。中堅企業――FONAもそのひとつ――が一ダースほどあり、ほかに何十もの小企業が、多くはブドウや乳製品用香料などのニッチ市場に参入している）。それは報われない、ストレスのたまる日々だった。返事の来ない電子メール、かけ直されることのない電話、そしておなじみの沈黙。彼らは誰にもなにも知られたくないのだ。しかし、最後に幸運が訪れた。わたしはある学会会場でジボダン社を引退したばかりの人と知り合い、おそらくその人が広報官のジェフ・ペペットにつながりを付けてくれたに違いない。何か月もわたしの電子メールや音声メッセージを無視し続けていたペペットが突然連絡をよこしてきて、面会の手筈を――おお、運命の女神よ！――ととのえてくれた。そんなわけで、まったく信じられないことだが、わたしはここにたどり着き、駐車場に車を止めて、ジボダン社の玄関をくぐったのである。

実際に会ったペペット――年齢はおそらく四〇代半ば、髪をすっきりと格好よくカットした紳士――は、非常に協力的で親切だった。わたしのために丸一日取材の予定を組み、ジボダン社のフレーバー開発の概要がわかるようにしてくれた（夕食のお勧めを尋ねたら、シンシナティ・チリはやめたほうがいいと忠告もしてくれた）。なかでもわたしがいちばん興味を引かれたのは、簡単なフレーバー作りの手ほどきをしてくれた、ブライアン・マリンとのセッションだった。

マリンは六〇歳ほどだろうか、灰色の髪はまだ豊かで、薄い大きな唇の両端には深い笑いじわが刻まれている。いつも楽しげな、どこか自由人めいた大好きなおじさん、といった雰囲気がする。少し風邪を引いているのでとわたしが遠慮しても、ほかのフレーバリストのようにはっと手を引っこめたりせず、握手すると言ってきかなかった（風邪を引いたフレーバリストは腰痛の倉庫係のようなもの――本来の仕事ができず、書類仕事で時間をつぶさなければならない）。自分の免疫系に挑戦するのはいいことですよ、とマリンは笑った。

フレーバーを作るときの第一歩は、顧客の希望をはっきりさせることです、とマリンは言った。では、イチゴのフレーバーを求めてジボダン社に来たことにしましょうか、とわたしは答えた。よろしい、いいでしょう。ここには、すでに何千種類ものイチゴのフレーバーがあります。ご希望は熟したもの、若摘みのもの、どちらでしょう？　それとも特別にフルーティなもの？　シンプルで安価なレシピがいいですか？　値段は高くても本物に近いほうがいいですか？　こうした質問に対する顧客の答えが、正しいスタート地点に立つ助けとなる。わたしは、これまでに食べた中でいちばんおいしいイチゴを思い浮かべた。カリフォルニアの沿岸地域に住んでいた頃、近所の直販所でいつも買っていたやつ。その通りのすぐ近くにイチゴ畑があった。完全に熟したものを摘んで、すぐに運んできたに違いない。その芳香は心までとろかすようで、駐車場にいてもはっきりとわかった。わたしがほしいのは、あのイチゴだ。

――わかりました。マリンはすでにフレーバーのレシピを考えていた。わたしにいくつかの調合原料を書いた紙を一枚渡し、「母なる自然はなにを加えればイチゴになるのか、ちゃんと決めてくれているのですよ」と言った。もちろん、本物のイチゴにふくまれる何百種類もの風味化合物すべてをそなえたフレーバーを買える人はいないし、また、そうする必要もない。秘訣は、人々に受け入れられるように、本物に近い味をもたらす鍵となる原料を選ぶことだ。前述のとおり、フレーバーの多くでは、まずキャラクター化合物からはじめる。バナナなら酢酸アミル、チェリーなら安息香酸メチル、レモンならシトラール。しかし、イチゴにはキャラクター化合物がない——これぞイチゴという香りを放つ単一の分子はないのだ。そのため、もっともシンプルなイチゴ味でも複数の素材から構成する必要があり、それぞれがイチゴらしさを生む役割を果たす。マリンのレシピに載っていたのは四種類だけだった——短時間の実習にはもってこいの単純さだが、イチゴのフレーバーの確認にはこれで十分なのである。

研究室へ行く前、マリンは彼のオフィスで、それぞれの調合原料について教えてくれた。ひとつ目は酪酸エチル。マリンは机に置いてあった茶色のガラス瓶を手に取り、蓋を開けると少し厚手の細長い紙を中の液体に浸した。そして、その紙——フレーバリストは試香紙《しこうし》と呼ぶ——をわたしに渡し、かいでみるようにと言った。明るい、果物全般の香りがした。これはイチゴに不可欠なトップノートとして働く。

フレーバリストは作業中にたくさんの試香紙をかぐため、たいていの人は喫煙家がライターをポケットに入れておくのと同じように、試香紙の束を持ち歩いている（マリンは七年前まで勤めていたフレーバーハウスのロゴのついた束を今も使っていた）。試香紙を相手に渡すときにフレーバリストが決まって念を押すように、試香紙は鼻にあてないようにとマリンが注意した。鼻の頭についている濃いにおい物質がちょっとでも移ってしまうと、捻挫したアスリートさながら、フレーバリストは無能になってしまうのである。また、においをかいだあとの試香紙をどうするかというのも問題だ。とくに、あと数回はかぐだろうと予想されるときである。わたしが訪ねたフレーバリストの大半は、たんに机の端に置いておくだけだったが、それだと机表面のさまざまな香りが混ざりかねない。しかしマリンには、長年仕事をしてきたベテランならではの工夫があった。液に浸した先端より少し内側を親指の爪で折り曲げるのである。こうしておくと、試香紙を下におろしたときも肝心な部分は安全に机から浮いたままだ。

原料のふたつ目はシス－3－ヘキセノール。マリンは別の試香紙に浸して、わたしに渡した。なるほど、刈りたての芝生のにおいがする。これはフレーバーに植物系の青い香りを加える（今度イチゴを食べるとき、この青草の香りを探してみてほしい。多くの人は気づいたことがないかもしれないが、たしかに存在する）。

その次はフラネオール。焦がした綿飴のような甘いにおいが熟れたイチゴの特徴を出す。「思うに、フラネオールなしでイチゴ味を作っても、けっして売れないでしょうね」とマリン。「入れれば入れるほどいいんですが――ここでおしまい、というポイントはあります」。フラネオールは長く続く余韻を醸しだし、イチゴ味のできばえを左右する。「ほんとうにね、ずっと香り続けるんですよ」

最後の四つ目はγ－デカノラクトン。試香紙からかぐと、モモのような感じだ。マリンによれば、これはギャップを埋める働きをするのだという。酪酸エチルが最初に強く香り、それにすぐシス－

3—ヘキセノールが続くが、フラネオールが現れるのには少し時間がかかる。フレーバーに隙間が生じる可能性があるので、そこをγ—デカノラクトンで埋めるのである。

こうしてわたしの目の前の机に、赤ちゃんコブラのように首をもたげた細長い試香紙が四本ならんだ。マリンの指示にしたがい、わたしは四本まとめて鼻の下で振ってみた。おお、なんと、イチゴだ！　カリフォルニアの直販所で売っていた、あの夢のイチゴではないにしろ、やはりイチゴ以外の何物でもない——これもまた、優秀なフレーバリストはにおいの異なる素材を組み合わせて「フレーバー」を創出しうるという証拠だろう。

ルートビア［アルコール分のない炭酸飲料］もその好例である。かつてルートビアは、その名称が示すとおり、クスノキ科の樹木サッサフラスの根《ルート》から作られていた。しかし、その根から取れる精油の主成分サフロールに発がん性があることがわかったため、一九六〇年、アメリカは清涼飲料水への使用を禁止した。ルートビアを製造する会社は、ほかの方法で同じ味を出さなければならなくなった。マリンは選択肢のひとつを述べた。トップノートにサリチル酸メチル（ライフセーバー社のキャンディ「ウインターグリーン」のようなにおい）、ミドルノートにアニス（甘い香り成分はアネトール）、長く続くベースノートにバニリンを持ってくればいいという。この三つを一緒にすると、間違いなくルートビアになる。ルートビアのトップノートがウインターグリーンだと知って、わたしは驚いた。これまでは全然気がつかなかった。フレーバー産業関係者以外では、はたしてどれくらいの人が気づいているのだろうか。しかし、そう思って飲んでみると、たしかにそうなのである。

さて、においはもう十分かいだ。研究室へ向かう時間である。マリンはドアの後ろにかけてあった白衣を取り上げ、安全眼鏡とプラスチック製の点眼容器数本と一緒に渡してくれた。「さあ、イチゴを作りに行きましょう」。わたしたちが作るのは一回分の検査用、つまりフレーバリストが調合の微調整をするときに使う量なので、溶液を測ってビーカーに入れるだけの簡単な作業となる。酪酸ブチルとシス－3－ヘキセノールはごく微量。それぞれ〇・〇八グラムだから、液体量としたら三～四滴くらいだ。最初に測っておいたほうがいい、とマリンが指摘する。そうしておけば、うっかりビーカーに多めに入れてしまい、原料を無駄に廃棄しなければならないような事態を避けることができる。次に、おしっこのような黄色のフラネオールを一五グラム——約大さじ一杯、γ－デカラクトンを少量。それを混ぜ合わせて、水で薄める。

ここからが作ったものを確かめる段階である。鼻からかぐオルソネイザル嗅覚と口に入れたときのレトロネイザル嗅覚が異なる場合がある、ということを思いだしていただきたい。調合したフレーバーをきちんと確認するときは、ほぼかならず実際に味わってみる——においをかぐだけの局面は過ぎたのだ。自分の作品をすすってみて、わたしはちょっとがっかりした。思い描いていたような、完熟したイチゴのほとばしるような活力は感じられず、青草の香り——かいでいたときはそれほどわからなかった——が強く口に残った。では、次はシス－3－ヘキセノールを少し減らし、酪酸エチルを少し増やして、望みの味に近づくかどうかやってみることになります、とマリンが言った。

フレーバー産業の現場では、顧客が最終的に結果に満足するまでこの試行錯誤を何度も繰り返し、味見で確かめる過程が続く。作業はゆっくりとしか進まない。マリンの助手が一日に調合できるのは一〇回程度。非常に複雑なフレーバーの場合、完成までに数日から数週間かかることもある。必然的にフレーバーの価格は高くなってしまう。

効率化をはかるため、ジボダン社は作業をある程度自動化している。その日の前半、別の研究者アンディ・ダニアーが、フレーバリストが得意先に持っていけるようにジボダン社が開発した「ミニVAS（ヴァーチャル・アロマ・シンセサイザーの略）」というスーツケース大の装置を見せてくれた。この装置には「キー（鍵）」となるアロマが入ったバイアルを三〇本入れられる。アロマは単一のにおい分子でも、レモン果皮の抽出物やコーラ香味料などの複合物でもかまわない。タッチパネルの操作でユーザーはキーを自由に組み合わせ、作成したアロマの違いをその場で確かめることができる（ミニVASには三つの出力口があり、そこに小さなラッパのついた管をさして、フレーバリストと顧客が同時にアロマをかげるようになっている）。

「スパイスド・ラム［ラム酒にスパイスを加えたもの］でやってみますか」とダニアーが言った。彼が指でちょんとさわると、ベースとなるラム酒のアロマが噴出された。さて、これになにを加えるか。画面に出てきた候補はイチゴ――このアイデアはひどい、とみなの意見が一致した。あとふたつばかり飛ばすと、オレンジの画像に変わった。これならずっとましだ。「こんなふうに、『これは好き、あれは好きじゃない』と自分の好みを伝えられます。フレーバーのどこが好きかについての評価もできます」とダニアー。「だから、めざすフレーバーの枠組みをすばやく決めて焦点をしぼり、調合にかかることができるんです」。なによりいいのは、遠く離れた場所とも情報交換ができることだ。この装置によって、シンシナティのフレーバリストがアジア支部のフレーバリストやロンドンの顧客と共同作業し、全員が同時に同じ香りをかぐことが可能になった。

大手フレーバーハウスの顧客にとって、こうした解析手順はふむことは負担が大きい場合もある。しかし既成品を使えばゼロから開発する手間は不要となり、かかる費用も大幅に減らせる。ジボダン社では、この方法を望む顧客には、社内で「作品集」と呼んでいるコレクション——これまでに開発したフレーバーで検索可能なもの——を管理するローランス・ロケのもとへ案内することにしている。一目でフランス人だとわかるロケは細身で背が高く、黒い髪をボブカットにととのえ、丸い顔に大きな丸い眼鏡をかけて丸さを強調している。「なぜフレーバー表にわざわざ項目を付け加える必要があるんです?」彼女の流暢な英語にはかすかに訛りが混ざる。「店には数百種類のイチゴがあるのに、別のイチゴを作る必要がありますか? わが社は非常に多くの、質のいいフレーバーを所蔵しています。おためしになりませんか?」

作品集に収められているフレーバーは全部で一〇万種類ほどと推計されるが、よく使われる主要作品は約三〇〇〇種類だ。そうしたフレーバーにはいくつかのキーワードが割り当てられており、フレーバーの個性(ジューシー、力強い等)、応用可能な範囲(甘い、おいしい、清涼飲料等)、規制の状況(「オーガニック」「天然」「GMO無添加」等の表記をしてよいか、アルコール飲料に使用可能か、ほか)などで検索できるようになっている。このため、ロケとスタッフは顧客の要求にみあうフレーバーのリストを即座にしぼりこんで提供することが可能だ。テイスティングまではあっという間である。たいていの顧客は、リストの中から気に入ったフレーバーを見つける。たとえだめでも、微調整のためのたたき台は手に入る。ロケによれば、ジボダン社のフレーバー事業の約七〇～八〇パーセントは彼女のデスクの上からはじまるという。

既製フレーバーの品揃えを豊富にすることは、技術革新の到達点のひとつである。その一方、ジボダン社は多大な努力――と大金――を費やして、新しいフレーバーの発見や再現に努めている。世界中の人々を楽しませる新しい風味分子のためならば、自然界に手がかりを求めて果物や花やその他の植物の部分を入手する努力も厭わない。柑橘類のコレクションでは世界有数の規模を誇るカリフォルニア大学リバーサイド校の植物園は、ジボダン社お気に入りの場所だ。ほのかにコショウの香りがする甘いライムなど、ジボダン社のフレーバリストは、ここで入手した果物から新しい柑橘系のフレーバーをいくつも発見してきた。「思いもよらないものを見せてくれるのが自然です」とダニアー。フレーバー地図の隙間を埋めていく作業は――たとえそれが柑橘類のようによく探査された領域であっても――いつも驚きに満ちている、と彼は言う。

ジボダン社の探検家は、ときにはさらに遠方まで出向く。数年前、ペペットはアフリカ西部のガボンへの探検に参加した。小型飛行船をチャーターして熱帯雨林の林冠《りんかん》に浮かべ、技師たちとともにさまざまな花や果物の香りを採取した。帰国後は〝戦利品〟を分類し、フレーバー化学物質の〝武器庫〟に加えられるようなものがあるかどうかを綿密に調べた。

また、どこにも遠征する必要がない場合もある。「ジャングルまで行く必要はなくなりましてね」とダニアー。「レストランに行けばいいので」。ジボダン社の技師たちは、複製してみたい風味がある料理を注文する。これは彼らにとっての「究極の基準」であり、研究室の中でかぎりなく近似させたい、本物の標的フレーバーだ。注文した料理は丸ごと密閉容器に入れ、食べ物から立ちのぼるアロマを閉じこめる。それから容器の上部――ヘッドスペース――に溜まった内容を分析すれば、再現の手がかりを得ることができる。

「カルビフレーバー」と書かれたバイアル［薬品やサンプルを入れるための小型のガラス容器］の蓋をダニアーが開けた。かいでみると、まさに焼き肉のにおいがする。醤油とニンニクの香りが絶妙に混ざりあった、腕のいい韓国料理店に流れる、あのおいしそうなにおいだ。「ほんとうに脂がのった、焼いたにおいのするところが気に入っているんです」とダニアーは言う。しかし、これは本物の朝鮮風焼き肉から抽出したものではない。ジボダン社のフレーバリストたちが、ヘッドスペース分析に適合する化学成分を組み合わせてにおいを再現したものである。残念ながら、これは基本的にバイアル内の「究極の基準」にしかならない――ほぼ完璧な複製だが、実際に販売するには価格が高くなりすぎて実現はむずかしいだろう。現在は、もっと安価で、似たような効果を出せるフレーバーの開発をめざしている。

ダニアーのチームが取り組んでいるもうひとつのフレーバーは「豊かさ」である。「豊かさは、ゆっくり調理した料理から得られます。みんなが知っている、長い時間をかけて煮こんだおいしいシチューの味わいです」。彼らは現在、時間をかけた料理の味わいを出す風味分子を突きとめたと考えている。もう少しくわしく教えてくれないかと尋ねると、ダニアーは口を閉ざした。「特許級です」と彼は答えた。ジボダン社は、時間をかけ、細心の注意をはらい、忍耐を重ねてその風味分子を特定したと見える。もしそれが〝あたり〟だったら、大きな成功をおさめるに違いない。

ダニアーの「カルビ」や「豊かさ」のようなフレーバーは、ジボダン社のメアリー・マイアーなどの専門フレーバリストたちに受け継がれていくだろう。食品用フレーバーの世界は広大なので、フレーバリストは特定の専門分野に分かれることが多い。わたしが話したある人は、長いあいだ「甘いブラウンフレーバー」、つまり蜂蜜、メープルシロップ、コーラなどの分野に特化したキャリアを積んでいた。業界には、果物のフレーバリスト、飲料のフレーバリスト、乳製品のフレーバリスト、キャンディのフレーバリストなどがいる。フレーバリストは、お菓子系と料理系に大別できる。上級フレーバリストのマイアーは料理系だ。果物のフレーバーよりも肉のフレーバーの世界で働くほうがずっとむずかしい、とマイアーは言う。フレーバー自体が複雑だからである。「においをかげば『これ!』とわかる分子はひとつもありません」。マイアーは小柄で元気な女性で、背中の中程まであるまっすぐな茶色の髪を細いヘッドバンドで止めている。めずらしいことに、彼女は二代目のフレーバリストだ。大学生の頃、やはりジボダン社に勤めていた父親を手伝ってサンプルを混ぜたりしていたのだが、最終的に自分もこの道に進むことにしたのだという。

マイアーの仕事の大部分は、タンパク質や砂糖が焦げるときに発生する複雑な化学変化、メイラード反応を追跡することである。わたしたち一般人が目撃するメイラード反応の典型例はビーフやチキンの料理だが、マイアーなどの専門家は自己消化酵母や純粋なアミノ酸、砂糖を用いて、より精密な結果を導き出そうとする。アミノ酸のひとつであるシステインにメイラード反応を起こすと、チキンの肉のようなフレーバーになる。メチオニンではジャガイモのようなキャベツのようなにおい。フェニルアラニンでは蜂蜜様となり、糖のフルクトースだと「汚れた犬」と表現されるフレーバーになる（ここにも、不快なものを少し加えると複雑なフレーバーになるという逆説が存在する）。

わたしたちはマイアーの研究室に向かい、フレーバーをいくつか味わってみることにした。最初のチキンフレーバーは、顧客のひとりが粉末スープに加えたいと考えているものである。マイアーは粉末スープをビーカーに入れて水を加え、加温器であたためてから、わたしにスプーン一杯差し出した。タマネギとセロリの味がした。それと、ヌードルのやわらかい粉物の味。しかしマイアーは、この場合それらはまったく無関係だと言った。わたしが答えたフレーバーは、顧客のスープにもとから存在しているものだという。彼女の仕事はチキンフレーバーであり、それ以外はすべて雑音となる。今度はチキンに集中して味わってみた。ローストチキンのような感じを受けたが、ふたたびマイアーに訂正された。これはきつね色に焼けて硫黄のにおいのするローストチキンではなく、骨や脂肪をつけたまま茹でたチキンのダイレクトな風味だ。けれども、そんなに悪いわけではない――最終目標、つまり標的フレーバーにだんだん近づいている、とマイアーは言った。

次のプロジェクトはチキンパテ――パン粉をまぶし、揚げずに冷凍した状態で販売され、家庭で調理するタイプの商品である。すでに市場に流通しているのだが、製造会社が原材料の構成を変えることにしたのだという。その理由はマイアーにはわからない。経費の節約？　あるいは入手しやすい原材料を使うことにした？　いずれにせよ、それは関係のないことだ。彼女の任務は、新しい製品で以前と同じ味を出すことである。

技師たちは手早く試食用の素材を準備した。ひとつはブランク（空白）――味付けしていないチキンナゲットで、全体にチキンの味しかしない。もうひとつは販売中のオリジナル版で、このフレーバーが標的となる。最後のひとつは、マイアーが作成している新版である。試作パテの味を見ているとき、技師のひとりがすぐに声をあげた。「強すぎるわ！」新しいフレーバーをチキンでためしてみたのは今回が初めてだった。水溶液で確認した初期段階では、これほどきつい味はしていなかった。最終段階でフレーバーを確かめるのはやはり人しかいない。フレーバリストの仕事は、机上の計算だけでは成り立たないのだ。

マイアーは次にオリジナル版を一口かじり、ふと考えこんだ。「なんだか前駆体の味がするわね」。前駆体とは、一連の化学反応で、ある物質が生成される前の段階に存在する物質のことだ。マイアーはメイラード反応が完全に起こりきっていないと考えたらしい。口にはしなかったが、オリジナル版のフレーバーを作成したのが誰であれ、半端仕事だと彼女が考えているのは想像できた。

しばらく検討を重ねた研究チームは、標的フレーバーには、よく焼けた硫黄っぽい肉の特徴があるのに対し、試作ナゲットは燻製様で生の感じが強い、という結論に達した。試作品に焼けた味が欠けていることに、マイアーは落胆した。「弱々しいのよ。まだインパクトがたりません」。チームは来週、別の配合でテストしてみて、標的フレーバーに近づいているかどうか確かめることにした。同時にオリジナル版を分析に出し、味をそこねる前駆体を特定することになった。

マイアーのチキンナゲットが示すように、フレーバー試料のバランスがよく、思いどおりの味わいになっていても、仕事は半分しか完成していない。フレーバーは実際に食べてみないとわからない──つまり、製品のほかの原材料（メーカーが「ベース」と呼ぶ部分）との兼ね合いによって、最終結果に大きな違いが生じるのである。たとえば、多くの果物フレーバーは甘いベースの中でくっきりと際立つ。それは、わたしたちが果物の風味と甘さは一緒に存在するものと考えており、脳がふたつの調和を増幅させるからだ。同様に、塩味のきいたベースは、チキンスープなどの製品に肉の味わいをもたらす。

フレーバーの多くはベースと物理的、化学的な反応を起こす。増粘剤のように単純なものも、口内でのフレーバーの放出速度を遅くする。そのため、加えられているフレーバーが同じ量であっても、とろみのある飲み物やソースのほうが、さらっとしたものに比べて味を薄く感じる。また、風味分子は水よりも脂肪に溶けやすいものが多いので、高脂肪食品でもフレーバーの放出速度は遅くなり、同じ効果を出すためにはフレーバーをきつくしなければならない。FONAのロバート・ソベルは、これを実際に説明するため、同一量の粉末チョコレートドリンクを四種類の乳製品──スキムミルクからハーフアンドハーフ［牛乳と生クリームを一対一で混ぜたもの］まで──に溶かしてみせることをよくやる。違いは驚くほど大きい。スキムミルクで溶かしたドリンクはチョコレートのフレーバーが一気に立ちのぼるが、瞬間的に消えてしまう。「急激に放散されます──バランスはよくありません」とソベル。脂肪分二パーセントの低脂肪乳では、最初の立ち上がりは弱いがフレーバーはやや長く残る。脂肪分四パーセント程度の全乳ではさらに長くなる。一方、生クリームを加えているため脂肪分が一〇〜一八パーセントと高いハーフアンドハーフでは、フレーバーはずっとまろやかになるが、豊かさがとても長く続く。どれがいちばんかって？　自宅で作ってみて、どれが自分の好みにあうか確かめてみよう。

さて、ベースにふさわしい、完全に調和のとれたフレーバーをフレーバリストが作成しても、仕事は終わらない。解決しなければならない大きな問題が、まだ待ち受けている。そう、食品に添加するための処理である。場合によっては、完成形のフレーバーは製品に直接添加できない――たとえば、液体調味料をそのままインスタントのオートミールに加えたら、とんでもないことになってしまう。メーカーから消費者の口に届くまでの長旅に耐えられるように、フレーバーを保護しなければならないことも多い。空気にあたると一部のフレーバーは酸化してしまう。それ以外のものも――とくに揮発しやすいトップノートは――放散しやすいので、時間の経過とともに活力が失われていく。タンパク質が豊富な食品では、フレーバーの減衰も問題になる。タンパク質にふくまれる硫黄原子が徐々に風味分子と結合するため、食べてもフレーバーが放出されなくなるのだ（キャンプファイアーの煙が髪の毛に潜むのも――煙は硫黄化合物をふくみ、髪はタンパク質が豊富――このタンパク質との結合が原因である。熱いシャワーを浴びて結合が一気にゆるむと、におい分子がふたたび立ちのぼってくる）。また、ガーリックオイルを加えるとパン生地がふくらまなくなるように、フレーバーと食品が単純に喧嘩をはじめるときもある。

これらの問題は、カプセル化という戦略でほぼ解決可能だ。通常、このために使われるのは噴霧乾燥機という装置で、霧状にした液体フレーバーと保護コーティング用のデンプンなどを加熱室に吹きこみ、乾燥したデンプンに包まれたフレーバー微粒子を作る。ジボダン社のフレーバー処理の専門家メアリー・マッキーは、流動層乾燥機という、より洗練された装置を見せてくれた。これは、流動層内で原料と熱風を激しく混合させ、粒子をばらばらの状態で乾燥させる方法である。わたしが目の前で見たのは、ライムグリーンの粒子がミキサーにかけられているパン粉のようにめまぐるしく上下するようすだった。

マッキーは背の高い、細身の女性である。顔の形に添ってカーブしている安全眼鏡のために、大きな目がいっそう大きく見える。彼女は装置の開口部を開いて、ひとつかみほどの粒子をわたしの手にのせた。食べてみると口いっぱいにライムのあざやかな味が広がる。その理由は、まずひとつはフレーバー、次はライムらしい色合い、もうひとつは処理のトリックだ。「ライムフレーバーをそのまま味わうと、トップノートのテルペン［精油成分のひとつ］が強すぎるの。吹きつけ乾燥すると、ちょうどよくなるんです」。しかし本物のライムには酸味もあるため、マッキーはクエン酸の結晶にライムフレーバーを吹きつけ乾燥させている。こうすることで、この粒子はライムの香りだけでなく、クエン酸のすっぱさを兼ねそなえたフレーバーになるのである。この装置の可能性は、ほぼ無限大のようだ。「塩にこれを吹きつけたら、また違うフレーバーになるでしょうね」。どなたかマルガリータ［テキーラベースのカクテルで、グラスの縁にライムと塩をつける］をお望みの方は？　別の例として、乾燥させたオレガノの葉にハラペーニョフレーバーを吹きつけたものを、マッキーはバイアルから取りだした。お茶の葉でも同じことができるそうだ。「流体化できるもの、つまり気体の流れの中で浮遊させられるものであれば、基本的になんでもコーティングできます」とマッキーは言う。
ジボダン社が特許を取得した技術はほかにもある。フレーバーを吹きつけ乾燥させるのではなく、目に見えないほど小さな不溶性のカプセルの中に閉じこめるのである。そうすれば、加熱乾燥中に揮発性香気成分がそこなわれるリスクを避けることができる。こすったり噛んだりするとカプセルはすぐに砕け、無傷のフレーバーが放出される。このようにして保護されたフレーバーは、チキンにまぶしたパン粉のようなものだ、とマッキーは言う。パン粉をつけておけば、途中でフレーバーを失わずにチキンを揚げることができるのだから。実際、この方法でカプセル化した液体ガーリックフレーバーは、カプセル化しなかった場合に比べて六倍のインパクトがあるという。つまり、製造者にとっては大幅な経費削減にもなるのである。

新しいフレーバーが完成したら、食品会社は商品開発の最終段階に進むことができる。消費者で完成品をテストするのである。パネル調査［同じ人に複数回のアンケートをおこなう調査方法］は、実質的に二種類に分けられる。「消費者パネル」と「専門家パネル」である。もっとも簡単な調査は、一般市民から選んだ単純な消費者パネルだ。訓練されていないパネリスト（調査者）は、わたしやあなたのような素人なので、ある製品のフレーバーを的確に述べよと言われてもかなり苦労するに違いない。たとえなんとか言葉をひねり出せたとしても、パネリストのあいだに一貫性はほとんどないだろう。ひとりがリンゴのフレーバーを「いい香り」と描写すれば、別の人は「花のような感じ」、三人目は「甘い」と回答するかもしれない。したがってフレーバー調査の担当者は、一般に消費者パネルではフレーバーの説明を求めない。そのかわり、「あなたはこれが好きですか?」「このふたつのサンプルは同じですか、違いますか?」などの単純な質問に専念する。

しかし訓練されていない一般市民に尋ねるべきはまさにこの種の質問であり、大手食品会社はなんとしても彼らの答えを知る必要がある。もしあなたが調査する側で、なにかを販売しようと計画しているのなら、当然、消費者が買ってくれるかどうかを知りたいはずだ。ゆえに、「これが好きですか?」とか、その変種の「これを買いたいと思いますか?」などの質問が大切になってくるのである。ただし、一口に一般市民といっても、正確にねらいを定めなければならない。コンビニエンスストアで売るコーヒーの販売をめざしているのなら、スターバックスにしか行かない人や筋金入りのエスプレッソマニアを気にする必要はない。セブンイレブンで実際にコーヒーを買う人々に的をしぼればいいのである。

また企業にとって、消費者に気づかれることなく経費を削減できるかどうかは大きな問題なので、「同じですか、違いますか?」という質問の重要度は高い。だが、「これが好きですか?」という質問とは異なり、単刀直入に訊くことはできない。実際は違いがなくても〝ある〟ようなイメージを抱かせてしまったら台無しだ——強烈な思いこみによって雲が子犬に見えたり、グリルドチーズサンドイッチに聖母マリアの像が浮かんできたりすることもあるのだから。[2] かわりに、担当者は三つのサンプルを提示し、違うものをひとつ選んでもらうようにする。わたしが参加したジョエル・メインランドの「この化合物がにおいますか?」研究の三点比較法と同じである。ときには三点比較法を発展させた四点比較法をおこなう。ふたつずつ類似した四つのサンプルを提示し、似たもの同士をペアにさせるという方法だ。四点比較法は三点比較法よりもずっと精度が高い。被験者の数が少なくても信頼性のある結果が得られる。

ある冬の日、わたしは自分の住んでいる町で消費者パネルに参加する機会があった。指定されたダウンタウンのオフィスビルへ行き、長く薄暗い廊下の突きあたり、吹き抜けの階段からそう遠くないところにめざす場所を見つけた。私立探偵の事務所のような、あるいは人気のない歯科クリニックを思わせるような平凡なドアを開けると、狭くて殺風景な部屋にさほど多くない人々が待っていた。まもなく、担当者がわたしたちを検査室に案内した。L字型の壁に沿って十台ほどの閲覧机がならべてある。すぐにそれとわかったが、壁の向こうはキッチンで、わたしたちが評価するサンプルをスタッフが用意している気配がした。

閲覧机は左右に仕切りがあるため、わたしからほかの人たちのようすは見えない。机の上にはコンピュータのモニターとマウス、水の入ったコップ、塩をまぶしたクラッカー二枚、ナプキンの箱、ピュレルの速乾性除菌ジェルのボトルが置いてあった。机の前面の仕切りに蝶番止めの窓のついた受け渡し口があり、やがてそこから「553番」と書かれたプラスチック製のカップが盆にのって現れた。焼いた赤ピーマンが何切れか入っていた。はは あ、赤ピーマンの調査か、とわたしは思った。

モニターに質問が浮かんでいる。「全体として553番はどの程度好きですか?」回答欄には、「非常に嫌い」から「好きでも嫌いでもない」を経由して「非常に好き」まで、九段階の尺度が示されている。サンプルはそれほど悪くなかったので、わたしは七番の「少し好き」を選んだ。するとモニターは、553番の風味、外観、食感がどれくらい好きかをさらにわたしに尋ね、最後に「もう一度食べたいと思うか」という質問で締めくくった。わたしは受け渡し口に盆を返し、窓を閉め（受け渡し口は向こうのキッチンにつながっていた）、クラッカーをかじって水をすすり、次のサンプルがくるのをゆったりと待った。

次の310番はやや甘め――むしろ甘ったるいほど――で、かすかに苦い溶媒の後味が残った。人工甘味料でも使ったのだろうか？　三番目の617番は焼き加減が弱かった。食感は固めで、味も薄かった。909番は固いばかりか苦い溶媒の後味が目立って、これがもっとも好みにあわなかった。480番が楽々と栄冠を勝ち取った。食感はほどよく、風味も豊か。これで終了だった。椅子にもたれてあたりを見回すと、ほとんどのパネリストがすでに終了していたと見え、演奏が終わったとたんにスタジオをあとにするミュージシャンよろしく、身支度をすませてドアに向かっている最中だった。

その後、待合室にいたわたしに、今回の調査は腐敗を抑えるために考案された新高圧処理法の評価が目的だ、と主任研究員が説明してくれた。この処理によってピーマンの保存期間は長くなるが、一部のテイスターから苦い後味がするという指摘があった。そのため、認識されるような後味があるのかどうか、また、どのくらいの保存期間で風味が悪くなってくるのかを調べるのだという（二種類の質問があるため、単純な三点比較法や四点比較法は使えない。回答形式を九段階尺度法にしたのはそれが理由だろう）。評価するサンプルは全部で八種類――高圧処理をしたものとしないもの、保存期間がそれぞれ二、四、六、八週間のもの――だが、味見するパネリストの疲労を考慮して、各人が評価するのは八種類のうちの五種類にとどめている。「ひとりで八種類評価するのは負担が大きすぎるでしょうから」と彼女は言った。

調査結果はかなり混乱したものになるのではなかろうか。ひとつには、どのピーマンも味は微妙に違うものだから、まずいピーマンによい処理をした場合と、よいピーマンにまずい処理をした場合が同じ点数になる可能性がある。また、この九段階尺度をどのように解釈して答えればいいのかわたしたちパネリストには指示がなかったので、同一のピーマンに対する評価に差が生じてもおかしくない。つまり、自分でピーマンを焼くような人は、瓶詰めや缶詰の赤ピーマンしか食べたことがない人に比べて、出されたサンプルに「非常に好き」と答える確率は低くなるだろう。とはいえ、十分な人数――普通は八〇から一〇〇人程度――のパネリストをそろえ、サンプル間に大きな相違があれば、研究者たちは必要な答えを得られるはずだ。わたしが部屋を出る直前、主任研究員が種明かしをしてくれた。310番と909番――不愉快な後味を感じたもの――はどちらも高圧処理がしてあり、それ以外はしていなかった。もっとも高く評価した480番は、味わった五種類のうちでいちばん新鮮なものだった。どのパネリストもわたしと同じように感じていたとしたら、彼らの新しい腐敗抑制方式には悪い知らせとなるに違いない。

こうした単純な消費者パネルは、自社製品に対する貴重な情報を企業に教えてくれる――そう、人々がそれを好むかどうかについて。だからこそ消費者パネルは、食品から自動車、洗濯用洗剤にいたるまで、あらゆる製品調査でさかんにおこなわれるようになった。しかし、外観や使用感に関して消費者が掘り下げやすい車や洗濯用洗剤とは異なり、風味には言葉の壁が立ちはだかる。この人の「とても苦い」とあの人の「適度に苦い」は、あるいは「すっぱい」や「金属っぽい」は、どの程度の差があるのだろうか？　わたしが参加したパネル調査が赤ピーマンの味について尋ねず、好きか嫌いかに終始したのもそのためだ。

風味の特徴をくわしく知るためには、「苦い」「石鹸くさい」「金属っぽい」などについて、パネリストの共通理解がなくてはならない。それには訓練が必要となる。こうした高い次元のフレーバー分析を求める場合、企業は普通、少人数——たいていは八から一〇人ほど——の小グループを編成し、基準となるサンプルを用いて数時間の訓練をおこなう。「石鹸くさい」「金属っぽい」は具体的になにをさすのか、どの程度の苦さが「適度に苦い」のか、厳密な標準化をはかるのである。そしてパネリストが標準的な表現法を習得したのちに、製品の評価に取りかかる。

わたしが参加した赤ピーマン調査のような場合、立案者は「専門家パネル」を設置して、苦味、甘味、焼いたときの香気の標準化をはかり、また、わたしが「溶媒のよう」と感じた後味を別の表現——たとえば石鹸様、テレピン油様、マニキュアの除光液様などに統一するほうがよかったかもしれない。そのうえで検体のピーマンを味わってもらえば、さまざまな処置が風味にどのような影響を与えたかをより正確に把握でき、問題点を解決する手がかりを得られただろう。もちろん、専門家パネルはかなりハードルの高い方法なので、そう簡単にいくものではない。焼いた赤ピーマンについて的確に表現する訓練は、リンゴやハンバーガーを評価するよりもずっとむずかしいに違いない。

このような専門家パネルに招集されるのは、すでに知識や経験をそなえている人々であり、風味の複雑さを明確に述べる能力もある。しかしわたしたち一般人は、資料を一ページずつ読みこんでいかなければ風味体験をより的確に話す方法を身につけられない。わたしたちは、色に関してはかなり上手に表現できる。色についての共通言語を持っているからだ。英語圏の人々は、ほぼあらゆる色を一一種類の基本色――黒、白、茶、灰、赤、黄、緑、青、紫、オレンジ、ピンクのどれかに分類できる。そこから出発して、もっと微妙な色合いを述べることもできる。この緑は森の緑なのか。あざやかで明るい緑《ケリーグリーン》なのか。それとも、明るい黄緑《シャルトルーズ》なのか。なんらかの青みをおびているか（不思議なことに、英語には一一種類の基本色があるが、もっと少ない言語も多い[3]。五種類〈黒、白、赤、黄、青緑〉、三種類〈黒、白、赤〉、さらには二種類〈明るい、暗い〉の言語もある。青いリンゴのグラニースミスと黄色のゴールデンデリシャスの違いを「明るい」「暗い」で説明するむずかしさを想像してみてほしい）。

専門家がフレーバーを描写する方法も、色の場合とさほど変わらない。全体をいくつかの基本フレーバーに分類するのである。たとえばジボダン社は、フレーバーに関する独自の言語「センス・イット」を開発している。それを使えば、消費者もフレーバリストも、話している内容をすぐに理解しあえる。例によって、詳細は極秘である。

一方、ジボダン社の競争相手FONAのメンジー・クラークは喜んで自分の一〇分類を教えてくれた。フルーティ（果実）、フローラル（花）、ウッディ（木）、スパイシー（香辛料）、硫黄（肉の大半、卵、タマネギ、ニンニクのほか、不快臭の多くをふくむ）、酸、グリーン（草のほか、青リンゴ、アボカド、豆類などの野菜をふくむ）、焦臭《こげしゅう》（ナッツ、コーヒー、チョコレートとカラメル、蜂蜜、メープルシロップ、パン）、テルペン（パイナップルや柑橘類の皮など樹脂性のフレーバー）の九つに、「ラクトン」を基本分類に入れている。ラクトンに入るのは甘いクリーム様のフレーバーのほか、わたしがブライアン・マリンと作ったイチゴ味にも使われたモモ様の香りのグループである。フレーバリストそれぞれの――勤務先が異なればとくにそうだろうが――分類の方法も多少変わってくるに違いない。ジボダン社のメアリー・マイアーの基本分類には、「土」と「デンプン」の項目があるという。

しかしほとんどのケースでは、フレーバリストと顧客はもっと狭い範囲――イチゴとかチキンとか――で作業している。それがどのような企画であれ、フレーバリストが最初にする仕事のひとつは、くだんの製品の説明に使う可能性のある用語集を作成することだ。たとえばイチゴの場合のFONAの基本用語集は、果実、花、バター、熟れた、ジャム、種、新鮮、煮こんだ、青っぽい、甘い、キャンディ、焦げた、タマネギ、クリームである。このようなリストがあれば、テストフレーバーを比較する際、すでに完成されている語彙で評価することができる。そしてどのようなときも、無から言葉を紡ぎだすより、リストから適当な言葉を選ぶほうがずっと簡単である。

よく使う表現用語を分類整理してわかりやすく体系化したものに、「フレーバーホイール」という表がある。もっとも有名なのが、三〇年前にカリフォルニア大学デーヴィス校の研究者アン・ノーブルが開発した、ワイン用のアロマホイールだろう（ご存じない方はインターネットで検索すればすぐに見つかる）。このホイール――車輪――は三層の同心円で構成されており、すべてに表現用の言葉があてはめてある。いちばん内側の中心円には大分類の一二項目が載っている。果実、野菜、ナッツ、カラメル、木、土、化学物質、刺激臭、酸化、微生物、花、スパイスである。それでは、なにか果実の香りを感じたとしよう。次の中分類の円を見ると、果実の項は六つの下分類に分けられている。柑橘系、ベリー系、トロピカル系、果樹系、ドライフルーツ系、その他。果樹系であれば、いちばん外側の小分類に移って果実を特定する。チェリー、アンズ、モモ、リンゴ。こうやって項目をしぼりこんでいけるので、アロマホイールを使えばワインの香りの特徴を表現する言葉にすばやくたどりつける。この手法はきわめて有効なので、今ではビール、チーズ、スコッチウイスキー、コーヒー、タバコ、チョコレート、蜂蜜、オリーブオイルなどのフレーバーホイールが作成されており、そのリストは増え続けている（アイスクリームのフレーバーホイールが店に掲示される日をわたしは心待ちにしている。お好みはベリー系、スパイス系、トロピカル系、あるいはキャラメルフレーバー？　ベリー系なら、レッドベリーとブルーベリーのどちら？　レッドベリーでしたら、ストロベリー、ラズベリー、ブラックベリーですか？）

一般的には、このような表現方法はフレーバーの世界を細分化し、自然界に存在する風味に対応させていくものだ。つまり、フレーバーを絵にすればほとんどすべてが風景あるいは生物となり、程度の差はあれ、この世に存在するものの正確な写し絵となる。しかし、この世には存在しない、抽象的なものの風味はあるのだろうか？　結論をいえば、香水を作る調香師はつねに抽象的な概念を創造するが、フレーバリストはめったにその分野には手を出さない。いわゆるファンタジーの風味とはどのようなものだろう、とわたしが尋ねると、ほとんどのフレーバリストは風船ガムをあげ、そのほかの例を考えだすのに苦心していた。あとは、ラズベリーでしょうな、たぶん……ええと、エナジードリンクの《レッドブル》はたしかにそうだよ。あれは活力とか、さらには興奮の印象を与えるために、わざとアンバランスな味に作られているんだ……ある意味で、「肉」とだけ記したフレーバーはどこかファンタジーを感じさせるわ。だって、本物の肉はすべて一種独特の味がするもの。少なくともチキンはね……。

（ジェフ・ペペットは以前、キリン味やライオン味などをそろえた動物クラッカーを作ってくれないか、という電話を受けたことがある。「ジボダンは動物フレーバーを作れますか？」「えーとですね」とペペットは応えた。「わたしどもはキリンの味がどんなものか知りません」「それは問題ありません」と彼は保証した。「誰も知らないのですから、かまいません。どれも別々の、しっかりした肉の味がすればいいんです」。ジボダン社はその依頼を受けなかった。しかしダニアーは、新たな肉のフレーバーを開発するという案にまだ興味をそそられているらしい。「イグアナ味なんかどうでしょう？」と彼は言ったが、あながち冗談とは聞こえなかった）。

ジボダン社がしているような、注文に応じて風味化学物質を混ぜたカクテルを作るという概念は、たしかに多くの人々を不安にさせる。食品会社が香料メーカーとの関係に神経をとがらせ、それを受けてジボダン社などが顧客情報を絶対に明かさないようにしているのは、社会に根強く存在する化学物質恐怖症がその大きな理由である。カフェテリアでアンディ・ダニアーとジェフ・ペペットが指摘したように、食品会社は「われわれの食べ物に化学物質を入れている」などと世間から叩かれたくないのだ。

科学的観点からいえば、もちろんその非難はばかげている。すべての食べ物は化学物質以外の何物でもない。ステーキや豆腐にふくまれるタンパク質は化学物質である。地元で持続可能な方式により有機栽培された小麦の全粒粉にふくまれる糖分も、化学物質である。人工バナナフレーバーにふくまれるおそろしげな名前の「酢酸イソアミル」は、本物のバナナにふくまれる酢酸イソアミルと完全に同一の化学物質である。バナナやリンゴを構成する化学物質をもしすべて書きだしたら――化学教師でブロガーのオーストラリア人が思いついた「原材料ラベル」のように[4]――ごく普通の果物でさえ、かなり人を怖じ気づかせるリストになるに違いない（この章の冒頭で、リンゴには少なくとも二五〇〇種類の化学物質がふくまれると述べたことをおぼえておられるだろうか。それにひきかえ、ジョリーランチャー社のリンゴキャンディは二六種類である。できるだけ化学物質の少ないリンゴキャンディを摂取したければ、つねにジョリーランチャー社のキャンディを選ぶほうがいいということになる）。

だがしかし――香料メーカーの仕事は、わたしたちの大半がいだく「食べ物は〝天然（ナチュラル）〟であればあるほどいい」という感覚と衝突する。食品会社は、自社のスパゲッティソースを「ママの味みたい」と消費者に思ってもらいたい。工業生産されたフレーバーはそうした心安らかな家庭的情景にそぐわないため、コンピュータには「インテル搭載」のラベルが貼ってあるのに、食品のラベルには「ジボダン社搭載」とはけっして書かれないのである。「みんな、それはコーヒーとミルクだけでできていると思いたいのです」。わたしが手にしているスターバックスのホワイトチヨコレートモカを指さしながら、ダニアーが言った。「でも、それは加工品です」。原材料ラベルに「人工香料」を記載してしまうと商品の印象はかなり悪くなる。だから食品会社は——最高級品の場合はとくに——天然と呼べるフレーバーで構成してほしいと香料メーカーに指示することが多い。

ここでちょっと時間を取り、フレーバーの「天然」と「人工」の違いを見てみよう。アメリカ合衆国では、たとえば「天然レモンフレーバー」と表示するためには、フレーバーの化学物質は本物のレモンから抽出されるものでなくてはならない。純真な消費者であれば、レモンの豊かな風味がすべて入っているのだろうと解釈するかもしれないが、じつはその「天然レモンフレーバー」は、単一の化学物質シトラールだけと考えていい（レモンの風味全体がそろっている場合は、ラベルの記載はおそらく「レモン汁」もしくは「レモンオイル」であり、「天然レモンフレーバー」ではない）。レモンの皮にふくまれるシトラールは、化学物質製造所で作られるシトラールと化学的にはまったく同一である。それどころか、抽出中にほかの化合物の痕跡が混ざりやすい本物よりも、人工版のほうが純粋である可能性が高い。しかし消費者が望むのは「天然」のイメージであるから、価格は多少高くなるが、天然物が供給される。

さて、「天然レモンフレーバー」からワンランク落ちて「天然フレーバー」になった場合、この表示は、実際の植物か動物由来のフレーバーである（化学物質製造所で作られたものではない）ことを示しているが、レモンは使用されていない。たとえば、天然バニラフレーバーはバニラビーンズから作られるが、「天然フレーバー」のバニラのほうは、主要成分のバニリンをふくんでいるものの、たいていは木材パルプから抽出されたものだ（シャルドネのワインやウイスキーにバニラが薫るのは、熟成に使う樽にバニリンが含有されているからである)。

科学的見地からは、こうした区別は無意味でしかない。本物のレモンからだろうと実験室で作られようとシトラールはシトラールであり、バニリンはバニリンだ(ただし、本物のバニラビーンズからの抽出物はほかの風味化合物もふくんでいるため、合成バニリンや木材パルプからの抽出物には存在しない、豊かな味わいを醸しだす)。また、人工フレーバーで完熟の味わいがするイチゴのデザートは、同一の風味化合物をふくむ、自然に熟れたイチゴを用いたデザートよりも不健康だとはかぎらない。たしかに、天然のイチゴには線維もあるし、ほかの栄養素もふくんでいる。しかし安全性の点では、人工フレーバーのイチゴのデザートだろうとまったく問題はない——少なくとも短期的には。

しかし、個々の化学物質の安全性やおいしさ以上に、さらに深刻な問題がたしかにあるのかもしれない。これまでの章で述べたように、わたしたちの身体は風味を大きな手がかりとして、栄養価の高い、バランスの取れた食材を選ぶようにできている。この精巧に進化したシステムが、よぶんなフレーバー化学物質が食品に添加されることによってくるいが生じ、栄養を賢明に選択する身体機能が妨げられる、という批判がある。食品業界は本質的には欺瞞でしかないものを販売しており、その欺瞞が現代特有の肥満や低栄養の蔓延をまねいているのだ、と彼らは主張する。ジャーナリストのマーク・シャツカーは、画一的な風味の市販食品がもたらす悪影響を「ドリト効果」[5]と名付け、同じ題名の著作で問題を提起した。

昼食をともにしながら、ペペットとダニアーにこのような告発についてどう思うかと尋ねると、ふたりとも、自分たちは消費者が望むものを届けているだけだ、と答えた。「〝鶏が先か卵が先か〟という問題に少し似ていると思います」とペペット。「一方には、塩分と脂肪分の高い製品を人々に食べさせている食品会社が悪いとする主張があります。しかしもう一方には、社会が塩分と脂肪分を求めているという事実があります。なにがなにを駆り立てているのか、という問題ですよ」

さらに、とふたりは言葉を続けた。この議論にはもうひとつ別の側面がある。フレーバーを添加するのが悪いこととはかぎらない。それどころか「顧客にその気があれば、フレーバーはより健康的な製品の普及に役立たせることが可能です」とダニアー。人々は現在、砂糖入りソフトドリンクのかわりに、風味は付いているが甘味はない水を選べるようになった――これは風味と甘味をむすびつける脳の機能をうまく利用したものだ。あるヨーグルト製造会社も、フレーバーを多く用いることによって砂糖の使用量を四〇パーセント減少させた。「これはフレーバーの前向きな使用法だと思います」とダニアーは言う。

今日、フレーバーをデザインするのはもっぱらプロのフレーバリストの仕事であり、取引は香料メーカーや大手食品会社の内部で秘密裡におこなわれる。しかし、ある独創的なフランス人が信じる道を突き進めば、数十年以内に、わたしたち全員が生の化学物質を使って自宅でフレーバーを作れるようになるかもしれない。

大手俳優派遣会社セントラル・キャスティングに「マッド・サイエンティスト」のオーダーを入れると、エルヴェ・ティスのような人物がやって来る可能性は高い。年齢は六〇歳くらい。やや禿げた頭に白髪まじりの乱れた長髪。白衣の襟を立て、生真面目で熱狂的である――と同時に少し斜にかまえてもいる――タイプ。しかしその狂気じみた外見の裏に隠れているのは、食の世界の巨人である。ティスは前衛的なシェフなら誰でも知っている存在だ。高名な食品科学者であり、フランス科学アカデミー食品部門のディレクターを務めている。そしてまた、料理界でもっともホットな話題となった「分子ガストロノミー」――正統的な科学技術と普通は研究室にしかない素材を家庭料理に応用すること――という言葉を造った人物だ。

しかし、分子ガストロノミーはティスにとってはすでに過去のテーマにすぎない。彼は現在、さらに過激な方向に進んでいる。植物や動物由来の食材からではなく、粉末タンパク質や砂糖など、彼の言う「純粋な化合物」から食品を作り、ジボダン社のブライアン・マリンがするように、個別の化学物質を用いてフレーバーを組み立てることだ。ティスはこれを「ノート・バイ・ノート・クッキング」と呼んでいる。[6] 前衛音楽家がシンセサイザーの音符をひとつずつ《ノート・バイ・ノート》組み合わせて作曲する方法になぞらえた命名である。「ノート・バイ・ノート・クッキングでは、肉なし、野菜なし、果物なし、魚なし、卵なしです」と、ティスはBBC放送のニュース番組で述べた。[7]「あるのは化合物だけ。それで料理を作ります」

この過激さの理由のひとつは、このように料理をしなければならない日がいつか来るだろう、と彼が考えている点にある。世界の人口が増加し、化石燃料と肥料が乏しくなって価格が上昇するにつれ、農家は普通の食料――チキンやキャベツや米など――を需要に見合うだけ生産するのがむずかしくなるかもしれない。しかし、わたしたちが食用にならないと考えているもの――ティスは自宅の庭から刈ってきた一握りの芝草を見せるのが好きだ――にも、タンパク質や糖分などの栄養物質が豊富にふくまれている。ならば、そこから純粋な化合物を抽出して原材料として使えばいいのではないか？　貯蔵可能期間も長くなるし、それにおそらく、ほとんどが水分の生鮮食品のかわりに粉末材料を輸送するほうがエネルギーの節約になるだろう（ただし、生鮮食品を輸送するよりも、純粋化合物を抽出乾燥するために使うエネルギーのほうが多くなる、と疑問を呈する声もある）。

　ほかにもよい面がある。なぜ人間は、自然がたまたま組み合わせた、決まりきった風味だけを味わい、狭い世界に閉じこもっているのか？「牛肉とニンジンが素材なら、食べられるのは牛肉とニンジンだけです」とティスはレポーターに言った。[8]「しかし、牛肉に四〇〇種類、ニンジンに四〇〇種類の化合物がふくまれているとしたら、一六万とおりの組み合わせが可能です。三種類の原色から無限の色を作りだすようなものです」

　だがわたしやあなたが、自宅のキッチンで誰の力も借りずに、純粋化合物をきちんと混ぜ合わせてノート・バイ・ノートの料理を作ることが現実に可能だろうか？　はっきりいって、プロのフレーバリストでさえ、イチゴのような実物をまねるにしろ、あるいはレッドブルのような未知の味を創造するにしろ、フレーバー分子を混ぜて納得のいく完成品を作る方法を会得するには、何年にもわたる正規の訓練が必要なのだ。普通の人間がその技能レベルに達する見込みはない。もしやるにしても、ほんとうに一歩ずつ進まなければならないだろう。栄養に不可欠な化合物をいくつか選び、風味分子を単純に組み合わせるのがせいぜいだ。こうした原材料からなにかおいしいものを捏《こ》ねあげられるのだろうか。

この疑問を解く方法はひとつしかない。そう、自分でやってみることである。少し検索すると、ティス自身や、彼が所属するアグロ・パリテク（フランス国立農業研究所）が毎年開催している「ノート・バイ・ノート料理」国際コンクールから、いくつかのレシピを入手できた。わたしはティスの基本レシピのひとつ、「ディラック」というフレーバータンパク質パンケーキを作ってみることにした[9]（自分の考案した料理に高名な科学者の名前を付けるのもティスの風変わりな趣味といっていい。このパンケーキの名前は、反物質の存在を予測したイギリスの理論物理学者ポール・ディラックにちなんでいる）。

わたしは実験系シェフではないので、本物のプロの助けを仰ぐことにした。料理研究ではカナダで定評のあるノーザンアルバータ工科大学で研究と指導にたずさわっているシェフ、メイナード・コルスコグである。大学はわたしの家から五キロほどしか離れていない。コルスコグは料理の限界を押し広げることに大きな興味を持っており、エルヴェ・ティスを長年尊敬してきた。わたしと面識がないにもかかわらず快く実験を承知してくれたのは、そのためだろう。

最初にディラックの説明をしよう。レシピはシンプルだ。ティスのいわゆる、あまり食欲をそそらない「凝固タンパク質」三種類——一応、粉末状の卵白、グルテン、エンドウ豆タンパク質だが、調理上の必要を満たすものであれば基本的になんでもかまわない——を水と油少々と混ぜ、フレーバーを加えてから（よければ色も。ティスのお勧めは淡いピスタチオグリーンである）普通のパンケーキと同じように焼く。コルスコグがあらかじめ必要な材料をそろえてくれていたので、わたしたちは彼の研究用キッチンで挨拶をすませるとさっそくパンケーキ作りを開始した。

まず、ティスのレシピのとおりに粉末卵白と水を三対二の割合にした生地で作ってみたところ、密度が高くて固いのなんの、焼き上げると、金属製のへらで切ることもできなかった。「いやあ、これはひどい」とコルスコグ。わたしはヨガ用のマットを連想し、コルスコグは窓の隙間の充填剤に使えるなと言った。二回目、コルスコグは生地に水をもっと――もっとたくさん――入れ、油の量も増やそうと提案した。また、砂糖も少し加えた。今度は薄くて泡立ちのよい生地になり、最初よりずっとふんわりとしたパンケーキができた。「このほうがましじゃないですか?」と、完成品を味見しながらコルスコグが感想を述べた。「まあ食べられますよ。使い道はありそうだ」。そして、ディラックの上にスモークサーモンなど、味のしっかりした食材をのせるといいかもしれないと言った。

しかしディラック自体は、さほどぱっとしない。まず、風味が単純すぎる。コルスコグが砂糖をたしたこともあり、パンケーキがきつね色に焼けるメイラード反応のおいしさは多少感じられた。それでも、メインの風味成分は期待どおりの味ではなかった。わたしたちが選んだフレーバーはティスのお気に入りのひとつ、1－オクテン－3－オールという分子で、マツタケオールという慣用名を持つ「マツタケオールは松茸の香気成分の主体だが、ほかのキノコ類にも多くふくまれる」。キノコが大好きなわたしは、どんな味になるかとても楽しみだった。けれど残念なことに、このパンケーキのマツタケオールの風味は、キノコというよりも秋雨に濡れた森の地面のにおいを思いださせた。

ああ、もっと複雑な風味構成だったら――マツタケオールは間違いなく微妙な香気を添えていただろう。しかし今回は単独で使用したために、例の専門知識の壁にぶち当たった。全体の風味をすばらしいものにするためには、少なくともいくつかの——できればたくさんの——化合物を混ぜ合わさなければならないのである。悲しいかな、わたしには知識もなければ経験もない。もしそれがあれば、本物の果物や野菜、ハーブ、肉を料理するときにどれほど役立つだろう。イチゴやサーモンの切り身には、すでに多くの風味成分が複雑に混ざり合っている。その合体こそ、わたしたちが学んで好きになったものなのだ。

とはいえ、わたしたちのような普通の人間が、少しずつであれ洗練された味付けを身につけることなど不可能だと主張する理由もないだろう。手はじめとして、ティスの純粋化合物法のいくつかをわたしの得意料理に応用することはできそうだ。今やマツタケオールの瓶はわたしの手元にあるのだから、これを数滴垂らせば、いつもの鹿肉シチューにおもしろい味わいを出せるかもしれない。柑橘類の皮にふくまれるリモネンは、クリームソースやオランデーズソースにさわやかな柑橘系の香気を与えてくれるだろう。それに、自然を完全に置き換えるのではなく、少し手を加えることは、ティスが考えるノート・バイ・ノート料理の第一歩といえる。ティスは、バニリン——バニラビーンズの主要な香気成分で、樽で熟成させた酒の風味の鍵でもある——を数滴加えると、安いウイスキーも高価な味になると述べている（わたしもやってみたが、よくわからなかった。もっと安い酒じゃないと効果が実感できないのかもしれない。おそらくもっと財布に優しい方法は、ウイスキーにスモーキーな香りをつける4－エチルグアヤコールを数滴垂らすことだろう）。

ともかく、テクニックとしてはおもしろい。でも食べ物の未来としては？　いや、違う。少なくともわたしは、そうあってほしくない。だいたいにおいて、わたしはやはり本物の食品のほうが好きだ。だから次は農場へ行くとしよう。わたしたちの食べ物がどのように風味を獲得しているのかを知るために。

第7章　極上のトマト——農業

ここはゲインズビルのフロリダ大学。キャンパス南西側のはずれに、白い漆喰を塗った煉瓦造りの平凡な平屋が建っている。アメリカンフットボールの巨大なスタジアムや、メディカルセンターのガラスと鉄筋でできた現代的な高層ビルの横を通ってきたあとでは、この小さな建物はキャンパス管理人の整備工場か、資源ごみの倉庫のようにも見える。しかし、おいしいトマトの風味が好きな人——嫌いな人がいるだろうか？——にとっては、学内でこれほど重要な場所はない。

スーパーマーケットで売られているトマトは、おいしい作物を生産できなくなった現代農業の象徴である。まだ青いうちに収穫されると、輸送のあいだにエチレンガスで追熟される。淡いピンク色の発泡スチロールのようになってしまったこの球体は、本来ならそうなれたはずの、甘くて汁気たっぷりのおいしい果実の蜃気楼でしかない。日当たりのいい裏庭にトマト菜園を作っている人や、質の高い農産物直販所で買い物をする人に尋ねてみるといい。みんな口をそろえて、トマトはいったいどうしてしまったんだと言うだろう。ゲインズビルのあの小さな建物の中で、それをどうにかしようと奮闘しているのがハリー・クレーである。トマトの風味の謎を解くために一五年間研究してきた園芸学者のクレーは、スーパーマーケットで販売されているトマトがまずい原因をすべて理解しており、そして、どうすれば回復できるのかもわかっている。そう遠くない未来、わたしたちはクレーのおかげで、もっとおいしいトマトを安価で楽しめるようになるだろう。

主研究室から離れたところにあるオフィスで、クレー——背が高く、髪にやや白いものが混ざりはじめた年代で、面長の顔に跳ね上がった眉、左眼がやや斜視気味の男性——に話を聞いた。トマトの風味は、収穫量を増やそうとする生産者と種苗会社のために犠牲を強いられてきたのだという。なぜなら、生産者は風味ではなく収穫量で収入を得るからである。「種苗会社は、基本的に極端に大玉になる現代品種を開発してきました」と、ケリーは響きのよいテノールで言った。「葉は糖分を生産する工場、果実は消費者だと考えてください。一九七〇年から今日までの推移を見ると、実が大きくなって収量はおよそ三倍にまで伸びました。まさに巨大化しています。種苗会社がなにをしてきたかというと、実が大きくなりすぎて葉が養分を供給しきれない品種を作ってきたのです」。その結果、現代のトマトは、トマトをトマトらしくするための成分が不足しているのである。糖分もたりなければ、トマトの芳香を生みだす揮発性のにおい化合物もたりない。「こうした現代品種は、文字どおり葉からあらゆる養分を吸収していますが、それでも十分ではないのです。だから、香りも不足、甘さも不足、酸味も不足、なにもかも不足しているのです。では、今のトマトになにがあるのか？　水分です。今の消費者が入手するトマトには、自宅の裏庭で作っている在来種ほどの実力はそなわっていません」。一見したところ、問題は解決不可能に思える。植物がそれぞれのトマトにもっと糖分と揮発性物質を――すなわち風味を――与える唯一の方法は、小さな果実の品種にするしかない。風味と収穫量はシーソーのようだ。あちらを立てればこちらが立たず。それは仕方のないことなのだろうか？

昔のような味がしなくなった作物は数多くあり、トマトはその一例にすぎない。少なくともトマトに関しては、まずくなったと誰もが信じている。しかし、現代のトマトに在来種ほどの風味がないことは、クレーなどごく一部の研究者たちがあきらかにしたものの、そのほかの作物についてはほとんどわかっていない。実際のところ、昔のほうが食味《しょくみ》のいい果物や野菜が多かったという確たる証拠はないに等しい。

この件について、カリフォルニア大学デーヴィス校の食品科学者アリソン・ミッチェルなら、なにか知っているかもしれない。デーヴィス校は、アメリカ有数の果物と野菜の産地セントラルバレー［カリフォルニア州中央部を占める広大な谷で面積は約五万平方キロ］の中程に位置し、農学研究の拠点として約一〇〇年の歴史を持つ。だが、ここでも長期的な風味の研究はおこなわれていなかった。「多くの臆測が――おそらくそうだろうと思われる臆測があります。現在流通している食物は昔のような味ではない、とね」とミッチェル。「それを知るためには、むずかしい科学は必要ありません。わたしは幼い少女の頃、このカリフォルニアに住んでいましたが、野原に遊びに出かけてはモモをもいだものです。あの頃のモモはほんとうにおいしかった。今わたしたちが食料品店で買うモモは、風味も香りも当時のものとは違います。わたしの娘に『モモの味ってどんなもの？』と尋ねても、彼女にはわたしと共有できるモモの味の記憶はない。わたしたちに研究記録はありません。その種の比較を可能にするデータはまったくないのです」

しかしたとえデータはなくとも、多くの作物の生産者が何十年間も注視し続けてきた作物の「特性」というものがある。病害抵抗性、収穫量、外観、均一性、梱包や輸送や加工のしやすさ――いずれも作物をよく育てられるか、遠くの市場まで輸送しやすいかを左右する特性だ。しかし彼らの目は、風味に向けられてはこなかった。ある園芸家から聞いたところによると、キウイフルーツはサイズが適正で傷がなければ「優」に分類されるのだという。その方程式に風味は入っていない。

作物の風味を直接調べた信頼性の高い科学的研究はないとしても、その減少を裏から立証する方法はあるかもしれない。果物や野菜は、栄養分が多ければ風味もよくなるものだ。なぜなら、作物の栄養価を高めている分子の少なくとも一部は――たとえば葉物野菜の抗酸化物質など――揮発性か、もしくは分解されて揮発性風味物質になるからである。年代別の作物栄養素含有量を比較した資料はわりと見つけやすい。現代の作物の栄養水準は、過去の作物に比べ、概して四〇パーセント程度低くなっている。[1] もちろんあらゆる栄養素が同じように減少しているわけではないし、風味に直接影響しているわけでもない。しかし、全体的な傾向は無視できないだろう。

農業の産業化も、食料品店に味気ない作物がならぶ一因といえる。真冬のカナダの二月、わたしの自宅近くの食料品店で売られるモモやメロンは、はるばる数千キロも離れた場所から旅をしてきたものであり、輸送中に傷まないように、完熟する前に収穫されたのは間違いない。未熟な段階での収穫は、熟れるまで育てられたら得られたはずの糖分や揮発性風味物質を搭載する機会を失わせる。ほとんどの果物は収穫後に糖分を生成することができないので、あきらめさせられた貴重なものをおぎなうすべはない。供給プロセスが最短になる八月でさえ、大規模生産者の多くは、果実を枝や蔓《つる》に実らせたまましっかり熟れさせる余裕がない。

しかしクレーたち科学者は、果物（果実）や野菜に風味を取りもどす方法を発見しつつある。バニラやイチゴの香りが砂糖液をより甘く感じさせることを覚えておられるだろうか？　トマトの揮発性風味物質のどれかに同じ効果があるとしたら、収穫を急ぐあまりに風味を犠牲にするということは避けられるのではないか、とクレーは考えた。そして、なるべく多くのトマトの品種を集め──全部で一五二種類、大半は在来種だが商業品種もふくめた──それぞれが含有する糖分と揮発性風味物質の量を測定した。品種による違いは非常に大きく、一部の揮発性風味物質では三〇〇倍ほどの開きがあった。

クレーは、糖分と風味物質の組成が大きく異なる六六の品種を選び、リンダ・バートシャックの協力を得て、ゲインズビル周辺の一般市民で構成したパネルで味を評価してもらった。[2]パネリストはそれぞれのトマトに対して、甘さ、香り、トマトらしさ（それは「ああ、これぞトマト！」という一語に尽きるとクレーは定義した）のほか、いくつかの特徴について点数をつけた。また、そのトマトがどれくらい好きかについて、マイナス一〇〇からプラス一〇〇のあいだで評価した。両端に位置するのは、自分がこれまでに食べたトマトの中で「最悪」と「最高」である。「結果としては、六六品種のトマトは〇から三五のあいだにおさまりました」とクレー。「三五なら申し分がありません。〇は可もなく不可もなしということです」（わたしもファストフード店のハンバーガーや二月のサラダで〇のトマトを食べていると思う）

パネリストたちは、概してもっとも甘いと感じたトマトを好んだ。しかしくわしく検討すると、興味深い傾向が見つかった。評価者が感じた甘さの度合いが、実際の糖度と一致しない場合があったのである。たとえばマチナという品種はイエロー・ジェリービーン種よりも約二倍甘いと評価されたが、分析結果によるとイエロー・ジェリービーンのほうが実際の糖度は高かった。[3] 糖含有量が低いにもかかわらずマチナがそれほど甘く感じられたのは、脳が「甘い」と判定する揮発性風味物質ゲラニアールなどを豊富にふくんでいたからである（なお、ゲラニアールはトマトの赤い色素を作る成分リコピンに由来する。オレンジや黄色のトマト品種はリコピンが少ないため、必然的にゲラニアールも少なくなる――よって、赤いトマトより約二五パーセント甘味を少なく感じる。トマトを買うときの参考にするとよいだろう）。

まず、植物がなぜ芳香分子を持っているのかを検討してみよう。わたしたちが食べる植物の風味を構成する揮発性物質は、植物学者が「二次代謝産物」と呼ぶものである。これは大方の場合、葉緑素や糖分やタンパク質、あるいはDNAなどの分子とは異なり、植物の生命活動に必要不可欠なものではない。そのかわり、これら二次代謝産物は、防衛や通信などのもっと微妙な機能にかかわったり、あるいは植物がなんらかの生物化学的作用をしたあとに出る無用な副産物としてごみ箱行きになったりする。

「一般的に、二次代謝産物については人間の場合で考えてみるといちばんわかりやすいと思います」と、イギリスのニューカッスル大学の植物学者カーステイン・ブラントは言う。「人間のおもな二次代謝産物は、褐色色素のメラニンです。ほとんどの人の髪の毛にあり――持っていない人がブロンドですね――また、皮膚でも生成され、皮膚を紫外線から守る働きをします。植物は、たとえなかったとしても生存に支障のない化学物質を数多く生成しますが、それらは周囲の環境との交流に必要なものなのです」

しばしば、こうした二次代謝産物は植物を捕食者から守るために存在する。ブロッコリーやカラシナの苦味はグルコシノレートという分子に由来し、自分をかじるかもしれない多くの生物、とりわけ昆虫に対して毒性を発揮する。人間にはとくに有毒ではないが――わたしたちはうまく身をかわしたのだ――牛などはかなりいやがるため、種苗会社は飼料用にグルコシノレートの低いアブラナを開発している。同様に、料理用ハーブの辛味の大部分も摂食を抑制する効果が高い（山盛りのローズマリーやセージを食べたことがあるだろうか？）

その一方で、果実は食べてもらいたがっている。甘くておいしい果実の最終的な目的は、動物を誘惑して自分を食べさせ、どこか遠くの場所で糞として種を落としてもらうことだ。この目標を達成するために、植物は果実に甘い揮発性物質を授けて叫ばせる。「ここにおいしいものがあるよ！来て食べなよ！」クレーが述べているように、トマトなどの果実にふくまれる風味化合物の多くは、人間に必須だけれども自分の身体では生成できない特定の脂肪酸やアミノ酸などの栄養素と密接に関連している。[4] つまり、果実は芳香という幻惑的な衣裳をまとい、自分の栄養価をなるべく大きく見せているのである。しかし、植物も栄養豊富でなければ風味化合物を産生できないのだから、嘘をついているわけではない。

果実が食べられたがっているのは事実としても、それは種が成熟して以降の話である。これは種の「成熟度」が果実だけに適用され、野菜［ここでは「葉菜《ようさい》」の意味］には適用されないことの理由も示している。未熟な果実は酸味が強く、渋いポリフェノールをふくんでおり——熟れていないリンゴや、食べ頃前のカキを思いだしてほしい——摂食意欲を失わせる。ところが種が成熟するにつれ、果実の化学物質含有量は「落胆」から「奨励」へと変化する。一方、野菜［葉菜］はつねに相手の食べる気を削がせようとしているので、種の「熟成」は関係ない。

しかし、果実と野菜が他者に認識される風味を持つことで得ようとしている利益は、どちらも同じである。どの食べ物を探し、どの食べ物を避けるか、その判定にわたしたちが風味を利用していることを覚えておられるだろうか？ これは同じ硬貨の表と裏だ。野菜は、自分を「こんなにひどいものはない。もう二度と手を出さない」と記憶してもらいたい。果実は、自分を愉悦の使者だと記憶してもらいたい——たぶん、種自身を除いて。たとえば、コーヒーの木の種はおなじみのカフェインをふくんでいるが、カフェインは強力な神経毒である。自然界では、この毒は重要なことを教えてくれる。「わたしたちは、その植物を食べてはならないと学習することができます。めまいを起こしますから」とブラント。「そして、わたしたちは『それは危険だ』と認識できないと困るのです。このことはとても重要です。また植物にとっても、わたしたちに味を覚えてもらう必要があるのです」。したがって、コーヒーの木は判別可能な味のする種を持つように進化し、わたしたち（つまり哺乳類）は、それらの風味を認識するために味覚とにおい受容体を進化させてきた。何百万年にも及ぶこの共進化のはてに、「あなたは自分がなにを食べているのか、エンドウ豆なのかジャガイモなのかブロッコリーなのか、確実にわかるようになったのです。こうした過去の防衛システムのすべては、今もわたしたちに――そして植物に――有益なものとして存在しています。わたしたちに正しい方向を示す標識としてね」とブラントは言う。そして、現在はまったく無害な風味化合物も、遠い過去に毒性を発揮していた可能性はおおいにある、と指摘した。同様に、新しい化合物――新しい風味――を進化させる圧力は、現在も進行している。「それがどういうものであれ、植物が一定期間そなえた性質に対して、彼らの敵は対抗策を身につける方向に進化します。まさに軍拡競争なんですよ」

こうした軍拡競争のおかげで、トマトはその果実に少なくとも四〇〇種類の揮発性風味物質をそなえるようになった。しかしクレーは、トマトの果実の風味に重要なのは約二〇種類だけだということを発見した。しかも、かならずしも際立つ芳香を持つものばかりではなかった。トマトの研究者たちは最近まで、人間がかぎ分けられる濃度があるかどうかを基準にして、数百種類の揮発性物質の選別に励んできた。楽々と認識できる濃度のある化合物なら最重要に位置づけられるだろうし、反対に検知閾値《いきち》以下なら勘定に入れなくていいに違いない、と考えたのである。しかし、なにがトマトをおいしくしているのかをクレーが実際に調べてみたところ、それまでの前提がたんなる思いこみにすぎないことがわかった。[5] もっとも突出した揮発性におい物質のいくつか、たとえば生い茂るトマトの木をこすると、ぱっとにおい立ってくる典型的な「トマトの茎」の香り――わたしはそれをかぐといつも家庭菜園の喜びを思いだす――は、人々のトマトの好みには無関係だった。一方、風味にとってほんとうに重要だと判明した揮発性物質のいくつかは、その物質単体では検知閾値以下だった。数種類が共同して働くことで、脳に自分たちの存在を知らせていたのである――ポール・ブレスリンのあの「バラと甘味」チューインガムと同じように。

それらの揮発性物質はトマトをより甘く感じさせるための秘策となりうる、とクレーは言う。トマトはたくさんの糖分を吸収しなければ甘くならないので、生産者は一株あたりの果実数を減らすしかない。だから店で売られている高品質トマトには高い値段がついているのである。しかし甘味そのものを増大させるのとは異なり、揮発性物質を増やすのはそれほどトマトの苗に負担をかけないし、増やすとしても微量でよい。収穫量をほとんど犠牲にせずに揮発性物質の量を何倍にも増やすことは、十分可能だ。「いきなり二倍の甘さを感じるようになりますよ」とクレー。この方法なら、誰にでも購入できる値段でトマトをもっと甘く、おいしくできるに違いない。

ちなみに、トマトを絶対に冷蔵庫に入れてはいけない理由は揮発性風味物質にある。トマトは継続的に揮発性物質を空気中に放散しており（よく熟れたトマトをかげばすぐにわかる）、喪失分を新たに生成したものでおぎなおうとするのだが、冷えることによって揮発性物質を作る酵素の働きが止まってしまい、甘味も、トマトらしさも少なくなってしまうからだ（不思議なことに、南の国の植物であるからだろうか［トマトの原産地は南アメリカ］、トマトを冷蔵庫から出しても酵素の作用は復活しない）。また、揮発性物質の大半はトマトのへたの部分から漏れていく。したがって、それ以外の点が同じであれば、細い茎についたまま売られている「蔓つきトマト」のほうが、ばら売りされているものより多少は風味がよいだろう。

未来のおいしいトマトに向けて、クレーはすでに一歩を踏み出している。二〇一四年、彼の研究チームは新品種の第一号として「ガーデンジェム」「ガーデントレジャー」の二種類を発表した。いずれも揮発性風味物質を多くふくむ在来種と、収穫量の多い現代品種を交配したものである。この交配種の収穫量は一般的な商業品種とだいたい同じだが、在来種のほとんどすべての風味を兼ねそなえているという。クレーとトマトの話をしているあいだ、彼と向かい合った机の上にはゴルフボール大のガーデンジェムが五つ置いてあった。数時間後、切ってみましょうかと言ってくれたので、わたしはくだんのトマトを味わうことができた。試食に理想的な時期ではない。日照時間も短く、気温も比較的低い四月に熟れたトマトだから、真夏に収穫した在来種のほとばしるようなおいしさは見込めないだろう――やはり、そこまではいっていなかった。とはいえ、この時期に食料品店で売っているトマトに比べればはるかに甘く、トマトらしい味がした。よい畑でうまく育てれば、クレーの新しい二品種は人々を間違いなく驚喜させるだろう。クレーはわたしが本書を書いている今も、まだ市場に流通していないこのトマトの種を、彼の研究に寄付をしてくれた三二〇〇名以上の支援者に送っている最中だ。「これまで育てた中でいちばんのトマトだと言ってくれた人もいます。励みになりますね」とクレー。「みんな、こういうものを望んでいたのです。おいしいトマトに対するつもりつもった需要がどれほど大きいか、目の当たりにすることになるでしょう」

クレーの研究室から中央フロリダの砂まじりの大地をちょうど一時間行くと、ヴァンス・ウィテカーという育種家が、やはり食料品店でがっかりすることの多い、もうひとつの果実の風味向上に取り組んでいる。そう、イチゴである。イチゴの大きな問題は「非クライマクテリック型果実」、つまり収穫後はそれ以上成熟しない果実であるという点だ。イチゴは、収穫したあとに倉庫に入れておけば勝手にエチレンガスを放出して追熟する「クライマクテリック型果実」のバナナやリンゴやナシ――この場合はトマトもそう――のようなわけにはいかない。できるかぎり蔓につけたまま成熟させるしか方法がないのである。いったん摘んでしまったら、あとは下り坂となる。けっして味はよくならない。またイチゴは非常に繊細なので、生産者は完熟してから摘む危険をおかすことはできない。輸送や出荷の衝撃に耐えられないからだ。その結果、自分で摘むイチゴほど熟したものには店ではめったにお目にかかれない。ほとんどの店には、未熟であることがひと目でわかる、へたの下に「白い肩」のあるイチゴがならんでいる。

どうすればいいだろう？　ウィテカーはクレーがトマトに用いたのと同じように、イチゴの風味を化学的に掘り下げることにした（実際、ふたつの研究チームには、クレーやリンダ・バートシャックなど共通のメンバーが参加していた）。調べてみると、イチゴとトマトには類似点が多かった。人々はより甘いもの、そして揮発性化学物質が決め手となる風味がより強いものを好んだ。また、トマト同様、植物が実を多くつけすぎると、それぞれの果実は十分な甘味を蓄積できない。このシーソー状態がウィテカーなどの栽培者の悩みどころだ。「大幅に収穫量が増えるイチゴの品種は、ほんの数世代で完成可能です」とウィテカー。「しかし、糖分も激減してしまうでしょう」

解決策のひとつは、より活発に光合成をする丈夫な苗を作り、糖分の産生をうながすことだ。しかしウィテカーはクレーの戦略を踏襲し、揮発性風味物質を操作することのほうが確実だと判断した。予想どおり、実際の糖度とは関係なく、イチゴをより甘く感じさせる揮発性風味物質が存在するという調査結果が出た[6]（イチゴとトマトには共通の揮発性物質が数多くあったが、不思議なことにそれぞれの果実を甘く感じさせる物質は異なる。すべては植物しだいなのである）。

イチゴの風味強度も、果実にふくまれる揮発性物質の組み合わせに強く依存している。ウィテカーはγ－デカラクトンという物質に注目した。ジボダン社のブライアン・マリンがわたしのためにイチゴ味をデザインしてくれたとき、トップノートとベースノートのつなぎに使ったモモ様のにおいがする化学物質と同じものである。イチゴには、品種によってγ－デカラクトンを含有しているものとしていないものがある。ウィテカーのチームは、含有「あり」と「なし」の遺伝子型をより分け——栽培イチゴは八倍体（イチゴの染色体の基本数は七本で、それが八対あるので合計五六本）なので、口で言うほど簡単な作業ではない［野生種には二倍体から八倍体までさまざまな種類がある］——その相違の主因となる単独の遺伝子変異を見つけた[7]。標的がはっきりすれば、新しい品種が重要な風味化合物を作る遺伝子を持っているかどうかは容易に確かめられる。同じやり方で——ウィテカーらの遺伝子データも活用して——ほかの風味遺伝子もどんどん発見されていくだろう。

ウィテカーによれば、おいしいイチゴを育てる方法は遺伝子に注目する以外にもいくつかあるという。イチゴは、低めの気温、とくに夜間が低くて日中の寒暖差が大きいほど果実に糖分が蓄積されやすい。したがって、フロリダのイチゴは一二月から一月前半にかけて生育したものが、いつも一年でもっともおいしい。二月や三月になって気温が上昇してくると品質は低下していく（イチゴを買うベストシーズンが冬の暗い時期だというのは直感に反しているように思えるが、たしかにそうなのである）。水やりを少し制限したり肥料を少し控えたりすることは生育速度を遅くすることにつながり、果実が糖分や揮発性風味物質をたくわえる時間が長くなるため、味もよくなる。また、一般的な意味で良い土壌だから味も良い、とはならないようだ。フロリダに住むウィテカーの畑は粗い砂地で、アジアやオランダでは土をまったく使わない水耕栽培でイチゴを育てている生産者も多い。

ここまでトマトやイチゴの風味に情熱を傾ける科学者について紹介してきたが、これは特殊な例だといっていい。ほとんどの果実、ほぼすべての野菜は、画一的で大量に収穫できる商業品種として育てられている。たとえばブロッコリーも交換可能な没個性の集団だ。「スーパーマーケットの野菜バイヤーが求めるのは、味がつねに一定であることです」とブラントは言う。「ほとんどのサプライチェーンが望むのは、安定した出荷と低価格です。特別なブロッコリーをほしがる消費者はいませんから。存在しないんです」。そんな状況なら、農作物に関する風味科学がないも同然であることは驚くにあたらない。

土壌が作物の風味に与える影響もあまりわかっていない。さまざまな作物を研究しているアリソン・ミッチェルにホウレンソウについて尋ねると、「成育中の環境でホウレンソウの風味が変わるかどうかを調べた知覚研究は一件もないと思います。あったら驚きです」。ほかの作物の大半も状況は似たり寄ったりである。やはり、風味ではなく――おそらく研究助成金のつきやすい――栄養価の研究例を調査したほうがなにかわかるかもしれない。けれども、これといった発見は見こめそうにない。

しかし、ほかのなによりも——収穫量よりも——風味が問題になる作物がある。ワイン用ブドウである。ワイン用ブドウを栽培する目的は、個性的かつ魅力的なワインを造ることに尽きる。ワイン用ブドウの栽培家なら、土壌と栽培方法が作物の風味にもたらす影響を熟知しているに違いない。それがどれほど決定的な差を生みだすのかを知るために——なんなら今晩自分で味わってみることもできる——ハリー・クレーのトマト研究所から地球を半周して、ニュージーランドまで旅してみよう。

マイク・トゥロートはワインの話をするのが好きだ——そしておそらく、ニュージーランド南島のマールボロ地区で生産される高名なブドウ品種、ソーヴィニヨン・ブランの白ワインについて、彼以上に知っている人間は世界中どこを探してもいないだろう。研究者、大学講師、ワイナリーコンサルタント、ブドウ栽培家としてこの地で三〇年以上を過ごしてきたトゥロートは、禿げかかった陽気な男である。一九九〇年代なかば、彼は世界的に有名なカリフォルニア大学デーヴィス校の醸造学科を訪れた。当時のニュージーランドは世界のワイン市場に参入したばかりで、マールボロのソーヴィニヨン・ブランをデーヴィス校の研究グループに試飲してもらうのが目的だった。評価は散々だった。すっぱすぎる、青くさい、大味——つまり、熟れていなくて質が悪い、と言われたのである。しかし二〇年後、彼らはしっぺ返しを食らうことになる。「ニュージーランドのソーヴィニヨン・ブランは現在、世界標準の品質になりました。生産が追いつかない状態です」とトゥロートは言う。あの日デーヴィス校で注いだワインのひとつ、クラウディ・ベイはまたたくまに大人気となり、とくにイギリスでは仕入れに苦労するほどである（ワインの専門家はワイン界の進歩を阻んでいるのではないでしょうか、とトロゥートは冗談まじりに言った）。

ワイン好きの人なら、ニュージーランドのソーヴィニヨン・ブラン独特の風味をきっと味わったことがあるだろう。とりわけマールボロ地区のものは、口にふくむと驚くほどの芳香が広がる。その香りは、パッションフルーツ、青ピーマン、ツゲの木、あるいは「スグリの木にひっかけた猫のおしっこ」とも表現される（「猫のおしっこ」とは型破りの比喩だが、現実の市販ワインの商品名だ）。ニュージーランドのソーヴィニヨン・ブランの強く個性的な風味は、ワインの風味がなにに由来するのか、そしてブドウ栽培者やワイナリーが完成品としてのワインにどのような影響を及ぼしうるのかを探る格好の例といえる。それに加えて、ニュージーランドのワイン産業は比較的新しく、伝統が科学に口をはさまないところもいい。

なにがマールボロ地区のワインを独特の風味にしているのだろうか？ ブドウの品種だけではないことはたしかだ。事実上、ニュージーランドのソーヴィニヨン・ブランはすべてフランス屈指の名門シャトー・ディケム――世界最高の貴腐ワインで有名だが、さまざまなワインを生産している――のブドウ畑を起源とする単一クローンに由来する。ということは、秘密はブドウの品種ではなく畑の土にあるという理屈になる。ああ、ワインのあの味かって？ いや、ときどきワインに感じられることのある「土の味」とはまったく違う。ブドウの木が土壌から吸いあげるのは水分と、窒素、カリウム、カルシウムなどの単純な栄養素だけだ。複雑な生体分子はすべてブドウの組織内で作られる。ざっくり言えば、ワインの風味を決定する揮発性分子は、なにひとつ土壌由来ではない（これにやや関連するのだが、最近のワイン通がさかんに使う「ミネラル感」という表現に、わたしは違和感がある。「ミネラル感」という表現は一九八〇年代以前の資料にはあまり出てこないが、現在ではよく使われる用語のひとつだ。この言葉の意味がなんであれ——専門家のあいだでも完全な合意はされていない——ブドウ畑の風味でないことはたしかである。ある研究によれば、「ミネラル感」は特筆すべき風味がなにもないときに使われる表現だという[8]）。

かわりに、土壌は木の生育速度や、とくに果実の成熟速度を左右することによって、風味に間接的に影響を及ぼす。マールボロ地区ワイラウ・バレーのブドウ畑は大昔に河川が氾濫した草原に作られているので、草原を蛇行していた河川によって運ばれた砂や小石、丸石が多くふくまれる。このブドウ畑を歩くとわかるのだが、土壌の質が場所によってめまぐるしく変化している。同じブドウの木でも、二〜三メートル離れただけでまったく性質の異なる土壌で育つことになるのである。植物にとっての養分に富む表土《ひょうど》が浅いところでは樹勢は弱くなり、逆に果実の成熟は早くなる（小石の多い礫土《れきど》で育つ小ぶりの木の果実が早く熟れる理由は、トゥロートにもはっきりしないが、生育条件があまりよくない木は、自らを大きくするよりも果実を大きくしようとするのかもしれないという）。さまざまな土壌の質がパッチワーク状に入り交じる畑のブドウを収穫しようとすると、当然、さまざまな成熟段階のブドウが交じり合うことになる。青ピーマン様に香る揮発性物質メトキシピラジンはブドウの発育初期に形成される（メトキシピラジンはあまり成熟していない果実に多くふくまれる）。一方、パッションフルーツの香りを構成するチオールは熟れた果実に多くふくまれる。成熟度の違いがもたらす異なる風味の混合こそ、マールボロ産ワインの複雑さを支えるものといっていい。「ある意味で、それがマールボロのソーヴィニヨン・ブランの特徴なのです」とトゥロートは言う。

しかしトゥロートと同僚たちがのちに気づいたように、話にはまだ続きがあった。「わたしたちがソーヴィニヨン・ブラン計画に着手したのは、簡単にできるだろうと考えたからです」と、トゥロートは少し悲しげな、自嘲ぎみの声で言った。「ところが先に進むにつれて、事態はどんどんむずかしくなっていくじゃありませんか。ブドウ畑は序の口でした」。蔓からもいだブドウをそのまま食べても、それほどパッションフルーツの風味はしない。それはチオール分子がまだ形成されていないから——無臭の前駆体の形で存在しているからである。じつはチオール分子は醱酵中に、酵母が前駆体を攻撃して分子を分離することで生まれる。また手荒な扱いも前駆体を蓄積させる要因になるので、機械収穫のブドウで造ったワインは、手摘みに比べて約一〇倍チオールの量が増える。[9]ニュージーランド産のソーヴィニヨン・ブランは一般に機械収穫される。これもひとつの理由になって、手摘みが主流のフランス産より、パッションフルーツの香りが突出しやすいのかもしれない。ブドウ畑からワイナリーまでトラック輸送するだけでもチオールが増えるという。[10]

ワインの風味を最終的に決定するのは、なんといっても醱酵である。ワインの醱酵とは、酵母をはじめとする微生物がブドウ果汁の糖やタンパク質などの分子に作用し、アルコールや揮発性風味物質に変えることをいう。どの酵母も独自の遺伝子や酵素を有しており、醱酵にもそれぞれの特徴が出る。酵母が異なれば、同じブドウ果汁からでもまったく異なるワインができあがる。ワインメーカーはこれを熟知しているので、酵母の選択には細心の注意をはらっている。地域差も大きい。どのブドウの産地にも――さらには、ほぼ確実にどのブドウ畑にも――特有の微生物生態系があるからだ。[11] 醱酵前にブドウを消毒するワインメーカーはほとんどないため、ブドウに付着していた微生物はそのまま醱酵タンクへ行く。実際、市販の培養酵母を使わず、天然の微生物による自然醱酵をつらぬくワインメーカーも多い。醱酵の各段階で異なる微生物が作用することが、産地によるワインの特徴――ワイン評論家が愛してやまない「テロワール」という言葉はこのことを指す――を生む一因になっているという説は、納得がいく。

　なるほどと思わせるが、醱酵と微生物に関するこうした考え方は、学問的には最近まで検証されていなかった。数年前、ニュージーランドのオークランド大学でサラ・ナイトの研究グループが、この説がほんとうに正しいかどうかを調べることにした。ブドウ自体の相違をなくすため、ナイトはまず、検体に選んだマールボロ地区のソーヴィニヨン・ブランを滅菌して、すべての常在菌を殺した。次に、作成したブドウ果汁をいくつかの小型醱酵タンクに分けて入れ、ニュージーランドの主要なブドウ栽培地六か所から採取した、異なる天然酵母でそれぞれを醱酵させた。同一のブドウ果汁、同一の醱酵条件――相違は酵母の種類だけである。最終的に、各栽培地の酵母から醱酵させたワインのアロマ成分は、それぞれはっきり異なっていた。[12] 理論が実証されたのだ！　なお、ナイトは天然ワイン酵母だけを用い、各地の微生物叢《そう》全体を用いたわけではなかったので、実際の風味の相違はもっと大きくなる可能性がある。

そのほかの作物の場合も、土壌は風味に間接的な影響を及ぼすと考えられる。土壌は、生育する植物がどのくらいの水分と栄養素を吸収できるのか、すなわち、糖分と揮発性風味物質をたくわえるためのエネルギーと材料をどれくらい入手できるのかを決定する。多ければ多いほうがいいと思うかもしれないが、話はそう簡単ではない。

もっとくわしく知るために、わたしはイギリスのレディング大学の研究者キャロル・ワグスタッフに会いに行った。大学は、ブレイ村のヘストン・ブルメンタールの有名レストラン《ファットダック》から車で数分のところにある。ワグスタッフらのチームは、農作物の生育環境・輸送・貯蔵がその栄養価と風味にどのような影響をおよぼすのかを調べている数少ない研究グループのひとつだ。巻き毛の長い髪、面長で意志の強そうな顔立ちのワグスタッフは、生き生きとした表情で自分の仕事について語ってくれた。彼女によれば、植物は生育環境がよすぎると二次代謝産物を産生する必要がほとんどなくなり、できるかぎり早く成長することにすべてのエネルギーを注ぐのだという。言い換えれば、植物は予算縮小の圧力を感じれば、それまでの貯蓄を守るための行動を起こすのである。「適度なストレスを加えるのは悪いことではありません。植物はストレスが加わると、二次代謝産物の産生を増やします。つまり、それだけ風味がよくなり、栄養価も高くなるのです」とワグスタッフは言う。ウィテカーのイチゴが水分制限で味がよくなるのも、同じ仕組みといえる。ストレス反応で実際に風味はどうなるのだろうか。ワグスタッフのたとえによれば、植物の「代謝官僚組織」の構成——すなわち、酵素にどんな遺伝的素質があるか、それによって二次代謝産物のバランスがどうなるかによるのだという。ワグスタッフの主要な研究対象のルッコラで、その関係性がはっきりと確認できる。「ストレスが加わると、A遺伝子型のルッコラはある方向の代謝を優先させ、B遺伝子型は別の方向を選択します」

土壌微生物も、一緒に生育している植物の風味決定になんらかの役割を果たすようだ。たとえばヤングコーン——アジア料理によく使われる食材——には、ゲオスミンという揮発性風味物質がふくまれている。赤カブに土様の風味を与えるのと同じ分子である。研究者は、イギリスで温室栽培されるヤングコーンにはこの化合物が認められないことから、ヤングコーン自体にはゲオスミンを産生する能力はないと考えている。かわりに、トウモロコシ植物の根に寄生している微細な菌類がゲオスミンを産生しているらしい。ヤングコーンが根を介して菌類を取りこむ際、ゲオスミンも一緒に入ってくるのだと考えられる。ただし、土壌微生物もそれぞれのやり方で風味に影響する可能性はあるにしろ、現時点ではたしかにそうだといえる証拠はほとんどない。

これまで、「風味はつねにたくさんあるほうがいい」という前提で話を進めてきたが、少なくない野菜の場合——とくにルッコラや芽キャベツなどのピリッとした刺激性の味わいが特徴のアブラナ科の仲間——ではそうともいえない。苦味に対する感受性の強いT2R38味覚受容体を持っている人をはじめ、多くの人々が野菜の二次代謝産物の苦味を不快に感じ、「もっとたくさんあればいいのに」ではなく、「もっと少なければいいのに」と思ったりする。「園芸は本質的に混沌の世界なんです」とワグスタッフ。「植物には無数の遺伝子型があり、生育環境も無数です。それに、消費者の遺伝子型も無数ですから」

いったん果物や野菜を収穫すると、その風味は貯蔵中であろうと食料品店への配送中であろうと変わり続ける。理由のひとつは、トマトのように揮発性風味物質が空中に放出されるからである。しかしその一方で、組織内の酵素の作用により、新しい風味分子が作られたり、古いものが変化したりする場合もある。貯蔵によって果物や野菜の味がよくなることがあるのはそのためだ。たとえばルッコラは、収穫後の冷蔵保存中にグルコシノレート分子を産生し続ける。サラダには朗報だ。食料品店で買うルッコラのほうが——新鮮であれば、だが——午後に自宅の菜園で摘んだものよりもおいしい可能性があるのだから。ただし、冷蔵保存して数日経つと「新鮮だった」風味化合物は脂肪分解されて変な味に変わり、貯蔵の利点はなくなってしまう。これがどの程度の速さで起こるかはルッコラの品種によって異なる。比較的長く保たれる種類もあるとワグスタッフは報告している。[13]

野菜の中には、品質が長期間変わらないものがある。代表例のタマネギやジャガイモは、まるで不活性物質のようにじっところがっている。それが彼らの仕事なのだ。翌年の成長のための貯蔵器官なのだから。当然、認識できるほどの風味の低下は生じない。トウモロコシやニンジンなどは収穫直後がもっとも甘い。酵素が糖をデンプンに変える一方、新しい糖が補充されないからである。保存はきくけれども、味は落ちてしまう。ブロッコリーの頭やアスパラガスの穂先は、長期保存が可能なようには進化していない。それどころか、どちらも成長途上なので、収穫した瞬間から風味は崩壊していく。あるスペインの研究では、収穫直後のブロッコリーが含有していたグルコシノレートは一週間の冷蔵保存で七〇パーセントが消失し、その後店頭で三日間陳列すると、もう一〇パーセントが消失するという。[14] 莫大な風味の損失である。

よりおいしい果物や野菜を入手するなら、可能なかぎり有機栽培のものを買えば確実だと考える人は多い。たしかに、一理はある。多少のストレスが風味によい以上、虫の被害や雑草との競争から有機農産物が風味の点で利益を得てもおかしくはない。有機農産物と従来型作物の風味――たいていは栄養価――を比較した科学的研究は何百もある。その結果は、残念ながら「混乱」の一語に尽きる。有機農産物のほうが格段にすぐれているという報告もあれば、まったく変わりなしという結論もある。いわゆるメタ解析――関連研究を徹底的に集め、結果を統合し、大多数の意見を導き出すこと――をしても、有機農産物のほうがよいという結論は導き出せない。[15]

大きな問題は、質問方法によって回答が左右される点である。食料品店に行って、従来型と有機栽培のブロッコリーを一個ずつ購入し、二次代謝産物の相違を測定して――あるいは味わって――みたとしよう。従来型が二週間前にメキシコで収穫されたもので、有機栽培がすぐ近くで昨日収穫されたものなら、風味に及ぼす影響は、従来型対有機栽培というよりも、新鮮さの違いのほうが大きいだろう。ただし、産地との距離や収穫時期の新旧が新鮮さの違いに直結するとは一概には言い切れない。メキシコのブロッコリーは収穫後ただちに冷蔵倉庫に貯蔵され、あなたがショッピングカートに入れるまで、きちんと低温管理されていたかもしれない。一方、地元のブロッコリーは真夏の午後にピックアップトラックの荷台に積まれたまま放置され、そのあとも日光に曝されながら数時間かけて直販所に輸送されたかもしれない。この場合、地元のほうが新鮮だとはいいがたい。[16]

理想的な方法は、同じ畑で同一の作物を有機栽培と従来型農法で同時に育てて風味を比較することだろう。そうすれば混乱をきたす原因を大幅に排除できる。数年前、カンザス州立大学の研究グループがまさにその研究をおこなった。タマネギ、トマト、キュウリのほか、数種類の葉物野菜を同時に同じ温室で栽培してみたのである。収穫後、一〇〇名のボランティアに有機栽培と従来型で育てた同じ野菜を——どっちがどっちかは伏せたまま——味わってもらい、それをどれくらい好きか、また風味強度はどの程度かを評価してもらった。その結果？　野菜の育て方と彼らの評価にまったく関係は見られなかった。[17] 試食者はすべて同程度に好きと回答した（なお、アブラナ科の野菜とルッコラの場合はどちらも同程度に嫌いだった。夏はかなり暑くなるカンザス州マンハッタンは、たしかにルッコラの温室栽培には向いていない）。唯一の差は、従来型栽培のトマトの風味のほうが少し強いと評価されたことだった。おそらく、そちらのほうが多少熟れていたからだろう。

だがこのような結果が出たからといって、有機栽培をしても作物の味はよくならない、と結論することも正しくないかもしれない。すでに述べたように、わたしたちの期待は風味知覚に大きく影響する。高いワインだと思いながら飲めば風味はぐっと増すのである。この先入観はおそらくこの場合にも作用するだろう。つまり、有機農産物のほうがおいしいと思えば、あなたにはおいしく感じられる、ということだ。スウェーデンの研究をひとつ紹介しよう。なにも知らない大学生たちに同一のコーヒーをふたつ出し、一方は「環境に優しい」栽培法、もう一方は従来型の栽培法だと伝えた。予想どおり、被験者の大半は環境に優しいコーヒーのほうをおいしく感じた。[18] そして環境意識がもっとも高い集団では、その傾向がもっとも顕著だった。

有機栽培などの生育環境の相違が風味を左右するにしろ、それは品種間の風味の違いほどの重要性はないようだ。それが正しいならば、おいしい果物や野菜を生産する要となるのは、実際に育てて収穫する栽培者ではなく、品種改良をおこなう育種家であるに違いない。ニューヨーク州北西部のコーネル大学では、育種家のマイケル・マゾーレクがおいしいカボチャの育成に取り組んでいる。商品野菜としてはカボチャなどは大部屋俳優のようなものだ、とマゾーレクは言う。どの食料品店に行っても、リンゴはたぶん一〇種類ぐらいならんでおり、それぞれの味の特徴が記載されている。わたしたちも名前をすべて知っている。グラニースミスはすっぱくて固い。スパルタンは甘くてシャキシャキ。ゴールデンデリシャスはエステル類の芳香がとても豊か。間違いなく誰にでもお気に入りのリンゴがあるはずだ。しかし、あなたはお気に入りのブロッコリーの品種、あるいはバターナッツカボチャ［南米原産のひょうたん型のカボチャ］の品種を言えるだろうか？　絶対に無理だと思う。

「野菜はいまだに生活必需品という枠の中のひとつでしかなく、均質性が最重要目標のひとつとなっています」とマゾーレクは言う。「店のピーマンが先月のものとは違うと客にわかってもらうことに価値はありません。無意味なんです」。同質性に向けて商業的圧力が集中する状況下で、おいしい品種を開発しようとする人はほとんどいない。

マゾーレクはその現状を変えようと考えた。まず、おいしさや個性的な風味で知られるカボチャの在来種を集め、商業品種と交配し、栽培した。そして収穫した果実の中から、もっとも見込みのありそうなものを試食用に選別していった。「ひとつひとつ全部食べていたら、とてもじゃないが頭がおかしくなりますから、候補を立てて集団を小さくし、試食の環境をととのえたんです」。最初に、もっとも溶解性の高い肉質の果実を選んだ――甘味やそのほかの風味分子が際立つと考えられる種類である。次に、肉質の黄色がもっともあざやかな果実を選ぶことにした。植物でさまざまな生理作用を発揮し、また栄養素の前駆物質になるカロテノイド色素がもっとも多いからである。ハリー・クレーが研究対象にしたトマトとは異なり、おいしいカボチャの決め手となる風味分子はあまりわかっていないため、選んだカボチャをガスクロマトグラフにかけて分子を直接測定しても意味はない。マゾーレクは古風な方法で風味解析をするしかなかった――何種類かのカボチャをローストし、自分の舌で確かめていったのである（ところで、カボチャのスペシャリストによる「極上のバターナッツカボチャ・ローストの作り方」を載せておこう。半分に切って種を取り、覆いをして四〇〇度のオーブンで四五分間焼く。焼きあがったら覆いをはずしてバターか油をかけ、やわらかくなるまでふたたび焼く。「料理の専門家が言ったわけじゃありませんが」と前置きしてから、マゾーレクは次のように述べた。「時間をかけて熱々になるまで焼くと、甘味の中においしさがぎゅっと凝縮されるんですよ」）

交配を何世代か続けたのち、マゾーレクはとうとう、これが世界最高のバターナッツカボチャといえる品種を作りあげた。これはバーバー・スクウォッシュと呼ばれることもある。マゾーレクの研究を支援し、現在は自身のレストランで使用してくれているニューヨーク市のシェフ、ダン・バーバーにちなんだ名前である。マゾーレクのカボチャは、ほかのどれよりも溶けやすく、カロテノイドを豊富にふくんでいる。「なにもかも順調です」とマゾーレク。しかも、果皮は成熟度を見る指標の性質もそなえている。最初は深緑の皮の色が、完全に熟すときれいなカラメル色に変化するのだ。生産者は色を目印にしながら、しっかり熟すまで蔓につけておける。「バーバー・スクウォッシュにはカロテノイドが一般的なカボチャの約四倍ふくまれています」とマゾーレクは胸を張る。「半分は品種由来、もう半分は熟す過程で産生されます」

とはいえ、大半の消費者への最高の贈り物はクレーのトマトだろう。わたしの訪問以降も、クレーはトマト風味の遺伝の解明に取り組んでいる。今では中国の研究グループと共同で四〇〇種類以上の品種のゲノムを完全に解析し、化学的組成のマッピングを終えている。ヒト遺伝学者が病気の原因となる遺伝子変異、すなわち対立遺伝子を求めてゲノムを調べるのと同じ方法を用い、糖分と揮発性風味物質産生にかかわる対立遺伝子を求めてトマトのゲノムを精査した。そして、現在の商業品種と在来種を比較し、過去の栽培者がどこで間違ったのかを突き止めることに成功した。

一九二〇年代、熟していないトマトに見られる「暗緑色の肩」を持たない突然変異種が現れた。均一に色づく新しい果実は収穫に最適な時期を栽培者に教え、消費者もこの真っ赤な色のトマトを好んだ（あるトマト栽培者は「人々は目で買うのです」と述べている[19]）。この突然変異は偉大な勝利に思われた。事実、現在栽培される商業品種のほとんどすべてでは、その遺伝子を持っている。が、負の側面もあった。緑の肩を真っ赤にするために、この突然変異は果実のクロロフィル産生を妨げていたのである。クロロフィルが少なくなれば、光合成も少なくなる。新しいトマトは、緑の肩のトマトが享受する糖分増強能力を失った。結果として、均一に色づくトマトは糖分が約二〇パーセント少なくなっている[20]。

揮発性風味物質の場合、喪失はもっと激しかった。何十年にもわたって高い収穫量を求め続けているうちに、揮発性風味物質を増やす対立遺伝子はあっさりと脇へ追いやられた。栽培者はそれが重要だということを知らなかったし、また、風味を調べようともしなかった。「揮発性風味物質に関しては、少なくとも半分は間違った対立遺伝子のせいだと思います」とクレー。幸運にも、よい対立遺伝子はまだ在来種にそなわっている。そして、今はどの遺伝子が重要なのかクレーにはわかっている。その知識はそのまま、よい対立遺伝子を持つ収穫量の多い品種の栽培につながっていくに違いない。「道筋はあきらかです。しなければならないことは正確にわかっています。あとは時間の問題です」

もっとおいしいトマト、そしてもっとおいしい野菜や果物が手に入るのも、そう遠くないだろう。それが現実となる日が来るまで、キッチンに立つ料理人たちは入手できる食材から可能なかぎり風味を引きだしていくしかない。

第8章　ヒトとコンピュータ——調理法

ニューヨークのハイドパークは、アメリカの第三二代大統領フランクリン・D・ルーズベルトの生まれ故郷として有名だった。ここは現在、食を愛する人々のあいだではカリナリー・インスティチュート・オブ・アメリカ（CIA Culinary Institute of America）の所在地としてよく知られている。CIAはアメリカ随一の料理学校であり、数えきれないほどの優秀なシェフを輩出してきた。

今は威容を誇るCIAだが、そのはじまりはかなり地味なものだった。第二次世界大戦が終わりに近づくにつれ、アメリカは続々と復員してくる軍人の職業をどうするかという難題に直面した。その多くは職業訓練も必要としていた——大人になってからの短い年月をすべて軍隊生活に捧げていたからである。当時のイェール大学前学長の妻は、コックも退役軍人の職業になるのではないかと考え、料理を教えるニューヘブン・レストラン・インスティチュートを設立した。このアイデアは成功をおさめ、小さな料理学校は壮大な構想のもと、それにふさわしい名称に変更された。一九七〇年にはコネチカット州のイェール大学近くの設備では収まりきらない規模となり、一九七二年にマンハッタンから一時間ほど離れたハドソン川河畔の現在地へ移転した。煉瓦造りの大きな本館は、かつてはイエズス会の修道会員を養成する修練院だった。祭壇ではなくコンロに人生を捧げる準備をする今日的な修練の場として、まことにふさわしい選択だったといえる。

CIAの著名な講師陣のうち、率先して風味の科学と実践への応用の橋渡しをしているのが、シェフのジョナサン・ゼアフォスとクリス・ロス博士である。ふたりは協力しながらシェフの卵たちに風味の科学を教えている。「なにが味をよくするのか」を科学的視点から解明することに精力を傾けており、その楽しさはキッチンでも研究室でも変わらない。わたしはCIA内のイタリア料理店《リストランテ・カテリーナ・ディ・メディチ》で、ランチタイムにふたりと待ち合わせた。グレープフルーツジュースとミントを使ったスプリッツァー［白ワインをソーダで割ったカクテル］を飲みながら、料理をデザインするときにシェフが傾注するのは、材料のコントラストと類似性のバランスを取ることだとゼアフォスが語った。食材を組み合わせたとき、互いの風味が響きあってひとつのまとまりとなるか、風味の違いがそれぞれの個性を際立たせるか、ということである。どのシェフも、ふたつの灯台のあいだで独自の針路を取りながら進む。たとえば現在は、ヘンドリックス・ジンを使うカクテルの場合、このジン独特のキュウリの香りを強調するために、キュウリのスライスを浮かべて出すのがはやりだ。しかしゼアフォスは——自分はコントラスト派なのだと彼は言う——いつもライムを添えてくれと頼むことにしている。それは、ライムの鋭角的な酸味が、ヘンドリックス・ジン自体が持つキュウリのまろやかな香りとコントラストを形成するからである。

ゼアフォスとロスは、彼ら自身がコントラストと類似性の見本のような存在だ。ゼアフォスは背の高い、堂々とした体格で、先の尖った頭を剃り上げ、目が小さく、シェフの制服である白衣を身につけている。話し方には、キッチンでわが道を歩んできた人の威厳がにじむ。対するロスは小柄で神経質、黒髪はくるくるに縮れ、早口でしゃべる。スーツを着ているが、ネクタイはしていない。ロスは、コントラストと類似性に対処する厳密なルールというものはないに等しいと言う。

たいていの人はコントラストのある食感が好きだ——こちらでは歯ごたえ、あちらではなめらか、というように。質のいいチョコレートには食感に独特なコントラストがある。パキリとかじったとたん、口の中で溶けていく。アイスクリームも食感の違いが際立つお菓子だ。また、シェフが目新しい食材を使ったり、めずらしい調理をしたりする場合、その新奇性を——ある意味で、わたしたちの期待に添った形でコントラストを作るため——ありふれた、親しみやすい食材と組み合わせ、口に入れるときの新奇恐怖をやわらげようとすることが多い。しかしたいていの場合、シェフは自分の直感をただ信じるしかない。「なにがうまくいくか、はっきりしないことのほうが多いです」とロス。「欠陥を見つけるほうが簡単ですよ」

ワインと食べ物の組み合わせを教えるため、学生にコントラストと類似性の原則を体験させる授業がある。ふたりの好きな実習のひとつだ。これに最適なワインはソーヴィニヨン・ブラン。ゼアフォスによれば、知覚の抑制と解放によって類似性の本質がよくわかるのだという。まずワインを飲み、そのバランスの取れた風味を味わう。それから青ピーマンを一口食べる。すると、ピーマンの青くささを構成するメトキシピラジンによって、ワインにふくまれるメトキシピラジンに対する鼻の反応が弱くなる。だから次にワインを飲んだときは、おそらくほかの風味のどれかをより強く感じる。飲むたびにワインの味わいが微妙に変わる――このワインのすぐれた特徴である「複雑さ」のなせるわざだ。そのほかの食べ物――ナシ、パッションフルーツ、グレープフルーツなど――も、それぞれワインのアロマのどれかを抑制し、異なる風味体験を作りだすだろう。

だがもちろん、自分なりに意識することを忘れてはならない。ワインと料理の科学の第一人者といえば、やはり筆頭にあげられるのはテリー・アクリーだろう。コーネル大学のアクリーはその博覧強記を生かし、科学的教養にひそむ矛盾を解き明かすことを喜びとしている。数十年にわたって食品の風味分子を精力的に分類、ワインの風味科学に関する論文をいくつも発表している。ワインと相性がいい食べ物を決定する原則について、アクリーはわたしに次のように語ってくれた。

「相性がいい」とはどのような意味でしょう? わたしの母はインテリア・デザイナーでした。五歳ぐらいのとき、母にこう言ったことがあります。「ぼくのいちばん好きな色は赤だよ」。すると母が答えました。「いいえ、ぼうや、それは違います。そんなバカな話は聞いたこともないわ。いちばん好きな色なんて誰にもないの。色というものは配置です。色があるべきところに配置されているのか、それとも配置されていないのかを見極めないとだめ。いちばん好きな色というものは、その色がきちんと正しい場所におさまっているということなのよ」。ですから、ワインと食べ物の組み合わせについてわたしがまず申し上げねばならないのは、それは100パーセント文脈しだいであり、かつ、ほぼ確実にその人しだいだということです。「ワインにあう料理」という本を出しても意味はないのです。もし「ワインにあう料理」などというものがほんとうにあれば別ですが。すべては自分自身で確かめるしかありません。重要なのは、自分自身が納得する組み合わせなのですから。

ゼアフォスとロスと話しているうちに、給仕――接客実習中のCIAの学生で、シェフと教授の席を担当していることに、あきらかに少し緊張していた――が料理を運んできた。ゼアフォスが注文したのはヴィッテロ・トンナート。イタリア北西部ピエモンテ州の郷土料理で、茹でた子牛肉を冷やしてツナソースをかけたもの。ロスはステーキとフライドポテトを選んだ。ロスはポテトをテーブルの真ん中に置き、全員でシェアしようと言った（栄養満点の美食に取り囲まれている環境は、たしかに職業病の危険があるだろう。ふたりとも少量しか注文せず、節度を保って食べていた）。ゼアフォスはポテトをつまむと、自分の料理を指さした。「彼らはこれにフライドポテトをあわせるべきだったんですよ。完璧な組み合わせなのに」と、皿の上のやわらかくてなめらかなベージュ色に目をやった。「ここには茶色なし、歯ごたえなし、メイラード反応はなにもなし」。つまり、彼の好みに合うコントラストに欠けているということだ。

フライドポテトにはディップ用のマヨネーズを入れた小さな鉢が付いており、そこからふたたびバランスについての講義がはじまった。マヨネーズがなければフライドポテトはしょっぱすぎるが、マヨネーズをつけるとちょうどよい味になる。「マヨネーズがあると塩味の強さは薄れます。脂肪が舌を覆いますから」とゼアフォス。「シェフの腕の見せどころですね。手元にあるのは塩とジャガイモと脂肪。最終的に客の口に届けたいのは、コンビネーションです」

創造的なシェフはみな、独自の方法で風味のバランスを取る工夫をする。多くのシェフは、産業フレーバリストがするのと同じように、ベースノート、ミドルノート、トップノートに分けて考える。フレンチオニオンスープの場合、ベースノートはタマネギの風味、ミドルノートはタマネギをじっくり炒めて糖分を焦がした風味、トップノートは皿全体を歌わせるためのシェリービネガーといえるだろう。また、風味を自由に組み合わせ、想像力のおもむくまま申し分のない料理を完成させるシェフもいる。有名シェフの料理書を何冊もじっくり読むとわかることがある。共通の手がかりというものはあまりないということだ。

それでもなにかしらの共通性を見出せるとすれば、それは「料理の化学」である。考えてみれば、料理人の仕事とは、正しい風身分子の組み合わせを用意し、提供することなのだから。

風味を高める第一の方法は、芳香族分子を抽出して濃縮し、風味の存在感を際立たせることである。抽出の鍵は溶解性だと考えていい。ほとんどの揮発性風味物質、たとえばローズマリーの松のような芳香成分テルペンなどは、水よりも油に溶けやすい。ローズマリーをそのままシチューに入れてもテルペンはほとんど液体に移行せず、空気中に拡散してキッチンをいいにおいにするだけで、肝心のシチューにはなんの役にも立たない。ローズマリーは、タマネギやニンニクと一緒にバターか油で炒め、テルペンを油分に抽出させて料理に反映させるとよい。あるいは少量の油と一緒にミキサーにかけ、砕けた葉を濾して油を取り、食卓でシチューにかける即席ローズマリーオイルを作ってもいい。

一方、抽出を最小限に抑え、食材内にできるだけ風味を閉じこめておきたい場合もある（茹で汁を捨てるならとくにそうだ）。たとえば、アスパラガスの主要風味分子のいくつかは水溶性である。アスパラガスを茹でると風味成分はお湯に溶け、シンクに流されて終わる。風味の喪失を最小限にするためにバターか油で炒めれば、アスパラガスの風味を保ちやすい[1]。また、主要なにおい物質が脂溶性《しようせい》のブロッコリーや豆類は、蒸したり茹でたりしても風味は保たれやすい。

最高級のキッチンでは、シェフは高性能（かつ高価）な蒸溜装置を用い、ハーブやスパイスをはじめ、ほとんどすべてのものから――土や海水、植物をふくめて――風味分子を濃縮できる。わたしたちの大半はそうした優れものを持っていないが、蒸発という単純な現象を利用すれば誰にでも風味の濃縮はできる。ワインソースなら、とろとろのシロップ状にすればよい。CIAの修行中のシェフも、コンロでコトコト煮て大釜いっぱいのブイヨンを作ることをまず習得する。蒸発の過程で風味の一部は必然的に空気中に失われるが、それでも残りのブイヨンには風味がかなり凝縮されている。

キッチンで風味をよくする第二の方法は、調理そのもの――つまり熱を加えることである。加熱することで脂肪やタンパク質などの大きな分子がより小さくて揮発しやすい形態に変わり、さまざまな風味が生じる。これは肉でいちばんよくわかるので、例として肉を取りあげよう。生の状態では、ほとんどの肉はあまり味がない。タルタルステーキや鮨を食べたことのある人なら、あの非常に微妙で、あるかなきかの風味を知っているだろう。牛、羊、豚と動物種が変わっても、生肉の味わいに「これ」といえるほどの大きな差はない。どの生肉にもかすかに鉄の味がする、軽度の「血のような風味」がある。一方、植物の世界はその対極に位置する。わたしたちは花芽や葉、根、果実など、植物のさまざまな部分を食べる。いずれもほかの動物を惹きつけるための複雑な揮発性風味物質や、あるいはうろつきまわる草食動物を撃退するための化学成分などをそなえている。だがわたしたちが「肉」と呼ぶものの大半は哺乳類か鳥類の筋肉であり、筋肉というものは生化学的組成はだいたい同じで、やることもだいたい同じである。したがって、ビーフとラムは、ビートとブロッコリーよりも互いの味わいがはるかに似ている。

それぞれの肉の違いは、含有する脂肪分子によるところが大きい。ビーフの脂肪は大きな長い分子が多く、ラム、ポーク、チキンの順に小さな短い分子が増えていく。これらの脂肪——正確には脂肪酸——の味は微妙に異なるが、熟成や調理によって分子が壊れることでもっと大きな違いが生まれる(ここで問題にしている脂肪とは、肉の外側についていたり、肉のあいだに挟まっていたりする白い塊、つまりカロリー過剰にならないようにナイフで切り取れる部分を指しているのではない)。ラム、ビーフ、ポークの風味の違いは、おもに細胞膜の主要成分であるリン脂質という脂肪分子から来ているらしい。約三〇年前にイギリスの研究チームが次のような報告をしている。[2] まず、牛の赤身肉を凍結乾燥し、石油系の溶剤を用いて筋肉内のすべての脂肪を抽出した。溶剤を完全に除去したあと、乾燥肉を再水和し——つまり水を加えて元にもどし——パティの形にととのえ、標準化のためにビニール袋に入れて茹でた。できあがったバーガーの香りは——これだけ化学的に痛めつけたにもかかわらず——無傷のビーフと区別がつかなかった。消えた脂肪は重要ではなかったのだ。次に、クロロフォルムとメタノールを用いてリン脂質まで除去したところ、バーガーの肉の香りはかなり減っていた。今度シチューやステーキを食べるときは、肉の香りをもたらしてくれる細胞膜に感謝しよう。

脂肪の組成は、肉の部位、動物の品種、飼料によって少しずつ異なってくる。穀物飼料で育てられた牛の肉には、味をよくするといわれるオレイン酸をはじめ、一価不飽和脂肪酸が多い。反対に、放牧草を食べる動物には多価不飽和脂肪酸が多くなるほか、スカトールなどいくつかの風味化合物が認められる。[3] スカトールは、普通に肉の中にふくまれる程度の量であれば心地よい悪臭だが、高濃度では糞臭を放つ。しかし牛や羊は反芻動物——胃が四つに分かれており、第一胃に生息する微生物によって、脂肪をふくめ、食べた草の醱酵と分解がおこなわれたあと、口中への戻しと嚙みかえしなどを経ながら、時間をかけてゆっくり消化する——ので、飼料は肉の風味にそれほど大きな影響を及ぼさない。一方、豚やニワトリの胃はひとつなので、飼料の脂肪分は肉にそのまま反映されやすい。特別な豚肉の生産者が誇らしげに、この製品はドングリやクリで育った豚の肉を使ったのだと——たとえばスペインの貴重なハモン・イベリコ（イベリコ豚の生ハム）のように——売りこむのに対し、特殊な飼料がセールスポイントになる牛肉がめったにないのは、彼らの胃の構造が関係している。

肉の風味の大半は、調理をはじめると表に出てくる。加熱によって脂肪酸が壊れ、風味の強い小さな分子になっていくからだ（肉の乾燥熟成［〇～四度の庫内で空気を循環させながら熟成する方法］でも脂肪酸が壊れるので、熟成肉はより風味が強くなる）。脂肪酸分子は、炭素・水素・酸素の原子で構成されており、炭素原子同士が二重に結合している部分（炭素の二重結合がある脂肪酸を「不飽和脂肪酸」という）が弱い。したがって、炭素の二重結合がたくさんある「多価不飽和脂肪酸」は、構造的に弱い部分が多いため、二重結合のない飽和脂肪酸よりも小さな分子に分解されやすい。調理した肉の「おいしそうな肉の香り」や風味を生みだすのは、おもに壊れた脂肪酸である。これを最大限に引き出す調理法は、比較的低温で調理される煮こみ料理だ。高温での調理、つまり肉が茶色くなるときは、別の反応が風味に大きくかかわってくる。

茶色くなる反応——正式には、最初にこの現象を詳述したフランスの化学者の名前にちなんでメイラード反応という——は、食べ物を料理したときに生じる風味変化の主役といっていい。焼くとパンがずっとおいしくなるのも、コーヒー豆を焙煎するのも、たんに茹でるだけよりオーブンで焼くカリフラワーのほうがおいしいのも、これが理由である。ステーキは茹でずに焼くものであることも、最高のシチューのためにはやや脂肪分の多い肉を焼く手間が欠かせないのも、ここから来ている。

ひと言で「メイラード反応」といっても、実際は網の目状に広がる河川のように、化学反応が相互に作用する広大なネットワークだ。初期段階では、アミノ酸と糖が互いに反応して、不安定な中間化合物を次々に生成する。中間化合物は相互に反応しあい、ときには脂肪酸や周辺のほかの分子と反応しあって、やがて様相は完全に追跡しきれないほど複雑になっていく。こうして特徴的な茶褐色を呈する物質が産生され、その中には揮発性の風味物質も多くふくまれる。どの食品もアミノ酸と糖の組成はそれぞれ異なるため、反応の起点も、進行の仕方も必然的に異なってくる。だからローストビーフと焼きたてのパンは、いずれも独自の芳香を放つのである。

風味を研究する科学者は、純粋なアミノ酸と砂糖で反応を開始させ、これまでに少なくとも六二一種類のメイラード反応生成物を特定している。[4] 実際の食品で化学反応がはじまる起点はそれこそ千差万別だから、もっと多くの反応生成物が生じるのは間違いない。しかし、その詳細は研究者たちにまかせておこう。ここでは、オーブン料理やローストビーフ、焼き肉をはじめ、茶色の焦げ目がついた料理の香ばしさはすべてメイラード反応生成物によるのだとわかっていれば十分だ。生成物の大半はごく微量しか存在しないが、わたしたちの感覚は鋭敏にそれを検知する。だがいいことづくめではない。メイラード反応ではアクリルアミドなどの発がん物質が生成されることがある。現在、有益な風味を増強しながらも不健康な物質を産生しない方向に反応を導く方法を見つけようと、科学者たちは努力している。

料理をする際には、メイラード反応を起こすには高温での調理、通常は水の沸点以上の温度が必要だということを頭に入れておかなければならない。揚げ物や焼き物は茶色くなるのに、煮こみ料理や蒸し物、煮物に色がつかないのはそのせいである。また、手順を心得た料理人が肉の表面を乾かしてから焼くのも、蒸発する水分を少なくすることで肉の温度をできるだけ早くメイラード反応が起こるところまで上げ、より強い風味を引き出すためだ（実際にはメイラード反応は低い温度でも起こるが、非常にゆっくり進むため、普通の料理にはほとんど影響しない。低い温度でのメイラード反応の例としては、初期の研究のきっかけのひとつにもなった、長期保存による粉末卵の褐変《かっぺん》があげられる。最近大人気の黒ニンニク――普通の白いニンニクを高温多湿下で熟成させたもの――の独特な風味にも、沸点よりずっと低い温度で一か月かけて起きたメイラード反応がかかわっている)。

メイラード反応には、アミノ酸もしくはアミノ酸からなるタンパク質が必要となる。よって肉などの高タンパク食品でメイラード反応はもっとも劇的にあらわれるが、ほとんどの穀類や野菜にもタンパク質はふくまれており、ある程度の反応生成物はできる。また、第二の褐変現象、カラメル化も重要な反応だ。カラメル化では、糖はアミノ酸とではなく糖分子同士で反応し、やはり複雑な過程を経て風味物質を生成する。しかしアミノ酸の窒素と硫黄原子が糖にはないため、カラメル化で生じる風味物質の幅は狭く、メイラード反応生成物の肉様の香ばしい風味は発生しない。それでも料理の観点からは、どちらも固有の、高温で引き起こされる褐変現象と位置づけられる。

茶色になることがどれほど複雑とはいえ、料理の仕方で多少は反応を左右できる。脂肪分の多い肉は脂肪酸の分解産物がより多く生成物にふくまれるから、香ばしさの度合いがぐんと高まり、牛のリブや羊の脚肉を得も言われぬおいしさにしてくれる。こうした部分の肉を焼くときに表面の脂肪を取り除かないほうがいいのは、それが理由だ。調理温度でも大きな違いが生じ、ときにはメイラード反応の流れを別の方向に向かわせたりする。

さて、肉を食べる人ならば当然、誰の心にも具体的な疑問が浮かんでくることだろう。ステーキを焼くいちばんいい方法は？　調べてみると、すでにこれは厳粛な科学研究の主題になっており、それにたずさわっているのはテキサス在住の――これ以上ふさわしい場所があるだろうか？――クリス・カースという研究者だった。わたしは最新情報を得るため、農学研究の拠点、テキサスA&M大学のカースのオフィスに電話をかけた。

　ステーキを高い温度で焼けば焼くほど、牛肉スープ様の味がする脂肪酸分解産物は、香ばしい、ナッツ様の風味のメイラード反応生成物に変わっていく。「連続する反応全体をコントロールして好みの風味にできますよ」とカースは言う。「味のよさで評判のレストランの多くが、ステーキを一〇〇〇度弱で焼いています。これはもう、ほんとうにごくごく短時間でしょうね」。もしこの温度のままだったら、厚みのある肉の場合、内部がちょうど食べ頃になる前に外側が真っ黒に焦げてしまう。ステーキの外側でメイラード反応をきちんと確保したあと、オーブンに入れ、もっと優しい温度で焼き上げるのだという。

　とはいえ一般の家庭ではこれほどの高温にするのは無理である。もっと普通の温度での最適な焼き加減を見つけるため、カースは実験室で料理コンテストを開くことにした。[5] まず、塊で買ったサーロインを約一・五センチか四センチのステーキ肉に切り分け、それぞれ約一八〇度、二〇五度、二三〇度の異なる温度で、ウェルダンになるまで焼き上げた。直火のグリルでは正確な温度設定がむずかしいので、かわりに鋳鉄製の厚手のフライパンを使用した（科学とはなんらかの犠牲を要求するものである。この実験のもっと大きな犠牲は、焼き上がったステーキを腹ぺこの農学部の学生ボランティアではなく、より正確なデータを得るという目的のため、ガスクロマトグラフに食べさせたことだ）。予想どおり、薄め（かつ温度の高いフライパン）の肉のほうが、焼けるのが早く、香ばしいメイラード風味が発現する時間が少なくなった。結果、薄い肉では、獣くさくて脂っこい、青くさい風味が優勢になったのに対し、厚い肉では、もっと香ばしい、ナッツやバターのような風味が増加したが、それと同時に苦味も増した。その後、人間に実験ステーキを食べてもらったところ、比較的低めの温度で焼いた厚いステーキの風味がもっとも好まれたという。「わたしのお勧めは、ちょっと低めの温度にすることです」とカース。「やわらかさにも影響しますから。低めの温度でゆっくり焼くほうが、やわらかい肉に仕上がります」

キッチンで風味を創造する第三の方法は、醱酵である。この過程からは、チーズやパン、醤油、キムチ、ビール、ワインなど、まさに驚異としかいいようのない、多種多様な風味が生みだされる。実際のところ、醱酵は料理というより牧畜に近い、と説明するほうが適切なのかもしれない。というのは、醱酵作業とは、揮発性風味物質を産生しながら食物の糖などの分子を分解するよう、微生物をうまく管理することなのだから。醱酵にたずさわる微生物――細菌、酵母、その他の菌類――は、しばしば広範囲に及ぶ。ワインのところで述べたように、醱酵の結果はどの微生物が関与しているかによって決まる。

チーズを例にするのがいちばんわかりやすいだろう。まず、数種類の乳酸菌がミルクの乳糖に作用し、廃棄物としてすっぱい乳酸を産生する。ミルクが酸性に傾くにつれ、タンパク質が固まってやわらかな塊状になる。これを濾して形をととのえたものが、チーズの原型である。さて、どのようなチーズができあがるかは、加える菌類によって大幅に異なってくる。[6] ペニシリウム・カメンベルティという真菌（白カビ）を使うと、菌糸がチーズ表面に白い外皮を形成する一方、カビが分泌する酵素によってカゼインタンパク質の分解が進み、しだいにチーズの中心部分がとろりとしてきて、分解されたタンパク質特有のツンとしたアンモニア臭を放つようになり、熟成カマンベールチーズが完成する。また、青カビのペニシリウム・ロックフォルティは異なる酵素を分泌して乳脂肪を分解し、鋭い風味の脂肪酸と、ロックフォールなどのブルーチーズに特有な香り成分2－ヘプタノンを産生する。スイスチーズに使われる細菌はプロピオン酸を生成し、ナッツのような特徴的な風味を生む。表面が赤みをおびたリンブルガーチーズはリネンス菌を豊富にふくみ、人間の体臭のような強烈なにおいを発する硫黄化合物を作る（ヒトの脇の下にも棲息する常在菌なので、もっともなたとえである）。ほかにも数多くの微生物がチーズに微妙な風味を与えている。事実、こうした微生物が醸しだす複雑さこそ、生乳チーズに独特な深みが生まれるおもな理由なのである（天然酵母で作るパンが通常の単純な培養酵母でふくらましたパンより豊かな味わいがするのも、この複雑な微生物生態系による）。

プロフェッショナルなシェフにしろ一般の料理好きにしろ、共通して知りたいことのひとつが、相性のいい食材の組み合わせである。しかし最近まで、誰が料理するにしても「試行錯誤」だけが唯一の手段だった。実際に食材を組み合わせてみて、おいしくできたかどうかを確かめる――そうやってわたしたちは学んできた（とはいえ、ほとんどの人は母国の食習慣にしたがって料理する。ベトナム人は魚醤、トウガラシ、ライムを用いて味付けする。南インド人はカラシの種子、ココナッツ、タマリンドを好む。南イタリア人はトマト、ガーリック、バジルをあわせる。これらは試行錯誤を繰り返してきた結果である）。ニューヨークやサンフランシスコのレストラン街を歩けばわかるように、この手法は人間にとってじつに有効なやり方だった。しかし同時に、試行錯誤によって踏み固められた道からはずれるのは容易なことではない。未知の可能性を追求したいとき、組み合わせる食材を選ぶための基本や手引きとなる一般原則がもしあれば、おおいに役立つはずだ。

風味の組み合わせの基本として、「一緒に育つものは相性がいい」とプロの料理人はよく口にする。そうした例はすぐに思い浮かぶ。春キノコのアミガサタケとアスパラガス。地中海の丘陵で羊がはんでいたタイムとローズマリーを使ったラム肉料理。クランベリーと野生のキノコを添えた鹿肉。CIAのシェフ、ゼアフォスがとくに気に入っているのは、アプリコットとアプリコット果樹園に生えるシャントレル（アンズタケ）の組み合わせだ。しかし、この原則を正しいとする科学的根拠はあるのだろうか？

ある意味で、答えは「イエス」である――「一緒に育つ」とは産地と季節に注目しているわけだから、風味のピークが一致する可能性は非常に高い。アミガサタケとアスパラガスがいちばんおいしい春に組み合わせない理由が、なにかあるだろうか？　また、もう少しくわしく見れば、「一緒に育つものは相性がいい」という原則は、伝統的な風味の組み合わせを基盤にしていると考えられる。結局のところ、太古の昔からほとんどの人々には、同じ季節に育つ食物を組み合わせるという選択肢しかなかった。そう、地元で入手可能な旬の食材である（冬期の貯蔵食料も別の意味での旬の食材といえる）。何世代もかけて、料理人はどの組み合わせがよい結果を生むかを学び、それが伝統として定着していった。その一方、予選落ちした組み合わせはどんどん忘れ去られていった（ホウレンソウも春によく育つが、ホウレンソウとアミガサタケのペアをとりわけ好む人はいないだろう)。つまり、わたしたちの心に浮かぶ「一緒に育って相性がいい」組み合わせは、祖先たちの舌のテストに合格したものが大半だと結論づけられる。こうしたペアにしたがっていれば、普通は一緒に育つことがなく、ゆえに伝統の吟味を受けていないふたつの食材をランダムに組み合わせるよりも、ずっとおいしい料理を作れる可能性が高い。

一方、食材の産地が同じであれば相性は抜群になるという期待に応える科学的証拠はないといっていいだろう。前にも述べたように、果物や野菜の風味となる分子は土壌から直接得るのではなく、植物が自分自身で産生するものと考えられるからだ。したがって、一緒に育った植物は似かよった風味成分になりやすい、あるいは組み合わせてもしっくりくる成分になりやすいなどということはない。

だが別の角度から考えてみることはできる。わたしたちの期待とそれまでの経験は、風味知覚において大きな役割を果たす。とくに、その風味が好きか嫌いかという点では、伝統的でなじみのある食材の組み合わせのほうが、奇抜な組み合わせよりもたいてい満足を与えてくれる。一緒に育ったものの相性がいいのは、かならずしも素材の組み合わせ自体がすぐれているからではなく、わたしたちがその素材をすでに何度も口にしたことがあり、いつもの好みの味を期待しているからである。

相性のいい食材の謎に迫ろうとすると、ある種の本質的な壁にぶつかる。組み合わせ可能な数が爆発的に増え、すべてを調べきるのはとうてい無理！という事態におちいるのである。ピザで考えてみよう。ここに二五種類のトッピングがあるとする。一種類だけ使うとすれば二五種類。「いちばん好きなのはどれ？」と尋ねるのはさほどの無理難題ではない。しかし二種類のトッピングを使うとなると、評価すべきピザは六〇〇種類に増える（数学が好きな方のために追記すると、計算式は二五種類×二四——同一のトッピングの組み合わせは二種類にふくめない）。ベストの組み合わせを選ぶために全種類の試食をするのは、強迫観念に駆られでもしないかぎり不可能だろう。そしてもし三種類のトッピングにするなら、選択肢は一万四〇〇〇種類近くにのぼる！ ほとんどのピザが毎度おなじみのトッピングに終始しているのも納得がいくというものだ。

数年前、やはりCＩＡで訓練を受けたシェフで、当時コーネル大学に所属していた知覚科学者のマイケル・ネストラッドは、グラフ理論という難解な数学の手法を用いれば魅力的な食材の組み合わせをすばやく検索でき、ピザのトッピング問題に新たな光をあてられることに気がついた。グラフ理論といっても、わたしたちがグラフと聞いて思い浮かべる棒グラフや折れ線グラフとはまったく関係がない。これは、点を線でむすんでグループ化した対象（＝グラフ）の性格を分析すること——この場合は、食材のつながり方を調べることである。ネストラッドは、トッピングに使う三種類の食材がすべて好相性のペアで構成されていれば大正解になるに違いないと考えた。数学的には、フェイスブックで全員が友人同士の「小グループ」を作るのと変わらない。

ネストラッドはトッピングに使う食材の組み合わせをリストアップし、それぞれのペアについて、数百人の大学生に「いいね」「やだね」を答えてもらった。次に、彼らの回答をもとに、ペパロニ［スパイスのきいたサラミ」とマッシュルームなどの「いいね」ペアのリストを蓄積した。それからグラフ理論を用い、すべてが「いいね」ペアからなる三種類以上のトッピングを導きだした。こうして作成した三種類トッピングのピザは、有意に人気があることがわかった[7]。

もちろん、普通はピザのトッピングを考えるのに高等数学は必要ない。ところが、ネストラッドの手法に高い関心を示した団体があった。おいしい軍用食の開発を切望しているアメリカ陸軍である。戦闘状態の兵士たちは、持ち運びしやすくて栄養価の高い、そしてなによりも長期保存――何年も――可能な携行食「MRE（meal, ready-to eat すぐ食べられる食事）」を必要とする。このおそるべきMREは、調理済みの食品をアルミ箔のパウチに詰めたものである。陸軍にとってMREは大変すばらしいものだ。何年間も品質を保持し、兵士たちはそれがあればただちに出発できる。問題は、兵士たちがすぐにその食事内容に飽きてしまうことだ。いつ撃たれるか、いつ爆弾が落ちてくるかもわからない状況下で兵士たちにきちんと食べさせること自体がむずかしいが、飽きてしまった糧食はなんの役にも立たない。戦闘時でもできるだけ食べたくなるようなMREの開発には、陸軍は日頃から力を入れているのである。

MREには、主菜、副菜、果物、デザート、スナック、調味料、キャンディ、飲み物のパウチがあり、三二種類の中から選ぶようになっている。実際はなにをどのように合わせてもいいわけだから、理論上は、全部で二二〇億とおりの組み合わせができる。兵士たちはどれが好きなのだろうか？陸軍はネストラッド――ピザのトッピングで博士号を取得して大学院を卒業したばかりの若者――を雇い、確かめさせることにした。

ネストラッドはピザのときと同じ手法を用い、組み合わせ可能な食品をペアにしたリストを作成して、どれを食べたいと思うか兵士たちに尋ねた。ローストビーフと野菜のクスクス、ミートボールのバーベキューソースがけ、ビーフタコスとハラペーニョ入りチーズスプレッド、チキンファヒータとベーコン入りチーズスプレッドなどである。兵士たちからもっとも支持を集めたペアでMREメニュー全体を構成すれば、人気メニューになると予想された（トップとなったメニューは、チリビーンズ、メキシコ風マカロニチーズ、ハーブと柑橘系のミックス調味料、粒入りピーナツバター入りクラッカー、果物、クッキー、チーズプレッツェルだった）。また、兵士たちが嫌いそうなメニューも同様に予想した。それら「好き」と「嫌い」のメニューをふたたび兵士たちに見せて好ましさの程度を答えてもらったところ、兵士たちの評価はネストラッドの予想とほぼ完全に一致した。この方法は、一般社会で風味の組み合わせを予想する際にも使えるだろう。

その後ネストラッドは、あるコンサルティング会社の依頼で、彼のグラフ理論を用いて消費者が同時に購入しそうなスナック菓子の特定を手伝った。食料品店やファストフード店は、そうした「相性のいい」スナックを隣同士にならべ、消費者がどちらかを買ったついでに隣の商品にも手を伸ばすような環境をととのえることもできるのである（顧客が自分の勧告を実行に移したかどうかは、ネストラッドは確認していない）。

現在ネストラッドは、アメリカ最大のクランベリー関連商品メーカー、オーシャンスプレーで知覚科学者として働いており、このフレーバー開発競争に別の局面からのぞもうとしている。二〇一五年から一六年にかけての冬、毎日ネストラッドはツイッターアーカイブを検索して、特定のフレーバーにかかわるキーワードを使用しているつぶやきをすべて集めた（詳細はもちろん秘密であり、ネストラッドはわたしと話しているあいだ、「クランベリー」という言葉を口にしないよう注意していたが、それがキーワードのひとつだったのは間違いない）。データの整理は大変な作業だった。まず、キーワードは合っていても、食品とは無関係なツイートを取り除かなければならなかった。たとえば、洗面所をクランベリー色のペンキで塗るとか、オレンジというつぶやきがプロフットボールチームのデンバー・ブロンコスのユニフォームの色のことだったとか。反対に、「クランベリー」「クランアップル」「クランラズベリー」、また「オレンジ」「マンダリン」「タンジェリン」が、同種のフレーバーを指していることを確かめる必要があった。

最初の四か月間で、ネストラッドは一万二〇〇〇件の関連ツイートを集めた。これだけの数があれば、クランベリーと同時にどんなフレーバーがツイッター上でささやかれているのか、十分解析することができる。しかも、サンプルを取った期間には感謝祭とクリスマスという大きな祝日や、それに続く平穏な時期がふくまれているので、期間全体の推移も確認できるだろう。解析結果はすぐに新商品にむすびつくわけではないが、長期的な開発過程の第一歩になる。「最終目標は、なんらかの決定的な判断を下すことではありません」とネストラッドは言う。「これまで考えてもみなかった仮説を立て、将来的に消費者テストを実施して有効性を立証できるように、下地をととのえることです」

プロの料理人は伝統に挑戦することを好む。また、食に対する冒険心の強い人も新しいものを食べたがる。食の大きな喜びのひとつは、予想外のおいしさを生みだす食材の組み合わせを発見し、伝統の決まりごとから脱して新たな可能性の世界を開くことだ。新しい組み合わせは、もちろん試行錯誤から生まれる。あるいは、才能に恵まれた料理人の直感に頼ってもいい。その場合、やはり必然的に試行錯誤が作り手の頭の中でおこなわれている。しかし、風味の科学から得た知識も、新たな美味を探す手がかりになるに違いない。

この方法の有望性を最初にはっきり示した例のひとつを紹介しよう。一〇年前、《ファットダック》の世界的に有名なシェフ、ヘストン・ブルメンタールは、塩味のある食材を使ったデザートの考案中に、ホワイトチョコレートとキャビアの組み合わせがすばらしい風味になることを発見した。[8] なんとも奇妙――だが、とてもおいしい――のを不思議に思ったブルメンタールは、それを産業フレーバー会社の仲間に告げてみた。すぐにちょっとした分析がおこなわれ、この一風変わった組み合わせのメンバーはどちらも、トリメチルアミンという魚臭のする物質を持っていることがわかった。

この事実にブルメンタールは考えこんだ。共通する風味分子がこの奇妙なペアの成功の一因であるならば、同じように「分子の韻」を踏めば、ほかにも驚くべき組み合わせにたどり着けるかもしれない。このアイデアは正しい――直感がそう告げていた。すでに見てきたように、多くのシェフは類似性とコントラストのバランスに注目する。風味の正体は分子にほかならないのだから、同じような風味には共通の分子があるに違いない。ブルメンタールは風味分子の類似性を調べることに没頭し、やがて、すばらしい、予期せぬ一致を山のように――キッチンいっぱいになるほど――発見した。レバーとジャスミンに共通するのは硫黄化合物。ニンジンとスミレに共通するのはイオノンという分子。ほかにも、パイナップルとブルーチーズ、カタツムリとビート……。

数年のうちに、ブルメンタールの洞察は料理界全体へと広がっていった。これは「フードペアリング（食べ物の組み合わせ）」と名付けられ、分子の韻を中心に食べ物が組み合わされるようになった。商用ウェブサービス（foodpairing.com）まで出現し、毎月の購読料を払えば、プロのシェフから熱心なアマチュアまで、食材をなにか入力すれば分子の類似性を検索し、相補的な風味を持つと考えられる食べ物を見つけてくれる。

カナダのソムリエ、フランソワ・シャルティエはこの路線にしたがい、ワインのアロマ化合物と食材の化学的類似性に基づいて、ワインと食べ物のペアリングを追求している。たとえば、ローズマリーで香り付けしたラムシチューと辛口のリースリングの組み合わせ。この白ワインの引き締まった酸味と花のような芳香が生かされ、両方にふくまれるローズマリーの香りと響き合うからだ。この「分子のソムリエ」の新しさは高く評価され、シャルティエの著作『味蕾と分子 Taste Buds and Molecules』は、二〇一〇年度のグルマン・ワールドクックブック・アワードで「世界でもっとも革新的な料理書」に選ばれた。[9]

こうした流行を見ると、きっと食品科学者たちはフードペアリングがほんとうに機能するのかどうかを知るために、先を争って分子を調べているに違いないと思うだろう。しかし、現実にはほとんど実施されておらず、科学誌への論文発表となるとさらに少ない（フードペアリングの情報を販売しているフードペアリング社は、その取り組みを裏付ける科学的証拠を発表していない）。

これを調べるのに有効な方法は、ペアにした食材がどれくらいおいしいかを人々に評価してもらい、共通分子を多く有するほうが高い評価を得たかどうか検証することだろう。デンマークのコペンハーゲン大学の食品科学者ウェンダー・ブレディーが、数年前にそれをおこなった。用意した食材のペアは、シナモンとリンゴからシナモンとニンニク、モルトとココアからモルトとブルーチーズなど、合計五三種類。すると、共通する風味分子の数は被験者の高評価とはまったく無関係という結果が出た。「これほど相関性の低い実証研究は見たこともありません」とブレディーは述べた（ただしブレディーの研究は――ほぼ同様の結果を得た別のグループによる初期研究と同じく――学会で発表しただけであり、論文として学術誌に掲載されてはいない。ほかの専門家による精査を経ていないため、その結論は予備研究と位置づけるべきだろう）。

だがブレディーのチームは、ある興味深い結果を見つけた。共通する分子が少ない組み合わせほど、共通する分子が多いものに比べ、斬新な風味だと認識される傾向が強かったのである。そうした組み合わせは、ひょっとしたら一部の高級レストランのシェフならためしてみるかもしれない。問題は、新奇性イコール至福となるかだ。「高級レストランでは、なにかしらユニークな、お客を驚かせるような趣向を求めます」とブレディー。「ただ、それがすばらしいとはかぎりません。たとえそれが《ノーマ》の料理だとしても」。《ノーマ》とは何回も世界一にランクされたコペンハーゲンの新北欧料理店である。「たしかにあそこではすごい体験ができます。でも料理としてはどうなのか。『ほんとうにこういうものをしょっちゅう食べたいですか』と客に尋ねたら、おそらく『いいえ』と答えるでしょう」（ブレディーが《ノーマ》の料理に疑問を呈したのは、ほかとは異なる、あまりに革新的な食材や調理法が多いという意味である。たとえば、現時点では「チョコレートで

コーティングした苔」が看板メニューのひとつになっている）

第二の方法としては、実際に人々が使用している食材の組み合わせを調べて、どれくらいの共通分子があるか数えることだ。そうした実際の組み合わせのほうが無作為な組み合わせよりも共通分子が多い傾向があるのなら、「分子の韻」がおいしさに関与しているというたしかな証拠になるだろう。そのためのデータはそろっている。インターネット時代の現在は、オンラインレシピという実用的な料理法の宝庫がすでにあり、また数百ドルの料金を払える人であれば、任意の食材の全分子を網羅したデータベースにアクセスもできる。問題は、レシピ、食材、風味分子が複雑に絡みあった糸を解きほぐせるかどうかである。

セバスチャン・アーナートは挑戦することにした。昼はケンブリッジ大学の理論物理学者、夜は熱心なアマチュア料理人のアーナートには、この混沌を分類整理する自信があった。数年前、アーナートと同僚たちは、三つのオンラインレシピのサイト（エピキュリアス、オールレシピズ、韓国のメニューパン）から五万六〇〇〇件以上のレシピを入手し、重複する分子を調査した。[10] 実際のレシピは、食材の無作為の組み合わせに比べ、共通の風味分子を持つ傾向がわずかに認められた――しかしそれは、北アメリカ、西ヨーロッパ、ラテンアメリカの料理にかぎられており、重複している分子は、ミルク、卵、バター、小麦など共通して使われる食材のものだった。アジア圏のレシピでは、無作為の食材の場合とほとんど変わらなかった。なぜなら、もっとも一般的に使われる醤油、ネギ、ショウガ、米などには共通する風味分子がほとんどないからである。分析結果から標準的な食材をはずしてみると、フードペアリング仮説を支持する証拠はなにひとつ存在していなかった。

一流学術誌に掲載されたアーナートの論文は大きな波紋を呼んだが、彼は納得しかねていた。レシピは理想的な出発点とはいえないのではないか——小麦粉や卵など一部の食材は、風味の重要性というよりも、料理の構成要素として使われるほうが多いのだから。アーナートは、今度はレシピではなく、有名シェフが勧める食材のペアを検討してみることにした。彼が用いたのは、カレン・ペイジとアンドルー・ドーネンバーグ共著のベストセラー『風味のバイブル *The Flavor Bible*』である。[11] すると、シェフが勧める食材の組み合わせは、無作為の組み合わせに比べ、共通する風味分子が有意に多いことがわかった。しかも、もっとも豊富な風味分子、つまり食材の特徴となるにおい物質だけに限定して調べてみると、そのパターンはいっそう鮮明になった。

ここまでフードペアリング説について見てきた。この仮説にはなにかがあるのかもしれない。ただしまだ統一した見解は得られておらず、なによりも現時点では、アーナートは最新の再分析の結果を論文発表していない。そして、相性のいい食べ物の組み合わせが共通する風味分子を持つ傾向があるとしても、共通する風味分子を持つ食べ物の相性がいいとはかぎらない。おそらくこの「分子の韻」からのアプローチについては、アイデアの出発点と位置づけるのがいちばんいいのだと思う。

これまで考えつかなかったような「おいしさの組み合わせ」を最先端技術で発見する方法を知るために、わたしはニューヨーク州ヨークタウンハイツにあるＩＢＭのトーマス・Ｊ・ワトソン研究所を訪ねた。ＩＢＭには人工知能の分野で果敢な挑戦を続けてきた長い歴史があり、その中核をになうのがこのワトソン研究所である。一九九七年にIBMのスーパーコンピュータ「ディープ・ブルー」が六試合の対戦でチェスの世界チャンピオン、ガルリ・カスパロフに勝利したとき、そのニュースは世界中を駆けめぐったものだ。そして二〇一一年、ディープ・ブルーの後継者「ワトソン」（この研究所はもちろん、社長として二〇世紀前半のIBMを長く率いたワトソンにちなんで名付けられた）が、アメリカの人気クイズ番組「ジョパディ！」でふたりのクイズ王を破った。IBMの研究者たちは、彼らが教育したワトソンの勝利を受け、自分たちの専門知識を応用できる次の分野を探しはじめた。ワトソンの絶大な力を――と彼らは考えた――キッチンに振り向けたらどうだろう？　料理は創造的であると同時に誰もがよく知る、そして何百万人もの人々が毎日おこなっている日常的な活動だ。ワトソンが大当たりを取るのは間違いない。コンピュータはいかなる人間よりもずっと多くのレシピを、食材を、テクニックを学べるのだから。まさに「ジョパディ！」のクイズで証明したように。やってみよう――ワトソン・チームは決断した。

トーマス・J・ワトソン研究所は、マンハッタンの中心部から車で一時間弱北上し、タコニック・ステート・パークウェイを降りてすぐの丘陵地にある。訪問者用パーキングのすぐ向こうに本館――高名な建築家エーロ・サーリネンが設計した三日月状の巨大な三階建ての建物――がそびえている。前方に張り出した正面玄関をくぐると、一九六〇年代風のモダンなロビーに出る。建築家のコンセプトがすみずみまで徹底されており、高級感と威厳に満ち満ちている。いかにも厳格なドレスコードの社風で名をはせたIBMらしい。

そうした雰囲気の中にフロリアン・ピネルが姿を現すと、強烈なインパクトがある。このフランス生まれのソフトウェア・エンジニアを見た瞬間に目を奪われるのは、彼の大きな顔でも、青い目でも、細くて茶色い髪がぺたりと張りついたモップのような頭でもない。両方の口角と下唇付近に留められた四つのスチール製の丸いピアスと、下唇下端の中央からあご先に垂れる剣型のピアスである。IBMの伝統的な白シャツにネクタイではなく、ジーンズによれよれのシャツという格好のピネルは、会議室よりレストランの厨房のほうがふさわしいように思われた。

彼は、見た目どおりの男だった。実際、ピネルは厨房で過ごすのが好きだ。IBMで働きながら、週末はニューヨークの有名料理学校インスティチュート・オブ・カリナリー・エジュケイション（ICE）に通い、二〇〇五年にシェフの資格を取得した。その後しばらくのあいだ、土曜の夜にマンハッタンのレストランでラインコック［料理長を補佐する二〜三番手の料理人］として働いた。ひたすらスリルを求めてのことである。「とにかく大変でした」とピネルは当時をそう回想する。しかし最終的に店を辞め、新たにできた自由時間は家で料理をして過ごした。そして「ワトソン」が登場する。ピネルの準備はととのっていた。

コンピュータにどうやって料理を教えるのだろう？　子供に教えるように、自分のすぐそばに立たせて実演してみせても無理だ。ピネルが料理学校で習った方法でもだめ。そう、コンピュータにはデータを入力するのである。これまで風味化学者は、ほとんどの食材の主要な風味化学物質を特定してきた。心理学者は、人々がそれぞれの風味をどの程度好むかを測定してきた。そしてインターネット上には世界中の料理のレシピが存在する。どんな食材を使うのか、どんなふうに組み合わせるのか。ピネルのチームはそうしたすべての情報を「シェフ・ワトソン」のメモリー・バンクに注ぎこんだ。その膨大なデータからコンピュータのシェフはパターンを抽出し、相性がいいと考えられる食材一式を特定し、料理完成までの手順をはじきだす（アメリカで人気のフード雑誌『ボナペティ』が有する九〇〇〇件以上のレシピの記録が大きな役に立った。すべてが実地検証されており、標準的な調理法がきちんと示されているからである）。

コンピュータを使う人であれば、誰でもシェフ・ワトソンに問い合わせができる（現時点では無料。ＵＲＬは ibmchefwatson.com）。ひとつかふたつの食材を入力すると、シェフ・ワトソンがそれに合わせて数種類の食材候補を提案する。四種類の食材が決まったら――任意で「フレンチ」「夏の料理」「ベジタリアン」などと好みのスタイルを特定することもできる――候補のレシピから好きなもの選べばよい。それぞれの材料の分量や作り方まで教えてくれる。あっという間だ。

とはいえ、その背後では多くの作業がおこなわれている。相性のいい食材の組み合わせを提案するために、シェフ・ワトソンは既存のレシピの中から、世界のどこかですでに一緒に使われたことのある食材や、（ヘストン・ブルメンタールのホワイトチョコレートとキャビアのように）共通する風味分子を有する食材を探す。しかしピネルは、そうした食材候補を発見するだけでは、ワトソンを真に創造的な存在にすることはできないという。「創造性を発揮させるために、わたしたちはふたつの点に着目しました」とピネル。「斬新であること、かつ価値があることです」。レシピの場合、「価値」とは「おいしさ」の同義語である。ワトソンはそれを評価するために、人々がどのフレーバー化合物をもっとも好むのかという知識と、化学的組成の重複を計算する能力を用いる。斬新であることは比較的簡単に達成できる。食材の組み合わせが既存のレシピに使われているものとどれくらい似ているかを計算するだけでいい。トマトとニンニクとオレガノ？　いや、どうも平凡だな。アスパラガス、豚足、インド風香辛料？　よし、これでいこう。それぞれの食材を組み合わせる際、シェフ・ワトソンは「相乗効果」を提示する。それは、適合性・快適性・驚きを複合させたものといっていい。高い相乗効果の数値をワトソンが示すとき、それは彼が食材の選択に自信がある証拠だとピネルは言う。「一緒に使えばうまくいくし、ありきたりでもない、ということです」

食いしん坊はこの手のソフトウェアにすぐはまってしまい、あれこれためすのをやめられなくなる。しかし検索をしていくうちに、シェフ・ワトソンの知識とコンピュータ能力は、一流シェフの叡智と直感には遠く及ばないことがわかってくる。たとえるなら、独創的なのはたしかだけれども、どれほど奇妙であっても思いついたことは口に出さずにいられない、ちょっといかれたところのある友人、というような存在に近い。一月二五日のロビー・バーンズ・デイが迫った頃、わたしはシェフ・ワトソンを検索してみた。スコットランドの国民的詩人ロバート・バーンズの誕生日に開かれるこのお祝いでは、伝統料理のハギス［羊の胃袋に羊の内臓を詰めて茹でたもの］とスコッチウイスキーの盛大な宴会が開かれるのがつねだ。伝統的な付け合わせの「ニープス・アンド・タティーズ（カブとジャガイモ）」には伝統ゆえのつまらなさがあるので、シェフ・ワトソンがもっといいアイデアを出してくれるかどうかためしてみようと思ったのである。まず、主要な食材の項に「カブ」を入力し、「スコットランドのレシピ」と特定した。そして――テーマはスコットランドなので――大好きなスコットランド食品のひとつを入力した。ビールである。

シェフの提案は、「スコットランド風カブのミートボール」。子牛肉とターキーのミートボールに、チリパウダー、ガラムマサラ（インド風ミックススパイス）、カブ、アボカド、クラムジュース（アサリなどの絞り汁）を合わせたソースをかける。なんたる取り合わせと思ったわたしは即座に却下しようとした。が、いったいどんなものができあがるのかという好奇心のほうが勝ち、とうとうある夜、家族の夕食にくだんの料理を作ってみた。すると——とてもおいしかった！　アボカドのなめらかさとカブの苦味がうまく対比され、ガラムマサラとクラムジュースが風味全体に微妙な深みを与えている。数週間後に開いたディナーパーティーにも出したほどだ。ひょっとしたら、この分子フードペアリングの旗手はほんとうに役に立つのかもしれない。

スーパーボウルのパーティーになにか料理を作りたい？　では左端の「スタイルを選ぶ」の項で「スーパーボウル」を特定しよう。するとシェフ・ワトソンがいくつかの食材を提案する。レーズン、ニンニク、チョコレートチップス、そしてエンダイブ（チコリのように独特の苦味がある葉物野菜）。相乗効果を示す数値はいきなり九〇パーセントを突破している。なぜかはわからないが、シェフはこの組み合わせが最高だと考えているらしい。わたしは別の候補を探すことにした。

ワトソンの次の提案は、豚の脇腹肉《ポークベリー》、エシャロット、ショウガ、白コショウ。ふむ、このほうがましなような気がする。その他の提案の中には、「スーパーボウル・ポークベリー・ボロネーゼ」という、思わずそそられるようなレシピがある。しかしこれに使う食材はといえば、チキンの胸肉の挽肉、ポークベリーの挽肉、手羽先の挽肉（骨ごと挽くのか？）のほか、チョリソー（香辛料とニンニクをきかせたスペインのポークソーセージ）と西洋ワサビを四分の一カップ。

飲み物？「カリフラワー・ブラディマリー」はどうかな？　酒はウオッカやジンのかわりに、

フランス産アニスリキュールのペルノとギリシャ産アニスリキュールのウーゾを、そして味付けしたトマトジュースのかわりに、カリフラワーとシイタケとタマネギのピューレを使おう。飾りは定番のライムではなく、ブドウをグラスの縁にさしてくれ——仰天するような発想だが、想像すらしたことのないものであることはたしかである（こうした妙な助言はたびたび登場する。ワトソンは既存の『ボナペティ』のレシピをもとに内容を構成しており、必要とされる素材を似たようなものに置き換えているからだ。ライムをブドウで置換しようとワトソンが決めたのは、おそらくどちらの果実も酸味がたっぷりだという単純な理由で採用したのだろう。ポークベリー・ボロネーゼで手羽先の挽肉を使ったのも理由は同じだと思われる。自分でいろいろやってみると、ユーモラスな発見があるに違いない）。

うっかり者のシェフ・ワトソンが楽しくて、ついからかってしまいたくなる。ところがどれほどまぬけなアイデアに思えても、深遠な示唆が潜んでいたりするのである。イタリアンソーセージとブロッコリーで検索をすると、ワトソンが提案した作り方は牛肉の蒸し煮の借用だった。混ぜ合わせた調味料でソーセージをこすり、「肉のひだ全体に調味料を行きわたらせて」から、「脂肪を上にして」ソーセージを蒸し焼き鍋《キャセロール》にならべる。ワトソンはあきらかに牛胸肉とソーセージの違いを理解していなかった。しかしその晩わたしはベッドに入ってから、焼きソーセージやホットドッグなどの平凡な一品にスパイスを擦りこめば、気の利いた味わいを添えられる可能性はたしかにあることに気がついた。シェフ、グッドアイデアだ。そしてたぶんあのカクテルにしても、ブドウの飾りはそれほど悪い考えではなかったのかもしれない。

シェフ・ワトソンが料理の創造性を高める原動力になるのか、あるいはただの楽しい脇役に終わるのか、まだ結論は出ていない。これまでのところ、アプリは毎月約五万件の素材の組み合わせを作成していると、ピネルは言う。ものすごい数に感じられたが、ふと、自分も今日だけで五〇件ほど調べていることに思いあたった。利用法としては、組み合わせの提案だけを調べて、あとは自分なりに料理したり応用したりする人もいれば、完全なレシピとして採用する人もいるらしい。ピネルによれば、次の段階は現在のデータに栄養情報を加え、シェフ・ワトソンと栄養士ワトソンのひとり二役をこなすことだという。

さて、メニューは決まった。キッチンの化学を着実に展開して、風味分子をあるべきところに配置もさせた。しかしツボを心得た料理人ならば、風味を増強する方法をもう少し知っている。盛りつけの工夫である。すでに述べたように、盛りつけが風味を構成する要素でもあることはすでに確かめられている。皿や器の色、形、重さを変えることによって、料理はいっそう甘くもなれば苦くもなるのだ。こうした研究を続けているチャールズ・スペンスは、またひとつ別の方法での検証を試みた。プロのシェフ、チャールズ・マイケルと組み、ボランティアの被験者に同じ内容のサラダを三種類に盛りつけて出してみた。ひとつめは、ごく普通のトストサラダ――野菜をあらかじめドレッシングで和えたもの。ふたつめは、それぞれの具材をきちんと一列にならべたもの。三つめは、ワシリー・カンディンスキーの抽象画を思わせるような色と形に仕上げたもの。[12] カンディンスキー・サラダにあたった人は、退屈な盛りつけだった人に比べ、審美的にもより満足し、よりおいしく感じていた。家庭であれ、レストランであれ、料理人がおこなう魅惑的な盛りつけには、うわべを飾る以上の意味がある――料理そのもののおいしさを高めるのである。

ワインにもこれと同じ原則――エレガントなグラスで飲むほうがおいしくなるはず――が適用できるかもしれない。ここには心理面だけでなく、機能的な要因もある。先細になっている大ぶりのチューリップ型のグラスは、液体の上に揮発性風味分子を留めておく空間が広いので、香りが長く楽しめる。さまざまな研究でも、この形状のワイングラスのほうが寸胴のウォーターグラスよりも味わいが際立つことが実証されている。一方、一部の高級グラスメーカーが提案しているように、ワインの種類に応じてボルドー型やブルゴーニュ型のグラスを使い分ければそれぞれの味わいがいっそう引き立つ、という証拠はほとんどない。グラスよりもワインにお金を使うことをお勧めする（カリフォルニア大学デーヴィス校の醸造学科でワイングラスの研究をしている専門家に、どんなワイングラスを使っているのか尋ねたことがある。彼女は笑いながら「ワインメーカーからもらったものはなんでも」と答えた）。

ワイン愛好家の多くは、とくに赤ワインの場合、飲む前にデカンターというガラス容器に移しかえることを好む（これをデカンタージュという）。ボトルに澱《おり》が溜まっている場合はそれを取り除くという実質的な効果のほか、デカンタージュによって「ワインに呼吸をさせ」、風味をよくするといわれる。分子の観点からは、ボトル内で発生していた不快なにおいの一部を逃がすと同時に、酸素――密閉されたボトル内にはほとんど存在しない――とワインを反応させ、新たな風味化合物の生成をうながす過程といえるだろう。理由はなんであれ、デカンタージュの効果はあるようだ。

しかし、ちょっとデカンタージュするだけで味わいがよくなるなら、もっと盛大にやればもっと味がよくなるのではなかろうか？　ネイサン・ミアボルドはそう考えた。元マイクロソフトの技術部門の主任を務めた（また、かつてはスティーヴン・ホーキングのもとで学んだ物理学者だった）ミアボルドは、近年、エンジニアならではのアプローチで高級料理に取り組み、キッチンの因習を次々に打破していく作業を存分に楽しんでいる。ワインに関するミアボルドのお勧めは、「ハイパーデキャンティング（徹底的なデカンタージュ）」。ワインをミキサーに注ぎ、高速で三〇秒から六〇秒攪拌するというものだ。「たとえそれが伝説的なワインであっても――たとえば一九八二年ものシャトー・マルゴーでも――ミキサーでさっと攪拌すれば効果はあります」と、ミアボルトは著作『モダニストの料理 *Modernist Cuisine*』第六巻で述べている。[13]

もちろん、そう言われればやらないわけにはいかない（とはいえ、フランスはボルドー地区の五大シャトーのひとつ、シャトー・マルゴーに手は出ない）。わたしは、ボトルの三分の一を普通の方法でデカンタージュし、次の三分の一をミキサーにかけ、残りの三分の一はボトルにそのまま残しておいた。そして、当時は未成年だった息子に頼んで、番号を振ったグラスに三種類のワインを注いでもらった。どれがどれかわからないまま、ディナーパーティーの席上で飲み比べてみようと思ったのである。ミアボルドは正しかった――ある意味では。ミキサーにかけたワインは、たしかにグラスからこぼれんばかりの強烈な芳香を放った。区別がつかないほかの二種類よりも、ずっとすばらしかった。しかし五分か一〇分してそのグラスにふたたび口をつけたとき、ワインは命を失い枯れていた――あらゆる味わいが失せているように思われた。六個とか八個とか、いくつもの小さなグラスにワインを注いで即座に飲みほすなら、たしかにミキサー式がいいだろう。しかし、一本のワインを妻と一緒に飲みながらのんびりとくつろいだ夕食を楽しむのなら、わたしはミキサーを戸棚にしまい、普通にデカンタージュするほうを選ぶ。

終　章　風味の未来

風味の科学は急成長を遂げている。研究者たちは毎月、五感と風味の関係をはじめ、風味知覚の心理学や神経科学について、あるいは食品産業、農業、家庭で風味を高める技術について、次々と論文を発表している。わたしたちはかつてないほど風味に関する知識を深めており、新たな展望が続々と開けている。

そうした活気にあふれた状況、明るい未来への予感は、わたしたちの日常生活にもたしかに反映されている。例をひとつあげてみよう。最近、わたしは妻と一緒に、カナダのブリティッシュコロンビア州東部の山岳地帯を数日間かけてドライブした。とてもひなびたところで、バンクーバーやカルガリー、エドモントンなどの大都市からは車で丸一日かかる。しかし、わたしたちが訪れたほとんどの場所——人口一万から四万ほどの町——で、すばらしくおいしい地ビールを飲むことができたのである。いちばん小さな人口四〇〇〇人ほどの町でも、開業は残念ながら数か月先だったものの、やはりビール生産の計画が立てられていた。

これはブリティッシュコロンビアにかぎったことではない。アメリカのビール製造業者の数は、最低だった一九七八年の九〇以下から現在は四〇〇〇以上に増え、そのほとんどが小規模な地ビールメーカーである。この流行は衰えを見せず、地ビールメーカーの数は毎年約二〇パーセントずつ増えている。[1] かわりばえのしない大量生産品ばかりを何十年も飲み続け、個性豊かなおいしいビールに飢えていた人々に、すべてを網羅できないほどの選択肢が突然示されるようになったのである。大手ビールメーカーもその動向に反応し、新たな商品名で独自の「地ビール」を販売中だ。地ビール生産の長い歴史を持つイギリスでも需要は拡大しており、メーカー数は二〇〇〇年から二倍以上に増加している。[2]

この風味のルネサンス現象は、ほかの食品にも認められる。中規模以上の食料品店に行けば、親や祖父母の世代が目にしたこともない調味料や食品が目に飛びこんでくる。ケチャップの隣の棚にあるのはシラチャーなどの辛味ソース。米にしても、バスマティ米、香り高いジャスミン米、リゾット用のアルボリオ米などの銘柄のほか、赤米、黒米、餅米などがならぶ。青果コーナーには、トウガラシのハバネロ、ウイキョウ、ルッコラをはじめ、ドラゴンフルーツ、ゴーヤ、カレーリーフ［インド原産の「カレーの木」の葉でカレーと柑橘系をあわせたような香味を持つ］があるのもめずらしくない。スパイスのコーナーには、おなじみのパセリ、セージ、ローズマリー、タイムだけでなく、八角、ガラムマサラ、スモークパプリカ［パプリカを樫のチップで燻してから粉末状にしたもの］が売られている。スーパーマーケットの品揃えで物足りないなら、エスニックマーケットや青果専門店、この一〇年か二〇年のあいだに激増した農産物直販所に行けば、もっと多種多様な品々にめぐり会える。

外食したい？　あなたが大きな都市に住んでいるなら——最近は大都市ばかりともかぎらないが——鮨、ラーメン、タイ料理、ベトナム料理、南北インド料理のレストランがあることを知っているはずだ。中華料理の気分？　それなら広東、四川、北京、上海、湖南のほか、福建や客家《はっか》料理、それに運がよければもっと別の郷土料理が味わえる。中東、北アフリカ、メキシコ、スペイン、イタリア、フランス料理もあるし、少し調べれば、アフガニスタン、ロシア、ブラジル、ペルー料理の店も見つかるかもしれない。嘘偽りなく、現在は風味の黄金時代なのだ。

もちろん、昔からこうだったわけではない。二〇世紀なかば、英語圏の大半の国々は風味の暗黒時代をまだ抜け出せていなかった。ある程度昔の世代なら、缶入りエンドウ豆に缶入りマッシュルームクリームスープをかけた料理や、缶入りフルーツカクテルと植物性ホイップクリームで飾り付けしたジェロサラダ［市販のゼリー（JELLO）を用いたサラダ］、テレビディナーなどをおぼえているだろう。また外食にしても、幹線道路沿いの軽食堂、よくある中華料理店、かた苦しいフランス料理店、「コンチネンタル」と称するレストラン以外にほとんど選択肢はなかったものだった（ファストフードのハンバーガーとフライドポテトの波が押し寄せたのは一九五〇年代から六〇年代にかけてだった）。

このような事態をまねいた原因の大半は、近代化という名目で効率化を進めたことだった。二〇世紀初頭に起きた家政学運動は、家庭管理の基盤を科学的な理論に求めた。そこには当然料理もふくまれており、最小限の手間と努力でカロリーと栄養を得ることがめざされた。そうした風潮から生まれたのが、おそるべきクリスコ・ホワイトソース[3]――P&G社の全植物性ショートニングのクリスコに、小麦、ミルクを混ぜ合わせて作る、風味も栄養もほとんどないペースト――などである。やがて保冷輸送が一般的になるにしたがい、栽培者が求めるものは、風味がよいというよりは、輸送しやすくて市場で見栄えのする品種に移っていった。こうして、キャベツ状のアイスバーグレタス、赤くて甘いリンゴのレッドデリシャス、そして第7章で述べた、あの悪名高いスーパーマーケット用トマトなどが登場してきた。

一九五〇年代になると、成長する食品加工業界は、彼らの便利な商品を使えばわずらわしいキッチンの仕事から解放されるという考え方をあらゆる宣伝の中に刷り込んでいった。家庭料理は加速度的に缶入りスープやテレビディナーなどのいわゆる時短商品にとって変わられていき、『缶詰で作る料理 *The Can-Opener Cookbook*』などの料理書が重宝された。また、それさえ負担が大きいと感じる人にはファストフードという選択肢がつねにあった。共働きの家庭が増えるにつれてこうした選択肢の魅力は否応なく増してゆき、商業的には風味は「敗者」となっていった。

ところが、料理の潮流が没個性に向かっていたまさにこの頃、今日の風味ルネサンスのきざしは現れていたのである。第二次世界大戦から帰還した兵士たちは、他国で出会った魅力的な新しい味をそれぞれの家庭に伝えた。また、一九五〇年代から六〇年代に飛行機による国際旅行が大衆化されたことも、多くの人々が風味の世界を広く知るきっかけとなった。アメリカでは一九六〇年代に移民の国別制限が廃止されると、ヨーロッパ圏以外の人々が母国の味をたずさえて移住するようになり、多様な食文化が根付いていった。たとえば、さまざまな国が長い歴史の中で洗練させてきた箸を使う料理だ。今ではほとんど誰もがあたりまえのように受け入れているが、考えてみれば、それらが紹介されたのはそんなに遠い昔のことではない。

新しい食文化はゆっくりと、段階的に熟成されていった。一九六〇年代後半からはじまったカウンターカルチャー運動は、しばしば「こってりしすぎ」と批判されてきたアメリカの家庭料理に「健康」という視点を持ち込んだ。またこの頃から、サンフランシスコのベイエリアに《シェパーズ》などの健康志向のレストランが続々と開店していった。そうしたレストランの多くが新鮮で高品質の食材に着目し、かつ、できるだけ地元産のものを求め、また野生のキノコや香り高い生ハーブなど、新しい素材を取り入れた料理を提唱したのである（アメリカだけでなく、イギリスやオーストラリアのレストランでも同様の動きがあった）。レストランのシェフも家庭の料理人も、新鮮な果物や野菜を求めて足しげく農産物直販所に通うようになり、普通の食料品店で買うよりもずっとおいしい、さまざまな品種の作物を手に入れた。アメリカの農産物直販所の数は、一九六〇年代にはわずか一〇〇〇軒程度だったが、二〇一四年には八〇〇〇軒以上に増え、毎年新しい店がオープンしている。[4]

料理書も、食べ物への関心の高まりを反映しはじめた。「退屈な基本」に終始する書物に飽き飽きしていた人々は、斬新でおいしい料理を作るための野心的な料理書を求めるようになった。もっとも有名なのは、もちろん、ジュリア・チャイルドが一九六一年に出版した『フランス料理の技能の習得*Mastering the Art of French Cooking*』だが、わたしの書棚にはほかにもたくさんの本がならんでいる。たとえば、タイムライフ社の「世界の料理シリーズ」(一九六八〜七二年)、ダイアナ・ケネディの『メキシコ料理*The Cuisines of Mexico*』(一九七二年)、マルセラ・ハザンの『伝統的なイタリア料理*The Classic Italian Cook Book*』(初版一九七三年。続編あり)、ジュリー・ロッソとシェイラ・ルーキンズの『シルバー・パレート・クックブック*The Silver Palate Cookbook*』(一九七九年)等々。最近では、フードネットワークなどの放送局が料理と風味を競技スポーツに見立て、シェフたちがカメラの前で、誰よりも斬新でおいしい一品を作る腕を競い合っている。

「スローフード」運動も、風味の世界に注目を集める役割を果たしてきた。ローマにマクドナルドが開店したことを受けて、一九八六年にイタリアのジャーナリストのカルロ・ペトリーニが提唱したのが「スローフード」の考え方である。この概念は多くの人々に支持され、現在では世界中に一五〇〇の支部があり、一〇万人以上の会員を擁している。主要な活動のひとつが、「味の箱船」だ。このままでは消えてしまうかもしれない地元の食文化を選定して保存する取り組みである。本書執筆の時点で三二七七種類の箱船が認定されており、アメリカではそのうちの三二一種類——「旧系統」のロードアイランドレッド種のニワトリ(現在の卵用種ではなく、卵肉兼用種として飼育されるもの)や、アリゾナ州南部の先住民トホノ・オーダム族が栽培するイエローウォーターメロン(黄色のスイカ)などが登録されている。イギリスは九八種類で、サマセット州のアルチザン・チェダーチーズ、イングランド原産の豚グロスターオールドスポット、ウェセックスのヒトツブコムギなどである。それぞれが固有の風味をそなえた三二〇〇以上の箱船は、スローフード認定という高い評価を得て、現在かろうじて消滅の危機から遠ざかっている。

風味がこれほど重要視された時代はいまだかつてなく、将来もそうあり続けることは間違いない（現代の美味を知りながら時計を過去に戻したい人がいるだろうか？）しかし、この流れが最終的にどこに向かうかは誰にもわからない。風味の好みは時代の流れとともに変化していく。わたしが中世の料理をそのまま現代のあなたに出したら、きっとそれは口が曲がるほど甘く、シナモンやクローブがききすぎていると感じられ、チョーサーの頃の英語のように奇妙なものと思うはずだ。同様に、今から数世代が過ぎ、わたしたちの子孫が現在のわたしたちの料理を振り返れば、やはり変な味だと感じることはほぼ間違いない。

それでも――短期的には――自信を持っていくつかの予想はつけられる。多文化社会は今後もますます広がりを見せ、各国料理の融合が進むだろう。ニューヨークのハイドパークにあるカリナリー・インスティチュート・オブ・アメリカ（CIA）を訪問したとき、わたしは料理人類学者のウィラ・チェンと《アップルパイ・ベーカリー・カフェ》でコーヒーを飲んだ。そこは典型的なアメリカ式の朝食と昼食を出すカフェで、ペストリー、サンドイッチ、スープ、サラダがメニューにならぶ。人類学を教えるチェンは伝統的な中華料理のシェフでもあり、異文化間の影響を受け入れる能力が高い。チェンは、本日のスペシャル料理のひとつ、チキンヌードルスープを指さした。ごく普通のレシピ――と思いきや、具材は日本のうどん、白菜、香菜、ネギだった。「ここは《アップルパイ・カフェ》という名前ですから、アップルパイと同じくらいアメリカンなはずです」とチェン。「でも、メニューにはアジア風のチキンヌードルスープがあります」

また、人口の高齢化が進むにしたがい、高齢者の味覚の減退をおぎなうために味付けを濃くする必要が生じると考えられる。そのための手段としては、塩分やうま味成分のグルタミン酸ナトリウム（MSG）を増やすほか、辛味ソースをもっとスパイシーにして衰えた感覚を刺激する方法もあるだろう。また、年齢による変化をもっとピンポイントで予測できるようになるかもしれない。フレーバー会社FONAの研究副主任ボブ・ソベルは、加齢によって認識しづらくなる風味分子があるのかを調べているところだという。たとえば、加齢によって硫黄系のチオールへの反応が過敏になったり、果物系のエステルに対して鈍麻したりするのならば、高齢者に特化した調味料とは、エステルを増やし、チオールを減らしたものにすればよい。「音量全体をあげるのではなく、個々の周波数を調整するのです」とソベルは言う。

最後にもうひとつ。新しい食材が登場すれば、おのずと新しい風味がレパートリーに加わっていくものだ。すでに、おいしくて安価、しかも持続可能なタンパク源として、昆虫が話題になっている。このまま世界の人口が増え続ければ、昆虫のメニューがもっと増えていくことは十分考えられる。今は食欲をそそられない人が大部分だと思うが、トマトが初めて新大陸からルネサンス期のイタリアにもたらされたとき、相当に疑いの目で眺められたことを忘れてはなるまい。その後どうなったかは、見てのとおりである。もし昆虫食――タイやメキシコなど、常食として定着している国や地域もある――が料理の主流のひとつになる日が来るのであれば、まずは最初の抵抗感をなくすため、食べ慣れた調味料で味付けされるのは間違いない。

未来の食生活がどうなるかはさておき、わたしたちは日々の風味体験からもっと多くを学ぶことができる。風味に関する技能を意識的に高めようとする人はまだまだ少ない。ぼんやりとした曖昧な感覚のまま過ごしてしまうことも多い。たしかに、おいしいチョコレートケーキとまずいチョコレートケーキの違いはわかるし、一月に食べるモモよりも七月のモモの味のほうがずっといいのも認識できる。しかし、七月のモモにはココナッツの香りが潜み、その強い甘味が豊かな酸味と、少ない渋みと、あふれる果汁に裏打ちされているということまでわかってくれれば、わたしたちの世界はもっと豊かになるはずだ。

モモに潜むココナッツの香りや、ワイングラスから立ちのぼる納屋の香りをかぎ分ける能力など自分にはない、と言いたくなる人もいるだろう。そんなことができるのは生まれつき鋭敏な感覚をそなえている人であって、その他大勢にできるはずはないと考えても、たしかに無理はない。

しかし、ひとつだけ心にとどめておいてほしいメッセージが本書にあるとすれば、それは、ほとんどすべての人がもっと風味を楽しめるようになれるということだ。自分が味わっているものを正確に描写できなくてもかまわない。わたしたちは全員、なにかを頼りにでもしなければ風味の名称を特定することはむずかしい。しかし、このワインの味とあのワインの味が違うとわかるなら、あるいはリンゴのガラとレッドデリシャスの味、ラズベリーとイチゴの味は異なるとわかるなら、気にする必要はない。基本的な感覚はそろっている。あとは練習と意識の問題だ。

この点で、一部の文化はほとんどの英語圏の社会よりも先に進んでいる。フランスの小学生の場合、昼食は学科のひとつであり、伝統的な食への理解を深める授業でもある。スローフード運動も同じように、母国の味をふくめ、さまざまな文化の「味覚教育」をおこなうことを目的のひとつにしている。そうした訓練によって、誰もが風味に対する認識を高めていけると考えているのである。

専門家にしても、最初から高度な知覚をそなえているとはかぎらない。高名なワイン評論家たちは、知覚力の検査に積極的に参加しようとはしない。標準以下のテイスターだという焼き印を押されるかもしれない危険をいったい誰が好んでおかす？ しかし、判断材料はわずかではあるものの、彼らは特別ではない。たとえば、ニュージーランドの研究者たちが一一名のワインの専門家――ワイン生産者、ワイン販売者、ワインの審査員、加えてワインの研究者――と、一一名の一般市民の嗅覚閾値を調べたところ、ふたつのグループのあいだに差は認められなかった[5]（ワインの専門家は、一般人に比べて生まれつき苦味を強く感じるスーパーテイスターである割合が若干高かったが[6]、それが専門的な利点になっているかどうかはわかっていない）。つまり、驚異のワインテイスターは作られるのであって、生まれるのではない。

プロのフレーバリストにも同じことがいえる。「それは練習とやる気の問題です」と、長年フレーバリストとして過ごしてきた人が、自分の仕事についてそう語ってくれた。「わたしは、自分が上位一パーセントに入るテイスターだとは言いません。そういった尺度が最重要な資格だとは思わない。きちんとできるようになるのに、上位一パーセントである必要はないのです」。風味知覚を向上させたいと願うアマチュア軍団にとって、元気の出る言葉ではないか。

さて、あなたが軍団の一員なら、前に進むためには、たとえば次のようにはじめてみることを提案したい。今度あなたがリンゴを食べるとき、本書で読んだことも電子メールのチェックも忘れてほしい。そのかわり、自分が味わっているものに集中すること。すべての感覚をそこに動員しよう。このリンゴはどれほど甘い？　どれほどすっぱい？　皮に苦味はある？　リンゴの果実特有の芳香は豊か？　それとも少ない？　最後に——これがもっとも重要——このリンゴがどれくらい好きか、自分自身に尋ねてみること。自分の感覚を数字であらわすのもいいだろう。たとえば、それぞれの点数を〇から一〇にしてみるとか。なにかを精確に定量化するよりも、単純に結晶化するにしくはない。

こうした熟考や点数化に、最初は少しとまどうかもしれない。少々自意識過剰になり、虚栄心が頭をもたげ、誰かに伝えるのではなく自分の頭の中で考えているだけにもかかわらず、風味体験を言葉であらわすのにかなり苦労するだろう。わたしもそうだった。しかし練習を重ねるうちにだんだん慣れていき、やがて甘さの微妙な濃淡や、マッキントッシュ［往年のスコッチウイスキー］にふくまれる華やかな果実香とリンゴのふじのやさしい甘味を比較できるようになる。しばらくすると、ほのかな風味の存在に気がつく。これはバナナの足跡、これはナシの気配、というふうに。

こうした分析方法を、リンゴからほかの食べ物に広げていけばいい。なにを食べるにしろ、ゆっくりと時間をかけて、意識をしっかり集中させる。シチューに使われたハーブやスパイスがわかるかどうか、タマネギを炒めてからほかの具材とあわせているかどうか。大急ぎでビッグマックにかじりつくときも、一瞬だけ間を置いて味わってみよう。大勢の熟練したフレーバリストが長い時間と労力を傾けてビッグマックのスペシャルソースを作っている。バンズの上にちりばめるゴマの数も、誰かがこれだと決めたものだ。彼らの選択に同意できるか、ぜひ考えてみてほしい。

もちろん、わたしは四六時中こうやって食べているわけではない。あるときは忘れている。また別のときは、どうもそんな気分にならなくて、なにも考えずに昔と同じようにがつがつ食べる。それでも、なるべく注意を集中して、意識しながら食べる回数を増やすようにしており、少しずつではあるが、風味の世界がわかってきた。努力すればするほど、食べ物の微妙な味わいに気がつくようになる。風味を描写する語彙が増えれば増えるほど、味わっているものを的確に表現できるようになる。

プロのフレーバリストの場合は、いうまでもなく、注意を集中するのが第二の天性になっている。世界最大の香料メーカー、ジボダン社を訪問したとき、複数の研究者が、自分たちの大半はなにかを口に入れる前にかならず一瞬においをかいでしまう、と話してくれた。ときどき、その習慣のためにパーティーで少々間が悪い思いをすることがあるという。「聞かれるんですよ、『料理がなにかおかしいですか?』ってね」と、あるフレーバリストは自嘲気味に述べた(彼らの経験に基づけば、おそらくある種の社交の場では風味の探究をすべきかどうかはよく考えたほうがいいようだ)。

ワインの複雑な香りを把握するのにも、練習がなにより大切だ。テイスティングの基本的なポイント——色、ボディ(ボリューム感)、渋み、酸味、甘味——に関しては、ワイン本をなにか一冊読めばわかるだろうと思う。もっと微妙な風味——アニスやラズベリー、タバコの香りなど——を学ぶには、あまり生真面目にならず、楽しみながらやるほうがいい。まず、安い赤ワインを買い、六つの瓶に注ぎ分ける。そして、イチゴ数粒、プラム一切れ、ブラックベリー数粒などをつぶし、さきほどの瓶に別々に入れて「香りの基準」を作成する。あとは順番を決めずに適当に瓶を選び、においをかいだだけで追加したものの香りがわかるかどうかを確かめていく（近所のワインショップで、この練習に使えるもっとも平板で無個性のワインはどれかと尋ねたところ、店主はすごくおもしろがった）。これは、カリフォルニア大学デーヴィス校のワインの専門家たちが、ワインの香りを評価するテイスティング・パネルを訓練するときの方法だ。

また、普通にフレーバーホイールなどのカンニングペーパーを利用するのも、おおいに役立つ。最近はインターネット上で、ワインやビール、スコッチウイスキーから、チーズやチョコレート、コーヒーまで、ありとあらゆるフレーバーホイールが手に入る（リンゴ用まであった！）。自分の大好物でなにか見つかるかどうか、探してみてほしい。可能性のある風味を選べるリストが手元にあれば、風味はわかるがどうしてもその名前が出てこないという、よくあるもどかしさを回避することができる。

わたしは今、言葉が出てこないときに引っぱり出せるよう、ワイン用のカンニングペーパーを小さくたたんで財布にしのばせている（しかし友人と一緒のときは、自分の強迫観念を抑えるようにしている）。つい先週のこと、カリフォルニアのジンファンデルを飲んだとき、風変わりだがよく知っている香りに気がついた。それがなんなのか、すぐに名前は出てこなかったが、カンニングペーパーを見たとたんに納得がいった。馬の汗である（実際のところ、字面から受ける感じよりも味はずっといい）。わたしは、自分がその香りに気づいたことに驚いた。それまでかぎ分けられたためしがなかったからである。けれどカンニングペーパーのおかげで自信がついた。

もちろん、少々の自信があろうと間違える可能性はつねにある。けれどあまり後ろ向きに考えないようにしている。覚えておられるだろうか、プロの調香師やフレーバリストさえ、複合的な香りからは三つか四つしか精確にかぎ分けられないのだ。つまり、ワインのような複雑な香りの場合、専門家もしょっちゅう判断ミスをするということになる（同じワインに対するふたりの専門家の評価がまったく異なっている場合……まあ、そういうことだ）。だから、精確さはあまり問題ではない。重要なのは、表現しようとする努力が意識の集中につながり、意識の集中が風味体験の豊かさにつながってゆくことだ。事実、わたしは急がなくなったと思う。食事はたんに食べるための行為ではなく、味わうための時間になった。

この世は知られざる風味の世界に満ちている。そして、わたしたちが楽しむのを今も待ってくれている。

謝辞

一冊の本を書くのに、これほど多くの人々からこれほど多くの助力を得る必要があるとは、予想だにしなかった。一〇〇名以上もの科学者やフレーバー専門家が、わたしに風味の手ほどきをするために快く時間と知識をさいてくれた。ここにお名前をあげたのはごく一部にすぎないが、名前のあるなしにかかわらず、あらゆる人が大なり小なり、わたしの理解を形成する助けとなった。すべての方々にお礼を申し上げる――一歩ずつ進んでいく過程はとても楽しく、驚きに満ちていた。

以下の方々に特別な感謝を捧げる。レスリー・スタインのモネル化学感覚センターへの訪問の手配のおかげで、ジョエル・メインランドとダニエル・リードにわたしのゲノムを解析してもらったほか、知覚検査のパネル調査に参加することができた。また、ギャリー・ボーシャンがわたしの味覚をノックアウトしてくれた。フロリダのリンダ・バートシャックはわたしの舌を調べ、味覚に関する豊かな知識を分け与えてくれた。リチャード・ドーティはわたしの嗅覚検査をおこない、ペンシルベニア大学の彼の味覚障害外来への訪問を許可してくれた。パトリシア・イェーガーは症例報告として自分の経験を載せることを快く許可してくれた。アンドレアス・ケラーは土曜日の大半を費やして彼の研究室を案内し、嗅覚について話してくれた。ＦＯＮＡインターナショナルでは、ボブ・ソベルらのフレーバリストたちと数日間を、またジボダン社では、ブライアン・マリンらのフレーバリストたちと一日を過ごすことができた。取材の準備をととのえてくれたFONA社のトレイシー・セサリオ、ジボダン社のジェフ・ペペットに感謝する。わたしが消費者味覚パネル調査に参加する手筈をととのえてくれたのは、アルバータ・アグリカルチャーのニコル・ゴデットである。ノーザンアルバータ工科大学のメイナード・コルスコグは彼の研究用キッチンで、わたしと一緒に不思議な料理に挑戦してくれた。クリス・ロスとジョナサン・ゼアフォスはカリナリー・インスティチュート・オブ・アメリカで、おいしい食事と風味の関係について話してくれた。わたしを受け入れてくださった皆さんに、厚くお礼申し上げる。

通常の取材の範囲を超えた電話に対応してくれた、サネ・ブーズヴェルト、ジョン・ヘイズ、マイケル・ネストラッド、チャールズ・スペンス、ダナ・スモール、マイク・トロウート、キャロル・ワグスタッフ、ヴァンス・ウィテカーに感謝する。

セバスチャン・アーナート、ブルース・ブライアント、トレイシー・セサリオ、リチャード・ドーティ、ハリー・クレー、ダレン・ローガン、ジョエル・メインランド、リチャード・マッテス、フロリアン・ピネル、チャールズ・スペンス、レスリー・スタイン、マイク・トロウート、キャロル・ワグスタッフ、ヴァンス・ウィテカー、パトリシア・イェーガー、ジョナサン・ゼアフォスは、内容が正確に伝わるように、該当する章や箇所を通読してくれた。なんらかの間違いがあった場合は、すべて著者の責任である。

ペンシルベニア大学嗅覚識別テストの引用を許可してくれたリチャード・ドーティに、また、《ハウス・オブ・ウルフ》の多感覚の饗宴で供したメニューの掲載を許可してくれたキャロライン・ホブキンソンにお礼を申し上げる。

本書のアイデアを実現できたのも、内容を提案してくれたジャスティン・マリンズと、サイエンス・ファクトリーのわたしのエージェントであるピーター・タラックが企画書を書くように励まし、またとない出版社を見つけてくれたおかげである。ルイーザ・プリチャードが海外への版権販売に関してすばらしい仕事をしてくれた。

W・W・ノートンの編集者ジョン・グラスマンの多大の支援と優秀な編集に——そして、背後からの時宜を得たキックに感謝する。それがなければ、わたしはいまだにシェフや風味科学者にインタビューしていただろう！　また、イギリスのイーバリープレスの編集者であるエドワード・フォークナーとエレン・ジョーンズにも感謝する。ノートンのアレクサ・ピューとリディア・ブレンツは、新人のわたしの質問に辛抱強く答え、物事が滞らないよう全体の目配りをしてくれた。レベッカ・ホミスキとルイーズ・マタレリアーノは、注意深く草稿に目をとおしてくれた。ニーナ・フナトフの細心の原稿整理と編集技術は驚嘆に値する。わたしは自分も細かいほうだと考えていたが、ニーナはレベルの違いを見せつけた。校正担当のスーザン・グロークは草稿全体を確認し、誤植などのない完成稿に仕上げてくれた。すてきなカバーデザインを描いてくれたチン・イー・ライと、洒落たレイアウトを考案してくれたクレス・ウェルチに心より感謝する。

個人的な支援を受けなければ、本書を完成できなかっただろう。ジョエル・シャーキン、デイヴィッド・クアメン、エドワード・シュトルジック、ジョン・アクロンは、執筆のコツを伝授してくれた。ゴードン・フォックスとキャシー・ホイットリーはフロリダで、マークとリサ・ホルムズはニュージャージーで宿を提供してくれた。『ニューサイエンティスト』誌の同僚たちは、わたしの一時的な不在を許してくれた。多くの友人が正気を保つ助けをしてくれたが、とくにエドワード・シュトルジック、ジムとカリン・スチュワート、アラン・ナーサル、ハイジ・ツヴィッケルに感謝する。近隣の皆さん、とくに隣に住むトニーとワンダは、長年手入れを怠ってきたわが家の芝生に耐えてくれている。

最後に、大切な家族にお礼を述べたい。幼い頃から変わった風味をたくさん食べさせてくれた両親のジョンとキャスリーン・ホルムズは、つねにわたしを応援してくれた。そしてなによりも、妻デブ・ムーンと息子ベンの支援と愛に、また、数々の風味の実験のためにその身を捧げてくれたネズミたちに感謝を捧げる。

訳者あとがき

人はみな、おいしいものに目がありません。おいしいものを食べたり飲んだりして満ち足りた記憶は、きっと誰にでもあるでしょう。ふだんの食事、ハレの日のご馳走、記念日のお祝い、ちょっとした贅沢、仲間とのパーティー、旅行先で舌鼓を打った郷土料理や名物、あるいは昔からの大好物など、自分の人生を彩ってきた数々の美味――あなたなら、なにを「おいしさの記憶」にあげるでしょう？　わたしでしたら、子供時代に母が作ってくれた挽肉とニンジンの甘辛炒め、父が連れていってくれた洋食屋さんのコーンスープ、お正月に欠かせない納豆餅、真夏に飲んだコーラフロート、初めて食べた生クリームのケーキなどが、忘れられないおいしさとして真っ先に心に浮かんできます。そして、これまで口にしてきたあれこれを思い返せば、まさに「あれもこれも」と数えあげれば切りがない状態になり、幸福だったのだなあとしみじみ思います。

もちろん、人それぞれに食の歴史があり、好き嫌いがあり、また、状況によってもおいしさの度合いは異なります。そして、わたしたちの「ああ、おいしかった」という満足感や、「これはパス」という苦手意識の基盤のひとつとなっているのが、風味です。では、その風味を形作っているものはなんなのか？　それをわかりやすく、多角的に論じたのが本書『風味は不思議――多感覚と「おいしい」の科学』(*Flavour: The Science of Our Most Neglected Sense*, W. W. Norton & Company, New York, 2017) です。

カナダ人の著者ボブ・ホルムズは進化生物学者で、現在は科学ジャーナリストとして活躍しています。スローフードカナダのメンバーでもあり(スローフードはファストフードに対抗して生まれた概念で、地域の伝統的な食文化や食材の保護、環境に配慮した農法の推進、食育などを目標に掲げており、本書の終章でその活動の一端が紹介されています)、熱心な料理愛好家です。食べることが大好き、料理が大好き、ワインが大好き、でも専門家ではない科学者が「風味とは、おいしさとは、個人の好き嫌いとは、いったいなんなのだろう?」という素朴な疑問を胸に、風味の世界の探求に乗り出します。

著者は非常に好奇心旺盛で、自分でためしてみないと気がすまない性格のようです。味覚(甘味、塩味、酸味、苦味、うまみ)の項では実際に主要な味覚を薬剤で一時的に消してみたり、自分の遺伝子を解析してもらったり、嗅覚の項では嗅覚検査をしてみたり、辛味の項では各種のトウガラシを食べてみたりしながら、それぞれの感覚の基本や研究の最前線に迫ります。また、視覚、聴覚、触覚、さらには期待感や思いこみなどによって、いかに風味知覚が左右されるかを、ユーモアあふれる筆致で解き明かしていきます。実際、わたしたちのあらゆる感覚、心理、周囲の環境がどれほど風味知覚に影響するかを述べる箇所は、本書の読みどころのひとつで、家庭料理であれ、外食であれ、ポテトチップスをかじるときであれ、ワインを飲むときであれ、わたしたちが感じている「風味」は多種多様な情報入力によって形成されているのだと──いわば台本・役者・演出・衣裳・装置・音響・照明などが一体となった、総合芸術のようなものだと納得できるでしょう。しかも、わたしたち（の脳）はとてもだまされやすいのです。遊び心満載の研究者たちの着眼点のおもしろさには、思わず笑ってしまうに違いありません。

さらに著者は、人間の生理的感覚だけでなく、人工香料の分野、科学技術を駆使する分子ガストロノミー料理、もっと前衛的な純粋化学物質のみで料理を作る調理法、コンピュータが作成するレシピなどにも目を向けます。また、トマトとイチゴなどを例に、作物の風味のよさと収穫量の両立をはかる取り組みなども紹介します。そして、わたしたちが何気なく味わっている「風味」を深く知るにはどうすればよいのかを指南します。

科学者らしい明晰な視線をそなえた著者に案内されて風味の世界をたどっていくうちに、風味と科学はよくも悪くも表裏一体であり、風味はわたしたちの相棒であり、時代とともに移り変わっていくものであり、どのような風味を求めるかはわたしたち一人ひとりの肩にかかっているのだと、自然に納得できるでしょう。随所にちりばめられた進化生物学者らしい視点も、本書の魅力のひとつです。人間も動植物も進化の終点にいるのではなく、まだ進化の途上にいるのだという記述には、はっとさせられます。おそらく、どの生物よりも多様かつ複雑に風味を知覚するヒトという種であるわたしたち。風味を知れば世界はもっと豊かになるという著者の呼びかけに、ふと、生物が歩んできた、そしてこれからも歩む長い道のりが思われたりするのです。これから先も、さまざまな風味を楽しみながら追求できる未来でありますように、と願わずにはいられません。

訳出にあたっては多くの方々のご協力を得ました。金沢医科大学先端医療研究領域・糖化制御研究分野教授の竹内正義先生は、メイラード反応についてご教示くださいました。同大学麻酔学教室秘書の平村瑞代さんは快く文献収集の労をとってくださいました。原書房の中村剛さんには、翻訳の段階から校正まで、ひとかたならぬお世話になりました。この場をお借りして、すべての皆様に厚くお礼申し上げます。

二〇一八年三月

堤　理華

注

序章

1 Richard Wrangham, *Catching Fire: How Cooking Made Us Human* (New York: Basic Books, 2009): 105-127. ［リチャード・ランガム『火の賜物――ヒトは料理で進化した』依田卓巳訳，NTT 出版，2010年］

2 Paul W. Sherman and Jennifer Billing, "Darwinian Gastronomy: Why We Use Spices," *BioScience* 49 (1999): 453-463.

3 Gordon M. Shepherd, "Neuroenology: How the Brain Creates the Taste of Wine," *Flavour* 4 (2015): 19, doi:10.1186/s13411-014-0030-9.

4 Paul Rozin and Michael Siegal, "Vegemite as a Marker of National Identity," *Gastronomica* 3, no. 4 (2003): 63-67.

5 J. Westenhoefer and V. Pudel, "Pleasure from Food: Importance for Food Choice and Consequences of Deliberate Restriction," *Appetite* 20 (1993): 246.

6 Paul Rozin, "'Taste-Smell Confusions' and the Duality of the Olfactory Sense," *Perception and Psychophysics* 31 (1982): 397-401.

7 Maureen Dowd, "'I'm President,' So No More Broccoli!" *New York Times*, March 23, 1990, http://www.nytimes.com/1990/03/23/us/i-m-president-so-no-more-broccoli.html.

第１章　ブロッコリーとトニック――味覚

1 Linda M. Bartoshuk, Valerie B. Duffy, and Inglis J. Miller, "PTC/PROP Tasting: Anatomy, Psychophysics, and Sex Effects," *Physiology & Behavior* 56 (1994): 1165-1171.

2 Alexander A. Bachmanov et al., "Genetics of Taste Receptors," *Current Pharmaceutical Design* 20 (2014): 2669-2683.

3 Wei Hong and Huabin Zhao, "Vampire Bats Exhibit Evolutionary Reduction of Bitter Taste Receptor Genes Common to Other Bats," *Proceedings of the Royal Society B* (2014), doi:10.1098/rspb.2014.1079.

4 Wolfgang Meyerhof et al., "The Molecular Receptive Ranges of Human TAS2R Bitter Taste Receptors," *Chemical Senses* 35 (2010): 157-170.

5 Robert Ho Man Kwok, "Chinese-Restaurant Syndrome," *New England Journal of Medicine* 278 (1968): 796.

6 中華料理店症候群の歴史については，次の資料にくわしい。Ian Mosby, "'That Won-Ton Soup Headache': The Chinese Restaurant Syndrome, MSG and the Making of American Food, 1968-1980," *Social History of Medicine* (2009): 133-151, doi:10.1093/shm/hkn098.

7 前掲書，7.

8 L. Tarasoff and M. F. Kelly, "Monosodium L-Glutamate: A Double-Blind Study and Review," *Food and Chemical Toxicology* 31 (1993): 1019-1035.
9 前掲書
10 氏名不詳, "The Inventor of Saccharine," *Scientific American*, July 17, 1886, 36.
11 Deborah Jean Warner, *Sweet Stuff: An American History of Sweeteners from Sugar to Sucralose* (Lanham, MD: Rowman & Littlefield, 2011), 195, accessed via Google Books, March 29, 2016.
12 Robert H. Mazur, "Discovery of Aspartame," in Lewis D. Stegink and L. J. Filer, Jr., eds., *Aspartame: Physiology and Biochemistry* (New York: Marcel Dekker, 1984), 4.
13 Burkhard Bilger, "The Search for Sweet," *The New Yorker*, May 22, 2006, 40.
14 Daniel Engber, "The Quest for a Natural Sugar Substitute," *New York Times Magazine*, January 1, 2014, http://www.nytimes.com/2014/01/05/magazine/the-quest-for-a-natural-sugar-substitute.html.
15 Paul A. S. Breslin and Alan C. Spector, "Mammalian Taste Perception," *Current Biology* 18 (2008): R153.
16 Engber, "Quest for a Natural Sugar."
17 前掲書
18 S. L. Drake and M. A. Drake, "Comparison of Salty Taste and Time Intensity of Sea and Land Salts from around the World," *Journal of Sensory Studies* 26 (2010): 25.
19 Marjorie Ellin Doyle and Kathleen A. Glass, "Sodium Reduction and Its Effect on Food Safety, Food Quality, and Human Health," *Comprehensive Reviews in Food Science and Food Safety* 9 (2010): 44-56.
20 前掲書, 45.
21 Tassyana Vieira Marques Freire et al., "Salting Potency and Time-Intensity Profile of Microparticulated Sodium Chloride in Shoestring Potatoes," *Journal of Sensory Studies* 30 (2015): 1-9.
22 Adam A. Clark, Stephen B. Liggett, and Steven D. Munger, "Extraoral Bitter Taste Receptors as Mediators of Off-Target Drug Effects," *FASEB Journal* 26 (2012): 4827-4831.
23 Robert J. Lee and Noam A. Cohen, "The Emerging Role of the Bitter Taste Receptor T2R38 in Upper Respiratory Infection and Chronic Rhinosinusitis," *American Journal of Rhinology and Allergy* 27 (2013): 283-286.
24 Robin M. Tucker, Richard D. Mattes, and Cordelia A. Running, "Mechanisms and Effects of 'Fat Taste' in Humans," *BioFactors* 40 (2014): 313-326.
25 Cordelia A. Running, Bruce A. Craig, and Richard D. Mattes, "Oleogustus: The Unique Taste of Fat," *Chemical Senses* 40 (2015), 507-516.
26 前掲書
27 Michael G. Tordoff et al., "T1R3: A Human Calcium Taste Receptor," *Scientific Reports* 2 (2012): 496, doi:10.1038/srep00496.
28 Jayaram Chandrashekar et al., "The Taste of Carbonation," *Science* 326 (2009):

443-445.
29 Breslin and Spector, "Mammalian Taste Perception," R149.
30 Motonaka Kuroda and Naohiro Miyamura, "Mechanism of the Perception of 'Kokumi' Substances and the Sensory Characteristics of the 'Kokumi' Peptide, Gamma-Glu-Val-Gly," *Flavour* 4 (2015): 11, doi:10.1186/2044-7248-4-11.
31 Russell S. J. Keast and Paul A. S. Breslin, "An Overview of Binary Taste-Taste Interactions," *Food Quality and Preference* 14 (2002): 117.
32 Bernd Bufe et al., "The Molecular Basis of Individual Differences in Phenylthiocarbamide and Propylthiouracil Bitterness Perception," *Current Biology* 15 (2005): 322-327.
33 Bartoshuk, Duffy, and Miller, "PTC/PROP Tasting."
34 たとえば，John E. Hayes and Valerie B. Duffy, "Revisiting Sugar-Fat Mixtures: Sweetness and Creaminess Vary with Phenotypic Markers of Oral Sensation," *Chemical Senses* 32 (2007): 225-236.
35 たとえば，Mary E. Fischer et al., "Factors Related to Fungiform Papillae Density: The Beaver Dam Offspring Study," *Chemical Senses* 38 (2013): 669-677; Nicole L. Garneau et al., "Crowdsourcing Taste Research: Genetic and Phenotypic Predictors of Bitter Taste Perception as a Model," *Frontiers in Integrative Neuroscience* 8 (2014): 33, doi:10.3389/fnint.2014.00033.
36 Melania Melis et al., "The Gustin (CA6) Gene Polymorphism, rs2274333 (A/G) as a Mechanistic Link between PROP Tasting and Fungiform Taste Papilla Density and Maintenance," *PLoS One* 8 (2013): e74151, doi:10.1371/journal.pone.0074151.
37 Alexey A. Fushan et al., "Allelic Polymorphism within the TAS1R3 Promoter Is Associated with Human Taste Sensitivity to Sucrose," *Current Biology* 19 (2009): 1288-1293.
38 Natalia V. Ullrich et al., "PROP Taster Status and Self-Perceived Food Adventurousness Influence Food Preferences," *Journal of the American Dietetic Association* 104 (2004): 543-549.

第2章　ボトルから飲むビール――嗅覚

1 この点に関してもっともくわしい説明は次の資料を参照されたい。Luca Turin, *The Secret of Scent: Adventures in Perfume and the Science of Smell* (London: Faber and Faber, 2006).［ルカ・トゥリン『香りの愉しみ，匂いの秘密』山下篤子訳，河出書房新社，2008年］
2 この秀逸な比喩は残念ながらわたしの創作ではない。最初に知ったのは「the Food Sommelier」のウェブサイトである。http://www.foodsommelier.com/sensory_reality/.
3 Linda Buck and Richard Axel, "A Novel Multigene Family May Encode Odorant Receptors: A Molecular Basis for Odor Recognition," *Cell* 65 (1991): 183.

4 この段落はエイヴリー・ギルバートの著作による。Avery Gilbert, *What the Nose Knows: The Science of Scent in Everyday Life* (New York: Crown, 2008):2-4.[エイヴリー・ギルバート『匂いの人類学――鼻は知っている』勅使河原まゆみ訳，ランダムハウス講談社，2009年]

5 Tsviya Olender et al., "Personal Receptor Repertoires: Olfaction as a Model," *BMC Genomics* 13 (2012): 414, doi:10.1186/1471-2164-13-414.

6 Ester Feldmesser et al., "Widespread Ectopic Expression of Olfactory Receptor Genes," *BMC Genomics* 7 (2006): 121, doi:10.1186/1471-2164-7-121.

7 E. Le Berre et al., "Just Noticeable Differences in Component Concentrations Modify the Odor Quality of a Blending Mixture," *Chemical Senses* 33 (2008), 389-395.

8 C. Masanetz, H. Guth, and W. Grosch, "Fishy and Hay-like Off-flavours of Dry Spinach," *Zeitschrift für Lebensmitteluntersuchung und-Forschung A* 206 (1998): 108-113.

9 C. Bushdid et al., "Humans Can Discriminate More Than 1 Trillion Olfactory Stimuli," *Science* 243 (2014): 1370-1372.

10 Richard C. Gerkin and Jason B. Castro, "The Number of Olfactory Stimuli That Humans Can Discriminate Is Still Unknown," *eLife* 4 (2015): e08127, doi:10.7554/eLife.08127.

11 Gordon M. Shepherd, *Neurogastronomy* (New York: Columbia University Press, 2012).［ゴードン・M・シェファード『美味しさの脳科学』小松淳子訳，インターシフト，2014年］

12 Yaara Yeshurun and Noam Sobel, "An Odor Is Not Worth a Thousand Words: From Multidimensional Odors to Unidimensional Odor Objects," *Annual Review of Psychology* 61 (2010): 226.

13 この同僚はノースウェスタン大学のジェイ・ゴットフリードである。Greg Miller, "What's Up with That: Why Are Smells So Difficult to Describe in Words?" *Wired*, November 11, 2014, http://www.wired.com/2014/11/whats-up-with-that-smells-language/.

14 ここはAsifa MajidとNiclas Burenhultから引用した。"Odors Are Expressible in Language, as Long as You Speak the Right Language," *Cognition* 130 (2014): 266-270.

15 前掲書

16 Wendy V. Parr, David Heatherbell, and K. Geoffrey White, "Demystifying Wine Expertise: Olfactory Threshold, Perceptual Skill and Semantic Memory in Expert and Novice Wine Judges," *Chemical Senses* 27 (2002): 747-755.

17 D. G. Laing and G. W. Francis, "The Capacity of Humans to Identify Odors in Mixtures," *Physiology & Behavior* 46 (1989): 809-814.

18 Anthony Jinks and David G. Laing, "A Limit in the Processing of Components in Odour Mixtures," *Perception* 28 (1999): 395-404.

19 Stanley Finger, *Origins of Neuroscience: A History of Explorations into Brain Function*

（Oxford, UK: Oxford University Press, 2001）, 178.
20 Constance Classen, David Howes, and Anthony Synnott, *Aroma: The Cultural History of Smell*（London: Routledge, 1994）, 100-101.［コンスタンス・クラッセンほか『アローマ——匂いの文化史』時田正博訳，筑摩書房，1997年］
21 前掲書，102-104.
22 Jess Porter et al., "Mechanisms of Scent-Tracking in Humans," *Nature Neuroscience* 10（2007）: 27-29.
23 Lee Sela and Noam Sobel, "Human Olfaction: A Constant State of Change-Blindness," *Experimental Brain Research* 205（2010）: 13-29.
24 Idan Frumin et al., "A Social Chemosignaling Function for Human Handshaking," *eLife* 4（2015）: e05154, doi:10.7554/eLife.05154.
25 Catherine de Lange, "After Handshakes, We Sniff People's Scent on Our Hand," *New Scientist*, March 3, 2015, https://www.newscientist.com/article/dn27070-after-handshakes-we-sniff-peoples-scent-on-our-hand/.
26 Daniel J. Simons and Daniel T. Levin, "Failure to Detect Changes to People During a Real-World Interaction," *Psychonomic Bulletin and Review* 5（1998）: 644-649.
27 Sela and Sobel, "Human Olfaction."
28 Rui Ni et al., "Optimal Directional Volatile Transport in Retronasal Olfaction," *Proceedings of the National Academy of Sciences* 112（2015）: 14700-14704.
29 Shepherd, *Neurogastronomy*, 19-27.［ゴードン・M・シェファード『美味しさの脳科学』小松淳子訳，インターシフト，2014年］
30 Viola Bojanowski and Thomas Hummel, "Retronasal Perception of Odors," *Physiology & Behavior* 107（2012）: 484-487.
31 Noam Sobel et al., "The World Smells Different to Each Nostril," *Nature* 402（1999）: 35.
32 Joel D. Mainland et al., "The Missense of Smell: Functional Variability in the Human Odorant Receptor Repertoire," *Nature Neuroscience* 17（2014）: 114-120.
33 Charles J. Wysocki and Gary K. Beauchamp, "Ability to Smell Androstenone Is Genetically Determined," *Proceedings of the National Academy of Sciences* 81（1984）, 4899-4902.
34 Andreas Keller et al., "An Olfactory Demography of a Diverse Metropolitan Population," *BMC Neuroscience* 13（2012）: 122, doi:10.1186/1471-2202-13-122.
35 たとえば，Parr, Heatherbell, and White, "Demystifying Wine Expertise."
36 David E. Hornung et al., "Effect of Nasal Dilators on Nasal Structures, Sniffing Strategies, and Olfactory Ability," *Rhinology* 39（2001）: 84-87.
37 Ifat Keydar et al., "General Olfactory Sensitivity Database（GOSdb）: Candidate Genes and Their Genomic Variations," *Human Mutation* 34（2012）: 32-41.
38 引用は，Marcia Levin Pelchat et al., "Excretion and Perception of a Characteristic Odor in Urine after Asparagus Ingestion: A Psychophysical and Genetic Study," *Chemical Senses* 36（2011）: 9-17.

39 M. Lison, S. H. Blondheim, and R. N. Melmed, "A Polymorphism of the Ability to Smell Urinary Metabolites of Asparagus," *British Medical Journal* 281 (1980): 20-27.

40 Nicholas Eriksson et al., "Web-Based, Participant-Driven Studies Yield Novel Genetic Associations for Common Traits," *PLoS Genetics* 6 (2010): e1000993, doi:10.1371/journal.pgen.1000993.

41 Marcia Pelchat et al., "Excretion and Perception of a Characteristic Odor in Urine after Asparagus Ingestion: A Psychophysical and Genetic Study," *Chemical Senses* 36 (2010): 9-17.

42 Nicholas Eriksson et al., "A Genetic Variant near Olfactory Receptor Genes Influences Cilantro Preference," *Flavour* 1 (2012): 22, doi:10.1186/2044-7248-1-22.

43 Gilbert, *What the Nose Knows*: 155-163.［エイヴリー・ギルバート『匂いの人類学——鼻は知っている』勅使河原まゆみ訳，ランダムハウス講談社，2009年］

44 Andreas Dunkel et al., "Nature's Chemical Signatures in Human Olfaction: A Foodborne Perspective for Future Biotechnology," *Angewandte Reviews* 53 (2014): 7124-7143.

第3章　「痛い」はおいしい——痛覚・触覚

1 Michael J. Caterina et al., "The Capsaicin Receptor: A Heat-Activated Ion Channel in the Pain Pathway," *Nature* 389 (1997): 816-824.

2 Catherine Peyrot des Gachons et al., "Unusual Pungency from Extra-Virgin Olive Oil Is Attributable to Restricted Spatial Expression of the Receptor of Oleocanthal," *Journal of Neuroscience* 31 (2011): 999-1009.

3 Pamela Dalton and Nadia Byrnes, "The Psychology of Chemesthesis: Why Would Anyone Want to Be in Pain?," in Shane T. McDonald, David Bolliet, and John Hayes, eds., *Chemesthesis: Chemical Touch in Food and Eating* (Chichester, UK: Wiley, 2016), 8-31.

4 Outi Tornwall et al., "Why Do Some Like It Hot? Genetic and Environmental Contributions to the Pleasantness of Oral Pungency," *Physiology & Behavior* 107 (2012): 381-389.

5 Paul Rozin and Deborah Schiller, "The Nature and Acquisition of a Preference for Chili Pepper by Humans," *Motivation and Emotion* 4 (1980): 77-101.

6 Nadia K. Byrnes and John E. Hayes, "Personality Factors Predict Spicy Food Liking and Intake," *Food Quality and Preference* 28 (2013): 213-221.

7 Nadia K. Byrnes and John E. Hayes, "Gender Differences in the Influence of Personality Traits on Spicy Food Liking and Intake," *Food Quality and Preference* 42 (2015): 12-19.

8 Nobuhiro Hagura, Harry Barber, and Patrick Haggard, "Food Vibrations: Asian Spice Sets Lips Trembling," *Proceedings of the Royal Society B* 280 (2013): 1680,

doi:10.1098/rspb.2013.1680.
9 Kristin A. Gerhold and Diana M. Bautista, "Molecular and Cellular Mechanisms of Trigeminal Chemosensation," *Annals of the New York Academy of Sciences* 1170 (2009): 184-189.
10 Mark Graber and Stephen Kelleher, "Side Effects of Acetazolamide: The Champagne Blues," *American Journal of Medicine* 84 (1988): 979-980.
11 Paul M. Wise et al., "The Influence of Bubbles on the Perception Carbonation Bite," *PLoS One* 8 (2013): e71488, doi:10.1371/journal.pone.0071488.
12 Catherine Peyrot des Gachons et al., "Opponency of Astringent and Fat Sensations," *Current Biology* 22 (2012): R829-R830.
13 Nicole Schöbel et al., "Astringency Is a Trigeminal Sensation That Involves the Activation of G Protein-Coupled Signaling by Phenolic Compounds," *Chemical Senses* 39 (2014): 471-487.

第4章　脳とワイン——聴覚・視覚・思考

1 Richard J. Stevenson, John Prescott, and Robert A. Boakes, "Confusing Tastes and Smells: How Odours Can Influence the Perception of Sweet and Sour Tastes," *Chemical Senses* 24 (1999): 627-635.
2 これらに関する解説は次の資料を参照されたい。Malika Auvray and Charles Spence, "The Multisensory Perception of Flavor," *Consciousness and Cognition* 17 (2008): 1016-1031.
3 Massimiliano Zampini and Charles Spence, "The Role of Auditory Cues in Modulating the Perceived Crispness and Staleness of Potato Chips," *Journal of Sensory Studies* 19 (2004): 347-363.
4 Klemens Michael Knöferle, "Acoustic Influences on Consumer Behavior: Empirical Studies on the Effects of In-Store Music and Product Sound," (PhD dissertation, University of St. Gallen, 2011), 36, http://www1.unisg.ch/www/edis.nsf/SysLkpByIdentifier/3964/$FILE/dis3964.pdf.
5 Charles Spence, Maya U. Shankar, and Heston Blumenthal, "'Sound Bites': Auditory Contributions to the Perception and Consumption of Food and Drink," in Francesca Bacci and David Melcher, eds., *Art and the Senses* (Oxford, UK: Oxford University Press, 2011), 225-226.
6 Alberto Gallace, Erica Boschin, and Charles Spence, "On the Taste of 'Bouba' and 'Kiki': An Exploration of Word-Food Associations in Neurologically Normal Participants," *Cognitive Neuroscience* 2 (2011): 34-46.
7 Eric Yorkston and Geeta Menon, "A Sound Idea: Phonetic Effects of Brand Names on Consumer Judgments," *Journal of Consumer Research* 31 (2004): 43-51.
8 この件に関しては次の資料にくわしい。Charles Spence and Betina Piqueras-Fiszman, *The Perfect Meal: The Multisensory Science of Food and Dining* (Chichester, UK: Wiley, 2014): 109-143.

9 J. A. Maga, "Influence of Color on Taste Thresholds," *Chemical Senses* 1 (1974): 115-119.

10 Gil Morrot, Frédéric Brochet, and Denis Dubourdieu, "The Color of Odors," *Brain and Language* 79 (2001): 309-320.

11 Carlos Velasco et al., "Assessing the Influence of the Multisensory Environment on the Whisky Drinking Experience," *Flavour* 2 (2013): 23, doi:10.1186/2044-7248-2-23.

12 Corinna Noel and Robin Dando, "The Effect of Emotional State on Taste Perception," *Appetite* 95 (2015): 89-95.

13 Dana M. Small et al., "Differential Neural Responses Evoked by Orthonasal versus Retronasal Odorant Perception in Humans," *Neuron* 47 (2005): 593-605.

14 Gordon M. Shepherd, *Neurogastronomy* (New York: Columbia University Press, 2012), ix (emphasis in original).［ゴードン・M・シェファード『美味しさの脳科学』小松淳子訳，インターシフト，2014年］

15 Ivan E. de Araujo et al., "Cognitive Modulation of Olfactory Processing," *Neuron* 46 (2005): 671-679.

16 Robert T. Hodgson, "An Examination of Judge Reliability at a Major U.S. Wine Competition," *Journal of Wine Economics* 3 (2008): 105-113.

17 Robert T. Hodgson, "An Analysis of the Concordance Among 13 U.S. Wine Competitions," *Journal of Wine Economics* 4 (2009): 1-9.

18 このアイデアは，コーネル大学のワイン研究者アナ・キャサリン・マンスフィールドから得た。

19 Robin Goldstein et al., "Do More Expensive Wines Taste Better? Evidence from a Large Sample of Blind Tastings," *Journal of Wine Economics* 3 (2008): 1-9.

20 Hilke Plassmann et al., "Marketing Actions Can Modulate Neural Representations of Experienced Pleasantness," *Proceedings of the National Academy of Sciences* 105 (2008): 1050-1054.

21 Janina Seubert et al., "Superadditive Opercular Activation to Food Flavor Is Mediated by Enhanced Temporal and Limbic Coupling," *Human Brain Mapping* 36 (2015): 1662-1676.

22 Edmund T. Rolls et al., "Sensory-Specific Satiety: Food-Specific Reduction in Responsiveness of Ventral Forebrain Neurons after Feeding in the Monkey," *Brain Research* 368 (1986): 79-86.

23 Edmund T. Rolls et al., "Orbitofrontal Cortex Neurons: Role in Olfactory and Visual Association Learning," *Journal of Neurophysiology* 75 (1996): 1970-1981.

24 Jahan B. Jadauji et al., "Modulation of OlfactoryPerception by Visual Cortex Stimulation," *Journal of Neuroscience* 32 (2012): 3095-3100.

第5章　飢えを満たす――栄養・遺伝・学習

1 Catalina Pérez, François Lucas, and Anthony Sclafani, "Increased Flavor Acceptance

and Preference Conditioned by the Postingestive Actions of Glucose," *Physiology & Behavior* 64 (1998): 483-492.
2 Ivan E. de Araujo et al., "Metabolic Regulation of Brain Response to Food Cues," *Current Biology* 23 (2013): 878-883.
3 James Olds and Peter Milner, "Positive Reinforcement Produced by Electrical Stimulation of Septal Area and Other Regions of Rat Brain," *Journal of Comparative and Physiological Psychology* 47 (1954): 419-427.
4 Deborah W. Tang, Lesley K. Fellows, and Alain Dagher, "Behavioral and Neural Valuation of Foods Is Driven by Implicit Knowledge of Caloric Content," *Psychological Science* 25 (2014): 2168-2176.
5 Julie A. Mennella, Coren P. Jagnow, and Gary K. Beauchamp, "Prenatal and Postnatal Flavor Learning by Human Infants," *Pediatrics* 107 (2001): E88, http://www.pediatrics.org/cgi/content/full/107/6/e88.
6 R. Haller et al., "The Influence of Early Experience with Vanillin on Food Preference Later in Life," *Chemical Senses* 24 (1999): 465-467.
7 Julie A. Mennella, "Ontogeny of Taste Preferences: Basic Biology and Implications for Health," *American Journal of Clinical Nutrition* 99 (2014): 704S-711S.
8 Carol Zane Jolles, *Faith, Food, and Family in a Yupik Whaling Community* (Seattle: University of Washington Press, 2002), 284; cited in Sveta Yamin-Pasternak et al., "The Rotten Renaissance in the Bering Strait: Loving, Loathing, and Washing the Smell of Foods with a (Re) acquired Taste," *Current Anthropology* 55 (2014): 619-646.
9 Yamin-Pasternak et al., "Rotten Renaissance."
10 Paul M. Wise et al., "Reduced Dietary Intake of Simple Sugars Alters Perceived Sweet Taste Intensity but Not Perceived Pleasantness," *American Journal of Clinical Nutrition* 103 (2016): 50-60.
11 Thomas Keller, *The French Laundry Cookbook* (New York: Artisan, 1999): 14.
12 Mariëlle Ramaekers et al., "Aroma Exposure Time and Aroma Concentration in Relation to Satiation," *British Journal of Nutrition* 111 (2014): 554-562.
13 Anne G. M. Wijlens et al., "Effects of Oral and Gastric Stimulation on Appetite and Energy Intake," *Obesity* 20 (2012): 2226-2232.
14 Dieuwerke P. Bolhuis et al., "Both Longer Oral Sensory Exposure to and Higher Intensity of Saltiness Decrease Ad Libitum Food Intake in Healthy Normal-Weight Men," *Journal of Nutrition* 141 (2011): 2242-2248.
15 Ana M. Andrade et al., "Does Eating Slowly Influence Appetite and Energy Intake When Water Intake Is Controlled?" *International Journal of Behavioral Nutrition and Physical Activity* 9 (2012): 135, doi:10.1186/1479-5868-9-135.
16 K. McCrickerd and C. G. Forde, "Sensory Influences on Food Intake Control: Moving beyond Palatability," *Obesity Reviews* 17 (2015): 18-29.
17 Mieke J. I. Martens and Margriet S. Westerterp-Plantenga, "Mode of Consumption

Plays a Role in Alleviating Hunger and Thirst," *Obesity* 20 (2012): 517-524.
18 René A. de Wijk et al., "Food Aroma Affects Bite Size," *Flavour* 1 (2012): 3, doi:10.1186/2044-7248-1-3.
19 Bolhuis et al., "Longer Oral Sensory Exposure."
20 Michael Naim et al., "Energy Intake, Weight Gain, and Fat Deposition in Rats Fed Flavored, Nutritionally Controlled Diets in a Multichoice ('Cafeteria') Design," *Journal of Nutrition* 115 (1985): 1447-1458.
21 Israel Ramirez, "Influence of Experience on Response to Bitter Taste," *Physiology & Behavior* 49 (1991): 387-391.
22 Adam E. Locke et al., "Genetic Studies of Body Mass Index Yield New Insights for Obesity Biology," *Nature* 518 (2015): 197-206.
23 Chih-Hung Shu et al., "The Proportion of Self- Rated Olfactory Dysfunction Does Not Change across the Life Span," *American Journal of Rhinology & Allergy* 23 (2009): 413-416.
24 Claire Murphy et al., "Prevalence of Olfactory Impairment in Older Adults," *JAMA* 288 (2002): 2307-2312.
25 Charles J. Wysocki and Avery N. Gilbert, "National Geographic Smell Survey: Effects of Age Are Heterogeneous," *Annals of the New York Academy of Sciences* 561 (1989): 12-28.
26 Nancy E. Rawson et al., "Age-Associated Loss of Selectivity in Human Olfactory Sensory Neurons," *Neurobiology of Aging* 33 (2012): 1913-1919.
27 Jayant M. Pinto et al., "Olfactory Dysfunction Predicts 5-Year Mortality in Older Adults," *PLoS One* 9 (2014): e107541, doi:10.1371/journal.pone.0107541.
28 Carl M. Philpott and Duncan Boak, "The Impact of Olfactory Disorder in the United Kingdom," *Chemical Senses* 39 (2014): 711-718.
29 Nicole Toussaint et al., "Loss of Olfactory Function and Nutritional Status in Vital Older Adults and Geriatric Patients," *Chemical Senses* 40 (2015): 197-203.
30 Thomas Hummel et al., "Effects of Olfactory Training in Patients with Olfactory Loss," *Laryngoscope* 119 (2009): 496-499.
31 David S. Ludwig and Mark I. Friedman, "Increasing Adiposity: Cause or Consequence of Overeating?" *Journal of the American Medical Association* 311 (2014): 2167-2168.
32 Martin G. Myers Jr. et al., "Obesity and Leptin Resistance: Distinguishing Cause from Effect," *Trends in Endocrinology and Metabolism* 21 (2010): 643-651.
33 Michael G. Tordoff, "Obesity by Choice: The Powerful Influence of Nutrient Availability on Nutrient Intake," *American Journal of Physiology: Regulatory, Integrative, and Comparative Physiology* 282 (2002): R1536-R1539.

第６章 「イグアナ味」の可能性――フレーバー産業

1 http://www.leffingwell.com/top_10.htm.

2 Jessica Firger, "See the Virgin Mary on Toast? No, You're Not Crazy," *CBS News*, May 4, 2014, http://www.cbsnews.com/news/see-the-virgin-mary-on-toast-no-youre-not-crazy/. The phenomenon has been studied scientifically: Jiangang Liu et al., "Seeing Jesus in Toast: Neural and Behavioral Correlates of Face Pareidolia," *Cortex* 53 (2014): 60-77.
3 Joseph Henrich, *The Secret of Our Success: How Culture Is Driving Human Evolution, Domesticating Our Species, and Making Us Smarter* (Princeton, NJ: Priceton University Press, 2016), 240.
4 たとえば，James Kennedy, "Ingredients of an All-Natural Banana," https://jameskennedymonash.wordpress .com/2013/12/12/ingredients-of-an-all-natural-banana/.
5 Mark Schatzker, *The Dorito Effect: The Surprising NewTruth about Food and Flavor* (New York: Simon & Schuster, 2015).
6 Hervé This, *Note-by-Note Cooking: The Future of Food* (New York: Columbia University Press, 2014).
7 "Is This What We'll Eat in the Future?", video of Hervé This, BBC News, November 6, 2013, http://www.bbc.com/news/magazine-24825582.
8 Wendell Steavenson, "Hervé This: The World's Weirdest Chef," *Prospect*, September 2014, http://www.prospectmagazine.co.uk/features/herve-this-the-worlds-weirdest-chef.
9 Hervé This, "Three Recipes for Note by Note Cooking," *La Cuisine Note à Note* (blog) , November 20, 2014, http://hthisnoteanote.blogspot ca/2014/11/three-recipes-for-note-by-note-cooking.html.

第７章　極上のトマト――農業

1 Donald R. Davis, "Declining Fruit and Vegetable Nutrient Composition: What Is the Evidence?" *Hort-Science* 44 (2009): 15-19.
2 Denise Tieman et al., "The Chemical Interactions Underlying Tomato Flavor Preferences," *Current Biology* 22 (2012): 1035-1039.
3 Linda M. Bartoshuk and Harry J. Klee, "Better Fruits and Vegetables through Sensory Analysis," *Current Biology* 23 (2013): R374-R378.
4 Stephen A. Goff and Harry J. Klee, "Plant Volatile Compounds: Sensory Cues for Health and Nutritional Value?" *Science* 311 (2006): 815-819.
5 Tieman et al., "Tomato Flavor Preferences."
6 Michael L. Schwieterman et al., "Strawberry Flavor: Diverse Chemical Compositions, a Seasonal Influence, and Effects on Sensory Perception," *PLoS One* 9 (2014): e88446, doi:10.1371/journal.pone.0088446.
7 Alan H. Chambers et al., "Identification of a Strawberry Flavor Gene Candidate Using an Integrated Genetic-Genomic-Analytical Chemistry Approach," *BMC Genomics* 15 (2014): 217, doi:10.1186/1471-2164-15-217.

8 Wendy V. Parr et al., "Perceived Minerality in Sauvignon Wines: Influence of Culture and Perception Mode," *Food Quality and Preference* 41 (2015): 121-132.

9 W. V. Parr et al., "Association of Selected Viniviticultural Factors with Sensory and Chemical Characteristics of New Zealand Sauvignon Blanc Wines," *Food Research International* 53 (2013): 464-475.

10 Dimitra L. Capone and David W. Jeffery, "Effects of Transporting and Processing Sauvignon Blanc Grapes on 3-Mercaptohexan- 1-ol Precursor Concentrations," *Journal of Agricultural and Food Chemistry* 59 (2011): 4659-4667.

11 Nicholas A. Bokulich et al., "Microbial Biogeography of Wine Grapes Is Conditioned by Cultivar, Vintage, and Climate," *Proceedings of the National Academy of Sciences* 111 (2014): E139-E148, doi:10.1073/pnas.1317377110.

12 Sarah Knight et al., "Regional Microbial Signatures Positively Correlate with Differential Wine Phenotypes: Evidence for a Microbial Aspect to Terroir," *Scientific Reports* 5 (2015): 14233, doi:10.1038/srep14233.

13 Luke Bell et al., "Use of TD-GC-TOF-MS to Assess Volatile Composition during Post-Harvest Storage in Seven Accessions of Rocket Salad (Eruca sativa)," *Food Chemistry* 194 (2016): 626-636.

14 Fernando Vallejo, Francisco Tomás-Barberán, and Cristina García-Viguera, "Health-Promoting Compounds in Broccoli as Influenced by Refrigerated Transport and Retail Sale Period," *Journal of Agricultural and Food Chemistry* 51 (2003): 3029-3034.

15 たとえば，Marcin Baranski et al., "Higher Antioxidant and Lower Cadmium Concentrations and Lower Incidence of Pesticide Residues in Organically Grown Crops: A Systematic Literature Review and Meta-Analyses," *British Journal of Nutrition* 112 (2014): 794-811; Diane Bourn and John Prescott, "A Comparison of the Nutritional Value, Sensory Qualities, and Food Safety of Organically and Conventionally Produced Foods," *Critical Reviews in Food Science and Nutrition* 42 (2002): 1-34; Alan D. Dangour et al., "Nutritional Quality of Organic Foods: A Systematic Review," *American Journal of Clinical Nutrition* 90 (2009): 680-685; Crystal Smith-Spangler et al., "Are Organic Foods Safer or Healthier Than Conventional Alternatives? A Systematic Review," *Annals of Internal Medicine* 157 (2012): 348-366.

16 I owe this idea to Alyson Mitchell of the University of California, Davis.

17 Xin Zhao et al., "Consumer Sensory Analysis of Organically and Conventionally Grown Vegetables," *Journal of Food Science* 72 (2007): S87-S91.

18 Patrik Sörqvist et al., "Who Needs Cream and Sugar When There Is Eco-Labeling? Taste and Willingness to Pay for 'Eco-Friendly' Coffee," *PLoS One* 8 (2013): e80719, doi:10.1371/journal.pone.0080719.

19 引用は，Dan Charles, "How the Taste of Tomatoes Went Bad (and Kept on Going)," *NPR All Things Considered*, June 28, 2012, accessed March 1, 2016, http://

www.npr.org/sections/thesalt/2012/06/28/155917345/how-the-taste-of-tomatoes-went-bad-and-kept-on-going.

20 Ann L. T. Powell et al., "Uniform ripening Encodes a Golden 2-like Transcription Factor Regulating Tomato Fruit Chloroplast Development," *Science* 336 (2012): 1711-1715.

第8章　ヒトとコンピューター——調理法

1 Royal Society of Chemistry, "Kitchen Chemistry: The Chemistry of Flavour," http://www.rsc.org/learn-chemistry/resource/res00000816/the-chemistry-of-flavour.

2 D. S. Mottram and R. A. Edwards, "The Role of Triglycerides and Phospholipids in the Aroma of Cooked Beef," *Journal of the Science of Food and Agriculture* 34 (1983): 517-522.

3 Peter K. Watkins et al., "Sheepmeat Flavor and the Effect of Different Feeding Systems: A Review," *Journal of Agricultural and Food Chemistry* 61 (2013): 3561-3579.

4 Donald S. Mottram and J. Stephen Elmore, "Control of the Maillard Reaction during the Cooking of Food," in Donald S. Mottram and Andrew J. Taylor, eds., *Controlling Maillard Pathways to Generate Flavors* (Washington, DC: American Chemical Society Symposium Series 1042, 2010), 143-155.

5 Chris Kerth, "Determination of Volatile Aroma Compounds in Beef Using Differences in Steak Thickness and Cook Surface Temperature," *Meat Science* 117 (2016): 27-35.

6 チーズに関しては次の資料を参照した。Julie E. Button and Rachel J. Dutton, "Cheese Microbes," *Current Biology* 22 (2012): R587-R589.

7 Michael A. Nestrud, John M. Ennis, and Harry T. Lawless, "A Group-Level Validation of the Supercombinatoriality Property: Finding High-Quality Ingredient Combinations Using Pairwise Information," *Food Quality and Preference* 25 (2012): 23-28.

8 Heston Blumenthal, "Weird but Wonderful," *The Guardian*, May 4, 2002.

9 François Chartier, *Taste Buds and Molecules* (Hoboken, NJ: Wiley, 2012).

10 Yong-Yeol Ahn et al., "Flavor Network and the Principles of Food Pairing," *Scientific Reports* 1 (2011): 196, doi:10.1038/srep00196.

11 Karen Page and Andrew Dornenburg, *The Flavor Bible: The Essential Guide to Culinary Creativity, Based on the Wisdom of America's Most Imaginative Chefs* (New York: Little, Brown, 2008).

12 Charles Michel et al., "A Taste of Kandinsky: Assessing the Influence of the Artistic Visual Presentation of Food on the Dining Experience," *Flavour* 3 (2014): 7, doi:10.1186/2044-7248-3-7.

13 Nathan Myhrvold with Chris Young and Maxime Bilet, *Modernist Cuisine: The Art and Science of Cooking, Volume 4* (Bellevue, WA: The Cooking Lab, 2011), 343.

終章　風味の未来

1 Brewer's Association, "Number of Breweries and Brewpubs in U.S.," accessed May 28, 2016, https://www.brewersassociation.org/statistics/number-of-breweries/.

2 Rebecca Smithers, "Good Beer Guide 2015 Shows UK Has Most Breweries per Head of Population," *The Guardian*, September 11, 2014, http://www.theguardian.com/lifeandstyle/2014/sep/11/good-beer-guide-2015-uk-most-breweries-per-head-population.

3 Leslie Brenner, *American Appetite: The Coming of Age of a Cuisine* (New York: Avon, 1999), 21.

4 Anonymous, "Number of US Farmers' Markets Continues to Rise," accessed May 28, 2016, http://www.ers.usda.gov/data-products/chart-gallery/detail.aspx?chartId=48561&ref=collection&embed=True.

5 Wendy V. Parr, David Heatherbell, and K. Geoffrey White, "Demystifying Wine Expertise: Olfactory Threshold, Perceptual Skill and Semantic Memory in Expert and Novice Wine Judges," *Chemical Senses* 27 (2002): 747-755.

6 Gary J. Pickering, Arun K. Jain, and Ram Bezawada, "Super-Tasting Gastronomes? Taste Phenotype Characterization of Foodies and Wine Experts," *Food Quality and Preference* 28 (2013): 85-91.

ボブ・ホルムズ（Bob Holmes）

アリゾナ大学で進化生物学の博士号を取得。サイエンスライターとして約20年間『New Scientist』誌に寄稿し，これまでに800以上の記事を執筆。カリフォルニア大学のサイエンスライティング講座で数年間教鞭を取る。現在，スローフード・カナダのメンバーとして地元支部の味覚教育活動に従事するかたわら，カナダ南西部のバンクーバー島で科学ジャーナリズムを教えている。自身も熱心な料理愛好家。妻と愛犬と共にカナダのアルバータ州エドモントンに在住。本書が初の著作。

堤理華（つつみ・りか）

神奈川県生まれ。金沢医科大学卒業。麻酔科医，翻訳家。訳書に『人はこうして「食べる」を学ぶ』『「食」の図書館　パンの歴史』『お菓子の図書館　ケーキの歴史物語』『真昼の悪魔――うつの解剖学』（以上原書房）『少年は残酷な弓を射る』（イーストプレス／共訳）『サッカー界の巨大な闇――八百長試合と違法賭博市場』（作品社）他多数。「ダンスマガジン」（新書館）等で舞踊評翻訳なども手がけている。

風味《ふうみ》は不思議《ふしぎ》
多感覚《たかんかく》と「おいしい」の科学《かがく》

●

2018年 3月26日 第1刷

著者………ボブ・ホルムズ
訳者………堤《つつみ》 理華《りか》
装幀………佐々木正見
発行者………成瀬雅人
発行所………株式会社原書房
〒160-0022 東京都新宿区新宿1-25-13
電話・代表03(3354)0685
振替・00150-6-151594
http://www.harashobo.co.jp

印刷………新灯印刷株式会社
製本………東京美術紙工協業組合

ISBN978-4-562-05482-4 Printed in Japan